KB097797

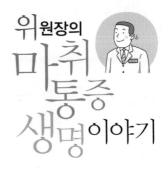

위원장의
마취
통증
생명이야기

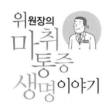

위원장의 마취 통증 생명이야기

초판1쇄 인쇄 2019년 7월 19일
초판1쇄 발행 2019년 7월 22일

지은이 위정복
발행인 이왕재

펴낸곳 건강과 생명(www.healthlife.co.kr)
주   소 03082 서울시 종로구 대학로7길 7-4 1층
전   화 02-3673-3421~2 팩   스 02-3673-3423
이메일 healthlife@healthlife.co.kr
등   록 제 300-2008-58호

총   판 예영커뮤니케이션
전   화 02-766-7912 팩   스 02-766-8934

정   가 20,000원

ISBN 978-89-86767-46-9 03510

이 도서의 국립중앙도서관 출판예정도서목록(CIP)은 서지정보유통지원시스템 홈페이지(http://seoji.nl.go.kr)와 국가자료종합
목록 구축시스템(http://kolis-net.nl.go.kr)에서 이용하실 수 있습니다. (CIP제어번호 : CIP2019026842)

위원장의 마취통증생명이야기

위정복 지음

CONTENTS 차례

여는 글

나의 천직(天職)
마취과 의사로 사는 이야기

전주 예수병원 전공의 시절부터 지금까지 마취과 업무에 종사한 세월을 셈하여 보니 30년가량 되었습니다. 그 세월을 오선지로 삼고 환자를 마취하면서 겪은 경험과 창조과학자로 활동하는 동안 모은 자료, 올바른 성경을 통해 얻은 진리를 음표로 삼아 이렇게 곡조를 완성하였습니다. 데뷔작『창조세계와 과학의 올바른 나침반』(2016년)에 이어 삼년 만에 두 번째 책『위 원장의 마취, 통증, 생명이야기』를 세상에 내놓게 되니 감개가 무량합니다.

마취과 전문의가 되고 나서 한참 뒤에 아버지께서 해주신 말씀이 있습니다. 필자가 태어나기 전 할머니의 목 주변에 큰 종양이 생겼답니다. 어느 병원에서 진료를 받을까 망설이시다가 전주예수병원을 선택하셨습니다. 예수병원은 1898년 미국 선교사이자 의사(醫師)인 마티 잉골드(Dr. Mattie B. Ingold, 1867-1962)가 설립하였습니다. 볼티모어 여자의과

대학을 수석으로 졸업한 그녀가 한강 이남에 최초로 세운 근대병원이었습니다. 미국에서 들여온 최신 의료장비들이 있었으므로 대부분 환자들이 한 번쯤 치료를 받고 싶은 곳이었습니다. 요즈음처럼 포장된 도로를 씽씽 달려도 3시간이나 걸리는 꽤 먼 길이었지요. 전남 장흥에서 출발하신 두 분(할머니와 아버지)은 완행버스를 여러 번 갈아타시면서 오후 늦게나 전주에 도착하셨습니다. 마침내 진료실 앞에서 순서를 기다리시던 할머니는 흰 가운을 입은 의사를 무척 부러워하셨답니다. 그러시면서 '우리 집안에도 저런 의사가 있으면 얼마나 좋을까!'라고 말씀하셨는데 신통하게도 그해 겨울에 제가 태어났다는 점입니다. 곰곰이 생각해보니 소름이 돋을 정도로 할머니의 소원이 필자를 통해 그대로 이루어졌습니다! 뿐만 아니라 제가 태어나던 해에 '대한마취과학회'가 창립되었던 점도 예삿일이 아니었구나 싶었습니다. 결과적으로 전주예수병원에서 수련을 마치고 마취과 전문의가 되었던 사실은 그저 우연의 일치가 아니고 주님께서 구체적으로 인도해 주셨음을 확신하고 있습니다.

사람의 마음이 그의 길을 계획할지라도 주께서 그의 걸음을 인도하시느니라 (잠 16:9)

지금 이 순간에도 다양한 서적이 쏟아져 나오겠지요. 그 중에서 이 책은 단순히 마취와 통증에 관한 지식만을 제공하기 위한 책이 아니길 바랐습니다. 오히려 영원한 생명의 소중함을 일깨우기 위해 노력을 다 하였습니다.

이 책은 본문과 부록으로 나누어져 있고 책의 구성과 집필하게 된 목적은 다음과 같습니다.

■ 본문 – 총 48편의 글을 실었습니다.

글마다 삽화를 곁들여 독자에게 친근감을 줄 뿐만 아니라 내용을 쉽게 파악할 수 있도록 하였습니다. 본문 48편 중에서 32편은 마취, 통증에 관한 것이고 나머지 16편은 문학 속에 등장한 마취, 건강 상식, 취미 생활에 대한 글입니다. 마취, 통증에 관한 글을 쓰게 된 두 가지 이유가 있습니다. 첫째는 독자에게 올바른 정보를 전하기 위함입니다. 온라인에서는 한계가 있고 부정확한 점도 많기 때문입니다. 둘째는 불안감을 지닌 환자를 안심시키고 편안한 마음을 갖도록 하기 위해서입니다. 구체적으로 마취하는 과정이나 사용하는 장비, 수술실 구조 등을 미리 알고 나면 다소 긴장감이 해소되어 차분한 마음으로 수술을 받을 수 있겠다는 믿음 때문입니다.

■ 부록 – 두 가지 내용을 다루었습니다.

부록1은 사람들이 잘못 알고 있거나 착각하기 쉬운 일곱 가지 주제를 실었습니다. 진리에 대해 목마름이 있는 사람들이 그 갈증을 해소할 수 있도록 심혈을 기울였습니다. 인간의 생명이 막중하고 영원히 지속되기 때문입니다. 부록2는 누구나 관심을 가질만한 공룡 이야기 입니다. 진화론(즉 진화 가설)이 아닌 창조론(즉 창조 진리)을 바탕으로 진솔하게 기술하였으므로 독자(讀者)가 평소에 지녔던 대부분의 궁금증이 풀릴 것입니다. 자녀들도 쉽게 접근할 수 있도록 대화 형식으로 구성하였습니다.

이 책이 나오기까지 여러 사람의 수고와 헌신적인 노력이 있었습니다. 곁에서 묵묵히 도움을 준 아내(손금숙)와 두 자녀(위승연, 위은성)에게 고마움을 전하고 싶습니다. 특히 아들은 시간을 내어 원고를 면밀하게 검토해주었습니다. 졸고를 출판해주신 이왕재 박사님, 내용에 걸맞게 표지를 도안하고 삽화를 그려주신 김재욱 작가님, 편집과 교정을 해주신 편집팀(이승훈 부장님, 장정선, 최윤희 자매님), 부록1과 관련하여 다양한 자료와 글거리를 제공해주신 바이블 빌리버(Bible believer) 여러 목사님께 진심으로 감사를 드리는 바입니다.

끝으로 이 책이 마취와 수술을 받는 모든 환자에게 시원한 '청량제' 가 되고 인생의 나아갈 방향을 모르고 갈팡질팡하는 자에게 희망의 '이정표'가 되기를 소망합니다.

2019년 7월
위 정복

위 원장의
마취
통증
생명 이야기

1

마취·통증·수술에 관한
여러 가지 이야기

제왕절개술, 세상에서 가장 드라마틱한 수술

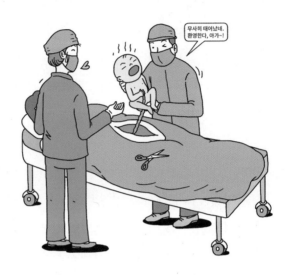

무사히 태어났네.
환영한다, 아가~!

지금까지 마취과 의사로 근무하면서 숱한 애증(愛憎)이 얽힌 수술은 뭐니 뭐니 해도 '제왕절개술'입니다. 분만 진행이 안 되어 임산부와 태아가 힘들면 초응급으로 이 수술을 진행해야 하므로 마취과 의사에게 상당한 스트레스를 주기도 하지만, 그만큼 보람도 있어서입니다. 응급으로 수술받을 임산부는 대부분 금식을 하지 않은 상태입니다. 설령 금식을 했더라도 커다란 자궁이 위장을 누를 뿐만 아니라 프로게스테론이라는 호르몬의 영향으로 위 속에 음식물이 남아 있게 마련입니다. 이런 이유로 전신마취를 할 때는 위장 내 잔류 내용물이 기도로 넘어가지 않도록 각별히 조심합니다.

'제왕절개술(Cesarean Section, C/S)'이라는 용어의 유래를 찾기란 쉽지 않지만, 역사적으로 로마 황제였던 율리우스 시이저(Julius Caesar)가 이 수술 방법으로 태어났기 때문이라는 설, 로마 작가 플리니우스가 '절개한다'는 의미의 라틴어 'caesura'라는 말에서 유래되었다는 설이 있습니다. 그런데 역사적으로 보면 18세기까지 제왕절개술은 임산부가 사망했거나 곧 숨이 끊어질 것이 분명할 경우에만 시행했습니다. 더구나 시이저(카이사르)의 어머니는 아들이 나라를 다스리는 동안 생존해 있었기 때문에 첫 번째 설은 맞지 않습니다.

마취 방법으로는 전신마취와 부위마취(예: 척추마취, 경막외마취)가 있지만 대부분 마취과 의사는 전신마취보다 장점이 더 많은 부위마취를 선호합니다. 마취를 시작하면 곧이어 산부인과 의사가 메스로 임산부의 복부와 자궁을 차례대로 절개하고 아기를 꺼냅니다. 보통 수술 시작 5분 전후로 아기 울음소리를 들을 수 있지요. 자신의 분신(分身)과도 같은 아기가 우는 순간, 산모는 안도의 한숨과 함께 어느새 눈가에는 눈물이 맺힙니다. 간호사가 갓 태어난 신생아에게 간단한 처치(콧속과 입안의 분비물 제거, 탯줄 자르기, 신체검사, 안연고 바르기 등)를 끝내면 산모는 자신의 아기와 처음으로 대면합니다. 엄마는 태명(胎名, 배냇이름)을 부르면서 아기와 대화를 하기도 합니다. 이 수술은 출혈량이 많기 때문에 아기가 나온 다음에는 신속하게 자궁수축제를 주입합니다. 그 외에도 마취과 의사는 산모에게 수술 진행 상황을 설명해 주기도 하고 불편감이나 불안감이 지속되면 수면제를 주사합니다. 이와 같이 수술실에서는 제왕절개술을 통해 각본 없는 드라마가 연출됩니다.

한편 산부인과 의사는 절개했던 부위를 다시 능숙한 손놀림으로 봉합합니다. 수술 장면을 보면서 '저렇게 숙달되기까지 얼마나 많은 수고를 했을까!'라는 생각이 미칠 때면 오히려 존경스럽기까지 합니다. 마취과 의사는 수술하는 동안 출혈량과 혈압, 맥박, 체온, 소변량 등을 통해 산모 상태를 주의 깊게 모니터링합니다. 이런 점에서 마취과 의사와 산부인과 의사는 산모와 아기라는 두 생명을 살리기 위해 한 배를 탄 운명 공동체입니다.

　분만을 하다가 진행이 안 되면 산부인과 의사는 제왕절개술을 해야겠다고 보호자에게 설명을 합니다. 이럴 때 '병원 수입을 위해 제왕절개술을 유도하는 것이 아닌가?'라는 부정적인 시각으로 보는 분도 간혹 계십니다. 과거와 비교해보면 제왕절개술 비율이 늘어난 것은 사실입니다만 천하보다 귀한 두 생명을 위해 제왕절개술을 선택할 뿐 다른 의도는 없습니다. 오히려 산부인과 의사는 질식분만보다 제왕절개수술을 하면서 스트레스를 많이 받기도 합니다. 지금까지 제왕절개수술을 통해 수많은 임산부와 아기가 위급한 상황에서 목숨을 건졌지만, 아직도 이 수술이 억울한 누명을 쓰고 있어 좀 씁쓸하기도 합니다.

88 오토바이와
공중보건의 시절의 추억

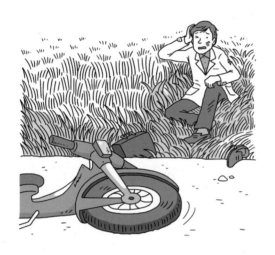

의대를 졸업하자마자 결혼식을 올린 필자는 상경(上京)하여 동대문구 휘경동에 단칸방을 얻었습니다. 휘경역에서 열차를 타고 몇 정거장 가면 출근하는 병원이 보였습니다. 그곳에서 당직 의사로 근무하는 동안 그해 가을에는 예쁜 딸도 태어났습니다. 비록 겨울철에는 결로 현상으로 벽지에 얼룩덜룩한 곰팡이가 끼고 문틈으로 찬기가 스며들 었지만 부푼 꿈을 안고 초년병 의사로 첫발을 내디뎠습니다. 그러던 어느 날 느닷없이 병무청에서 보낸 한 통의 편지를 받았습니다. 궁금 해서 얼른 뜯어보니 소집 날짜와 장소가 적힌 입영통지서(入營通知書)였 던 것! 오손도손 살고 있는 세 식구가 당분간 헤어져야 한다는 생각에 그 순간 머리가 멍해졌습니다.

유난히 추웠던 이듬해 2월, 경북 영천에 있는 육군3사관학교에서 몇 주간 고된 군의관 훈련을 받았습니다. 얼마나 힘이 들었으면 완전 군장하고 밤을 새워 40km를 행군했던 모습이 아직도 뇌리속에 남아 있습니다. 무사히 훈련을 마치고 중위로 임관하자마자 예편, 이어서 10주 동안 강진 도립병원에서 임상 실습을 한 다음 공중보건의사(줄여서 '공보의')로 임명되었습니다. 드디어 기대 반 설렘 반으로 무의촌에서 근무를 시작한 것입니다. 이는 1978년 12월 5일 '국민 보건의료를 위한 특별조치법'에 의해 만들어졌습니다. 현역 군의관으로 복무하는 대신 의사가 없는 농어촌 마을이나 보건소에서 의무적으로 3년간 봉사하는 제도였지요.

처음 발령받은 곳은 전남 완도군 약산면 조약도(혹은 약산도)에 있는 '약산 보건지소'. 이곳은 수심이 얕아 완도에서 출발한 여객선이 조약도에 접근하면 그 섬에서 마중 나온 어선으로 옮겨 탔습니다. 말이 어선이지 손바닥만 했지요. 보건지소는 면 소재지 중심가에서 조금 떨어진 곳에 자리 잡고 있었습니다. 막 도착했을 때는 주변 정리가 안되어 지저분하고 심난했지만 열심히 청소하고 손질한 덕분에 제법 깨끗해졌습니다. 막상 진료업무를 시작해보니 교통수단이 열악하여 이웃 마을로 왕진을 가기 위해서는 택시를 불러야 했습니다. 응급환자를 등에 업은 보호자가 새벽에 진료실 문을 쾅쾅 두드릴 때면 내 심장도 쿵쿵 뛰었습니다. 기억을 더듬으면 생각나는 환자들이 있습니다. 미역 공장에서 일하던 젊은 청년이 220V 전기에 감전되어 사망하자 경찰 입회 아래 검시(檢屍)를 했던 일, 분만 후 태반이 나오지 않아 완도 소재지 병원으로 후송했지만 결국 과다출혈로 사망한 어느 안타까운 산모, 기계에 다리 근육이 크게 손상되었지만, 오랫동안 치료하여 완치된 아이 등등입니다.

　섬에 들어온 지 만 일 년이 되자 정든 곳을 떠나게 되었습니다. 전남 화순군 춘양면 보건지소로 발령이 났기 때문입니다. 춘양면은 공교롭게도 할머니 친정(아버지 외가, 필자의 진외가)이 있는 곳이었습니다. 집안 어르신께 인사를 드리기 위해 아버지를 모시고 진외가에 먼저 들렀습니다. 장날이면 인상이 좋으신 진외가 어른께서는 관절염 때문에 진료 받으시러 오시는데 빈손으로 오신 적이 없으셨습니다. 복숭아가 나는 철에는 잘 익은 것 몇 개를 골라 신문지에 둘둘 말아서 가지고도 오셨습니다. 나중 수십 년이란 세월이 지난 다음 알고 보니 그분은 '국민 여동생'으로 알려진 배우 '문○영'의 할머니셨습니다! 이곳으로 발령 받은 첫해에 우리 아들이 태어났지만, 그 배우는 다음 해에 태어났던 것 같습니다. 춘양 보건지소에서도 2년 동안 적지 않은 환자를 만나 그들과 삶의 애환을 같이 나누었습니다. 알사탕이 기도에 들어가 질식사하기 직전 보건지소에 도착하여 극적으로 살았던 어느 노인 환자, 해마다 여름이면 근처 냇가에서 익사 사고가 발생하여 검시했던 경험들, 화순 탄광 갱도가 무너져 내려 여러 사람이 매몰되던 날, 밤을 새우며 현장을 지켜보던 일 등등입니다. 이곳에서 근무할 때 보건지소마다 왕진(往診)용으로 '88 오토바이(대림혼다에서 판매)' 한 대씩 보급이 된 다음 저에게 아찔한 사고가 났습니다. 좀 요란하지만 배기음 소리를 즐기며 이 마을 저 마을 몰고 다니던 어느 날, 오른쪽 커브 길에서 미처 속도를 줄이지 못해 오토바이에서 튕겨 나가 논바닥에 내동댕이쳐졌습니다! 다행히 머리를 다치거나 골절은 없었지만, 왼쪽 팔꿈치에 심한 찰과상을 입고 옷소매도 찢어진 사고였습니다.

이처럼 공보의 삼 년 동안 경험한 크고 작은 사건과 경험은 마냥 추억으로만 남지 않았습니다. 오히려 든든한 마취과 의사로 서기까지 밑거름이 되어 주었습니다.

"과거를 묻지 마세요" 환자는 예외

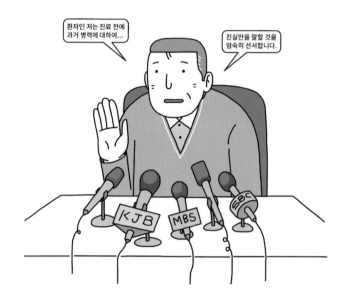

김대중 정부 시절, 인사청문회법에 따라 맨 처음 국무총리 후보 이 ○○씨에 대해 인사청문회가 열렸습니다. 그 후 대상 범위를 국세청장, 검찰총장, 국무위원까지 확대하였습니다. 대개 후보를 사이에 두고 여야가 자신들의 입장을 고수하며 공방전을 벌이는데 야당은 될 수 있는 대로 과거 비리를 파헤치기 위해 안간힘을 쓰고 반대로 여당은 할 수만 있으면 은폐시키는 형국입니다. 후보자 자신도 있는 사실을 극구 부인하며 억지를 부리기도 합니다.

이와는 달리 환자가 병원에서 진료를 받을 때는 자신의 병력을 숨김없이 알려주어야 합니다. 그래야 정확한 진단과 치료가 이루어지기 때문입니다. 마취와 수술받을 때도 마찬가지입니다. 마취 · 수술 승낙서에 과거력을 자세히 적든지 아니면 해당 의료진에게 자세히 말해주어야 크고 작은 합병증이나 사고를 예방할 수 있습니다.

다음은 대표적으로 체크해야 할 몇 가지 항목입니다.

❶ 과거에 마취, 수술받은 경험
예컨대 과거에 전신마취할 때 치아가 흔들렸다거나 발치가 되었다면 기관 삽관이 어려웠거나 치아 상태가 나빴음을 의미합니다. 마취과 의사가 이런 점을 미리 알고 있으면 슬기롭게 대처할 수 있습니다. 마취에서 회복할 때 오래 걸렸다면 이 사실도 알려 줄 필요가 있습니다.

❷ 악성 고열증 가족력이 있는지 여부
'가슴을 쓸어내리게 했던 악성 고열증 환자' 편에서도 언급하겠지만 이런 합병증 가족력이 있는 환자를 전신마취하면 근육이 경직되고 체온이 급상승하여 매우 위험합니다. 경북 ○○을 본관으로 하는 ○씨 집안도 이와 같은 경우로 여러 명 목숨을 잃었습니다. 악성 고열증이 발생했다면 그 형제 자매도 약 50%에서 생길 수 있습니다.

❸ 현재 복용하는 약물, 음식과 약물에 대한 알레르기 반응 유무
특정 약물에 의해 마취 심도가 변할 수 있습니다. 또한 아스피린과 같은 혈전용해제는 병원마다 지침이 다를 수 있지만 대개 수술하기 1

주일 전부터 투여를 중단시킵니다. 약물과 음식 알레르기 경험도 있었다면 의사에게 이야기해주어야 합니다.

❹ 호흡기(예: 천식, 감기), **심혈관**(예: 고혈압, 심근경색), **내분비**(예: 당뇨병, 갑상선기능항진증과 기능저하증) **계통의 질병 유무**

예를 들어 천식 환자를 전신마취할 때는 수술 중 발작을 방지하기 위해 수술 전에 미리 약물을 투여하는 등 신중하게 접근합니다. 감기에 걸렸다면 응급수술이 아닐 경우 되도록 연기하는 것이 좋습니다. 더구나 나이가 어릴수록 목감기와 같은 상기도 감염이 생기면 어른에 비해 기도 단면적이 급감(急減)하기 때문입니다. 한 연구에 의하면 소아 환자를 대상으로 조직검사를 해본 결과, 감기 걸린 지 한 달이 다 되어도 염증 소견이 남아 있었습니다. 따라서 완쾌될 때까지 최대한 수술을 미루는 것이 현명합니다. 약으로 잘 조절이 되고 있는 심혈관 질환이 있는 환자도 수술실에 도착하면 증상이 악화되기도 하고 최근에는 갑상선 질환이 늘어나 마취과 의사는 그만큼 스트레스를 받기도 합니다.

❺ 가임 여성에서 임신 유무

임신 초기에는 합병증(예: 유산)을 일으키거나 태아에게 악영향을 미칠 수 있습니다. 임산부가 자신이 임신한 사실을 미리 알려주면 마취과 의사는 가장 안전한 방법으로 마취를 할 것입니다. 물론 병원에서도 검사를 통해 임신 여부를 체크해야 합니다.

※ 참고로 금식과 상관없이 수술하기 두세 시간 전까지 물 한 컵 (200mL) 정도는 아무 문제가 없습니다. 따라서 고혈압이나 당뇨병, 갑상선기능항진증 혹은 저하증 등 약을 중단하면 안 되는 환자는 수술 당일에도 물과 함께 약을 복용하시면 됩니다.

근이완제 잘못 사용하면
선무당이 사람 잡는 꼴

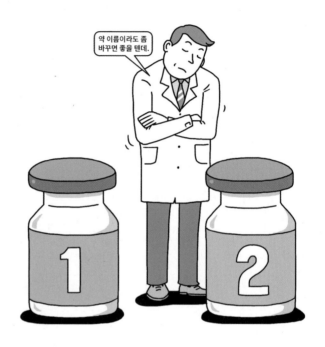

역시 직업은 못 속이는 것 같습니다. 인터넷 기사에서 친숙한 단어가 바로 눈에 띄었기 때문입니다.《 '수면마취 중' 에 '전신마취제' 투여 … 결국 식물인간》(MBC 뉴스 데스크-2018년 10월 9일에 방송)이란 제목이었습니다. 기사를 자세히 읽어보니 위내시경 시술을 받고 회복 중이던 40대 여성이 그 피해자였습니다. 5년 전 우수검진 기관으로 선정된 병원에서 의사가 실수로 마취약을 잘못 주사해 식물인간이 되었다는 사실! 이런 어이없는 실수가 일어나다니 도무지 믿기지 않았습니다. 어설프게 알아 '선무당이 사람 잡은 꼴'이 되었습니다. 이 약은 수술실에서 전신마취할 때만 사용하는 약입니다. 사고를 일으킨 내과 의사는 그 약에 대한 전문지식이 없었기 때문에 환자에게 잘못 투여한 것으로 추정됩니다. 뿐만 아니라 사회에서 그동안 '근이완제'라는 용어를 잘못 사용해왔던 점도 이번 사건 발생에 한몫했다고 봅니다.

보통 몸이 뻐근하거나 뭉친 곳이 있으면 의사는 환자의 근육을 풀어주기 위해 '근이완제①' 즉 '연축억제제(spasmolytics)'를 처방합니다. 한편 전신마취할 경우에도 '근이완제②' 즉 '신경근 차단제(neuromuscular blocker)'를 사용합니다. 그렇지만 수술실에서 사용하는 근이완제②는 근육을 풀어주는 근이완제①와는 완전히 다릅니다. 전신마취할 때 근이완제②를 투여하면 환자의 근육이 마비되어 수술을 편하게 할 수 있도록 도와줍니다. 그렇지만 사지 근육뿐만 아니라 호흡하는 근육까지 마비되므로 반드시 인공호흡을 해주어야 합니다. 이렇게 용도가 전혀 다른 두 가지 약을 '근이완제'라는 하나의 이름으로 사용하기 때문에 문제가 생겼습니다. 이런 혼란을 막기 위해 최근에 대한마취통증의학회에서는 '근이완제'라는 용어 사용을 금하고 '신경근 차단제'로 바꾸도록 홍보하고 있어서 그나마 다행입니다.

수술실에서 사용하는 신경근 차단제는 크게 두 가지가 있는데 '탈분극성 차단제'와 '비탈분극성 차단제'입니다. 이 사건과 관련된 '베카론'이란 약은 비탈분극성 신경근 차단제입니다. 신경에서 아세틸콜린

(acetylcholine)이란 물질이 분비되면 탈분극*이 일어나 근육이 수축합니다. 이어서 아세틸콜린 가수분해효소(acetylcholinesterase)에 의해 순식간에 아세틸콜린이 분해되기 때문에 재분극이 일어나 근육이 다시 이완됩니다. 아세틸콜린과 구조가 비슷한 탈분극성 차단제는 아세틸콜린 작용 부위에 들어가 근육을 수축시킨 다음 아세틸콜린 가수분해효소에 의해 곧바로 분해가 안 되기 때문에 약 5~10분 정도 근육이 이완됩니다. 반대로 비탈분극성 차단제는 아세틸콜린이 작용 못하도록 그 자리를 막고 있으므로 처음부터 탈분극이 안 일어나 몇 십 분 동안 근육이 이완됩니다. 호흡 근육까지 이완되므로 인공호흡을 해주어야 합니다. 수술이 마무리될 때, 아세틸콜린 가수분해효소를 억제하는 약을 주사하여 아세틸콜린을 증가시켜주면 근육이 다시 수축하고 호흡이 돌아옵니다.

정리하자면 문제의 핵심은 아직도 근이완제라는 이름으로 성분과 작용이 전혀 다른 두 가지 약물이 동시에 유통되고 있다는 점입니다. 따라서 전신마취할 때 마취과에서 사용하는 신경근 차단제(혹은 근이완제)는 항상 '극약'이라는 생각을 갖고 있어야 합니다. 모름지기 마취약에 관한 전문적인 지식이 없이는 함부로 손을 대거나 사용해서는 안 될 것입니다.

---

* 탈분극(depolarization) : 뉴런이 역치 이상의 자극을 받아 세포 안쪽이 양전하, 바깥쪽이 음전하로 전위가 역전되는 현상.

드라마에 자주 나오는 흔한 수술장면

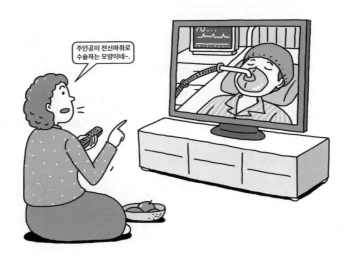

주인공이 전신마취로 수술하는 모양이네~.

    TV 드라마에서 수면 상태에 있는 환자 입속에 굵은 관이 들어있는 모습을 보셨는지요? 이 장면이 바로 기관 내 삽관(endotracheal intubation) 한 모습입니다. 여기에 삑삑거리는 심전도 그래프와 무영등 아래 의료진이 진지하게 수술하는 장면을 보여주면 전형적인 전신마취 상황을 연출한 것입니다. 기관 내 삽관은 전신마취를 할 때 주로 시행하지만 사고로 의식이 없는 환자나 자발 호흡이 힘든 환자에게도 필요합니다. 환자의 입이나 코를 통해 기도에 관을 삽입하는 것으로 마취과 의사라면 능숙하게 할 줄 알아야 합니다. 이 시술을 성공적으로 끝내야만 수술이 진행되기 때문입니다. 환자마다 다양한 해부학적인 구조를 지녀 힘든 경우도 있습니다. 이럴 때는 후두 마스크로 기도를 유지하거나 기관지 내시경을 이용하여 삽관하기도 합니다.

그 순서는 다음과 같습니다. 처음에 강력한 수면제를 정맥에 주사합니다. 보통 20초에서 30초 사이에 의식이 없어지면 이어서 근이완제를 주입합니다. 근육이 이완되면 입을 벌린 다음 후두경을 통해 후두개와 성대를 확인하고 적당한 크기의 튜브를 삽입합니다. 동시에 튜브에 달린 기낭(cuff)에 공기를 넣고 반창고로 고정합니다. 마지막으로 앰브백(사고인 경우)이나 호흡 도관(전신마취인 경우)과 연결해주면 끝입니다. 대부분 구강을 통해 삽관을 합니다. 반면에 치과 수술은 구강에서 수술을 진행하기 때문에 코를 통해 삽관을 합니다. 입으로 삽관하는 것보다 몇 가지 장점도 있습니다. 다만 두개골 기저부 골절이 있는 경우는 절대 금기입니다. 제대로 삽관을 했는지 확인하기 위해 청진기를 통해 호흡음을 체크하거나 눈으로 가슴 움직임 등을 관찰합니다.

기관 내 삽관에 필요한 장비는 후두경(laryngoscope), 기관튜브(tracheal tube), 철심(stylet), 기도유지기(airway)입니다. 후두경은 건전지가 들어있는 손잡이(handle)와 탈부착이 가능한 날(blade)로 되어 있고 날은 다양한 크기와 두 가지(직선형, 곡선형) 모양이 있습니다. 물론 날에는 전구가 부착되어 있지요. 부드러운 비닐 성분으로 되어있는 기관 튜브는 대부분 일회용이며 끝에 기낭이 달려 있어 수술 중 마취 가스가 새는 것을 방지합니다. 이 튜브는 환자의 나이와 성별에 맞게 골라 사용하는데 내경(內徑, 안지름)이 2.5mm에서 10mm까지 다양합니다(크기는 0.5mm 간격으로 되어 있음). 짧은 수술은 기관 내 삽관을 하지 않고 안면 마스크를 이용해 전신마취를 할 수 있습니다. 그 대신 안면 마스크를 사용하면 다음과 같은 단점들이 있지요. 마취과 의사는 환자 곁을 떠날 수 없어서 다른 일을 하기 힘듭니다. 더구나 수술이 예상보다 오래 걸리면 저산소증이나 기관 내 흡인이 생길 수 있습니다.

마취과 의사는 다음과 같은 신체 구조를 지닌 환자를 만나면 기관 내 삽관이 힘들 것을 예상합니다. ■목이 짧음 ■턱이 뒤로 물러난 구조 ■상악 절치(incisor)가 돌출 ■턱관절 운동성 제한(40mm 미만) ■경추 운동성 장애 등입니다. 그 외에도 앞니가 흔들려도 삽관이 힘들 수 있어 환자나 보호자에게 시술하는 도중에 치아가 손상될 수 있다고 미리 설명을 합니다. 드물게 삽관이 안 될 수도 있지만 어려운 케이스를 성공했을 때의 성취감은 배가 됩니다.

가끔 전신마취를 받은 환자가 "원장님, 수술한 부위와 상관없는 목이 왜 따끔거리죠?"하고 묻곤 합니다. 기관 내 삽관을 하면 튜브가 예민한 부분(인두, 후두 등)을 자극했기 때문인데 보통 하루 이틀 지나면 증상이 없어집니다.

신중 또 신중 … 노인 환자의 마취

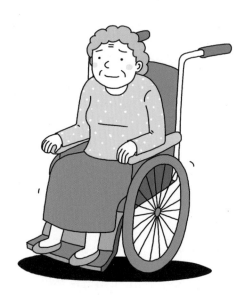

    1980년대 후반 레지던트 시절과 비교해보면, 요즈음 눈에 띄게 수술받는 환자의 연령이 높아졌습니다. UN에서는 전체 인구 중에 65세 이상 노인이 7% 넘으면 고령화 사회, 14% 넘으면 고령사회, 20% 넘으면 초고령사회로 분류하였습니다. 이 기준에 따르면 우리나라는 2000년에 이미 고령화 사회에 진입하였고 2018년 7월에 드디어 14% 넘어 고령사회로 들어섰습니다. 그런데 우리나라가 고령화 사회에서 고령사회로 될 때 걸리는 기간(18년)이 프랑스(115년), 미국(73년), 일본(24년)과 비교하면 놀라울 정도로 짧습니다. 이런 추세라면 5년 후인 2023년에 초고령사회로 들어설 예정입니다.

마취과 의사라고 어찌 이런 고령사회나 초고령사회로 인한 문제를 피할 수 있겠습니까? 노인은 젊은 사람에 비해 다음과 같이 신체 모든 부분에서 기능이 떨어집니다. 그러니 마취할 때는 신중에 신중을 기해야 하고 보호자에게 미리 이런 상황을 충분히 설명을 합니다. 이 중에서 심혈관계 기능이 무엇보다 중요하며 70대는 30대보다 절반(1/2) 정도로 약화되어 있습니다.

1) 치아 상태 : 앞쪽 치아(절치)가 약하면 기관 내 삽관할 때 손상을 일으킬 수 있고, 의치(틀니)를 제거한 부위의 잇몸이 손상될 수 있습니다.

2) 체온 변화 : 전신마취를 하면 젊은 사람보다 체온이 두 배 이상 쉽게 떨어집니다. 그러면 체온을 올리기 위해 생리적인 현상으로 몸이 떨리게 됩니다. 그 결과 산소소모량이 많아져 심장에 부담을 줄 수 있습니다. 수술 중에 체온을 잘 유지해야 할 이유입니다.

3) 폐기능 : 폐 기능이 저하되어 저산소증에 빠지기 쉬우므로 언제든지 산소(O_2)를 투여할 수 있어야 합니다.

4) 심혈관계 : 동맥 혈관 벽의 탄력성이 없어져 혈압이 높으며, 부교감신경이 활성화되어 심박동수는 감소됩니다. 게다가 상당수 고령 환자는 증상이 없는 관상동맥 질환을 지니고 있으므로 더욱 주의해야 합니다.

5) 위장관 : 식도와 장운동이 활발하지 못해 위장 속에 음식물이 오랫동안 남아 있습니다. 위식도 괄약근 힘도 약하여 음식물이 기도로 흡인될 위험성이 높습니다.

6) 간 : 기능이 저하되어 약물 분해가 늦어지므로 마취 회복도 더딥니다.

7) 피부 : 콜라겐과 탄력성이 감소하여 욕창이나 손상을 입기 쉽습니다. 반창고(혹은 테이프)를 뗄 때도 조심해야 합니다.

이와 같이 고령 환자는 여러 신체 기능이 저하되어 있는 데다 65세가 넘으면 평균 3~4가지 질환을 동시에 지니고 있습니다. 전신마취와 부위마취(척추마취, 경막외마취 등) 모두 가능하지만 필자는 후자를 선호합니다. 물론 부위마취는 다음과 같은 장단점을 지니고 있습니다. 장점으로 환자가 수술 중에 의사 표현을 할 수 있어 뇌기능 변화와 협심증을 조기에 발견할 수 있습니다. 고관절과 같은 정형외과 수술을 할 때도 출혈량이 적고 수술 후 정맥혈전증 빈도가 낮습니다. 단점으로 약물 흡수가 느려 회복하는 데 시간이 걸리고 혈관에서 교감신경 반응이 약하여 혈압이 심하게 떨어지기도 합니다. 약물에 대한 반응도 개인차가 크기 때문에 예상보다 마취 높이가 상부로 더 올라가 자발호흡이 힘들 수도 있습니다. 이런 때는 마스크를 이용해 호흡을 도와주거나 전신마취로 전환하여 인공호흡을 시켜주기도 합니다.

연령 자체로는 마취와 수술이 금기는 아니지만, 노인 환자는 여러 질환을 동반하고 증상도 전형적이 아니므로 위험성이 늘 도사리고 있지요. 이런 환자를 돌보느라 마취과 의사 흰머리도 하나 둘 씩 덩달아 늘어만 가고 있습니다. 그럼에도 불구하고 삶의 질이 높아져 수명이 증가하는 현상은 주님께서 베푸신 축복일 것입니다. 주님께서 '손자들은 노인의 화관(혹은 면류관)이며 아버지가 자녀의 영광' 이라고 하셨습니다. 더구나 이 땅에서 장수(長壽)하는 비결은 자신의 부모를 공경하는 것이라는 말씀을 현대인들은 마음속 깊숙이 새겨들어야 할 것 같습니다.

자식들의 자식들(=손자들)은 노인들의 화관이요, 자식들의 영광은 그들의 아버지들이니라 (잠 17:6)

네 아버지와 어머니를 공경하라. 그리하면 주 네 하나님이 네게 주는 땅에서 날들이 길리라 (출 20:12)

마취과 의사를 피곤케 하는 경우들

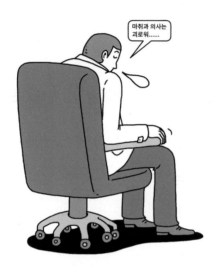

마취과 의사는
괴로워......

수술실에서 장시간 근무하는 마취과 의사는 휘발성 마취제, 방사선, 감염(간염 바이러스, HIV) 등에 노출되기 쉽습니다. 더구나 수술하는 동안에 환자를 계속 모니터링하기 때문에 심신이 지치기도 합니다. 그렇지만 이것은 얼마든지 극복할 수 있습니다. 정작 마취과 의사를 피곤하게 하는 것들은 따로 있습니다(필자의 주관적인 입장임을 미리 밝혀둠).

 ▣ **기도 삽관**(혹은 기관 내 삽관)**이 힘든 경우** – 안전하게 전신마취를 하기 위해서는 기관 내 삽관(endotracheal intubation)을 합니다. 환자의 해부학적인 구조에 따라 삽관이 힘든 경우도 있습니다. 이럴 때 의사나 간호사가 옆에서 마취과 의사를 잘 도와주면 쉽게 할 수 있습니다. 반면

에 남의 집 불구경하듯 방관자로서 있으면 맥이 푹 빠지기도 합니다. 물론 마취를 보조하는 간호사가 있으면 좀 더 수월하게 시행할 수 있지요.

■ 수술 시간이 오래 걸리는 경우 – 수술을 하다 보면 출혈과 유착으로, 혹은 수술 시야가 나빠 오래 걸릴 수도 있습니다. 그렇지만 테크닉이 서툴러 수술이 매끄럽게 진행이 되지 않고 시간이 지체되면 환자의 상태를 더욱 세심하게 살펴야 하므로 마취과 의사는 불필요한 스트레스를 받습니다. 이를테면 제왕절개술만 보더라도 의사의 숙련도에 따라 수술 시간이 두세 배 차이가 나기도 합니다. 마취와 수술 시간이 길어지면 환자에게 악영향을 끼치므로 마취과 의사는 군더더기 없이 신속하게 수술을 끝냈으면 합니다.

■ 본인이 원하는 마취 방법으로 해달라고 고집을 피우는 경우 – 환자나 의사가 이런 요구를 하면 어떻게 설득해야 할지 난감할 때가 있습니다. 예를 들어 어떤 임산부는 불안하다며 막무가내로 전신마취로만 해달라고 조릅니다. 하지만 임산부는 여러 가지 이유로 8시간 금식해도 위 내용물이 남아 있게 마련입니다. 따라서 전신마취를 하면 위 내용물이 기도로 넘어가 폐렴을 일으킬 가능성이 척추마취에 비해 몇 배나 높습니다. 물론 몹시 불안해하는 임산부를 만나면 수면마취나 전신마취를 합니다. 결국 마취과 의사는 임산부나 환자의 상태에 따라 최선의 마취 방법을 선택하기 때문에 의사를 믿고 맡기는 것이 지혜롭습니다.

■ 힘든 시간에 제왕절개술을 해달라고 부탁하는 경우 – '태아의 운명, 사주(四柱)에 좌우될까?' 편에서도 말씀드리겠지만 재차 강조합니다. 대개 시어머니가 사주(四柱)를 보고 시(時)를 잡습니다. 응급수술을 제외하고 미리 수술 날짜와 시간을 정하여 그 시간 안에 수술해달라고 부탁합니다. 낮 시간이면 별문제 없겠지만 정신이 몽롱한 시간, 말하자면 0시~04시에 스케줄을 잡으면 참 난처합니다. 임산부와 아기를 위해 의료진의 정신이 맑을 때 마취와 수술을 해야 안전할 뿐만 아니라 혹시 수술 중에 응급 상황이 발생했을 때에도 다른 의사의 도움을 쉽게 받을 수 있습니다. 한술 더 떠 시(時)를 정각에 잡는 경우에는 마취과 의사뿐만 아니라 산부인과 의사에게도 상당한 압박을 줍니다. 제왕절개술이라는 게 분(分) 단위로 시간을 맞추기가 쉽지 않기 때문입니다.

■ 수술하다가 파르르 성깔을 부리는 의사를 만난 경우 – 인품이 훌륭한 의사는 차분하고 어떤 상황에도 평정심을 잃지 않습니다. 수술이 자기 마음대로 진행이 안 될 때 괜히 전공의나 간호사에게 화를 내어 분위기를 살벌하게 만드는 사람을 말합니다. 경험한 바로는 대개 수술을 깔끔하게 해낼 역량과 경험이 없을 때 그런 것 같습니다. 이런 의사는 드물기는 하지만, 엄숙하고 진지해야 할 수술실 공기를 가라앉히면 딱 질색입니다.

마취하는 과정 A to Z

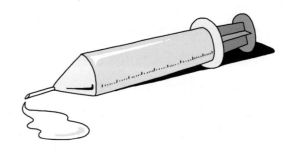

지금부터 수술실에 들어가 본 적이 없는 분을 위해 필자가 마취 과정을 소개하겠습니다. 수술실은 아늑함과는 거리가 멀고 다소 을씨년스럽기까지 합니다. 마취과 의사가 활동하는 이곳은 병원에 따라 구성과 규모가 좀 다를 수는 있겠지만 일반적인 모습은 다음과 같습니다. 천정에는 수술 시야를 밝게 비쳐줄 무영등(無影燈)이 매달려 있고, 중앙에는 환자가 누울 수술대가 버티고 있습니다. 그 머리맡에는 전신마취기계와 환자 모니터링(감시) 장비들이 자리 잡고 있고 좌우에는 각종 수술 장비나 수액이 빼곡히 진열되어 있습니다.

환자를 수술대에 누이면 마취과 의사는 진료기록부에 기록된 이름과 본인이 맞는지 환자의 이름을 불러 봅니다. 어느 부위를 수술하는지도 물어봅니다. 그동안 간호사는 환자의 심전도, 혈압, 맥박산소포화도를 모니터링하기 위해 손놀림이 바쁩니다. 화면에 측정된 정보들이 숫자와 그래프로 표시되면 마취과 의사는 정상 범위에 있는지 쓱 훑어봅니다.

전신마취를 할 때에는 환자가 수술실에 들어오기 전에 미리 마취가스와 산소를 확인하고 마취 기계가 잘 작동되는지 점검을 합니다. 기관 내 삽관에 필요한 후두경과 튜브, 기도 유지기 등도 확인한 다음 몇 가지 마취약제를 주사기에 채워놓으면 전신마취 준비는 다 된 것입니다. 이제 정맥을 통해 강력한 수면마취제와 근육이완제를 주사한 다음 기관 내 삽관을 합니다. 이 시술은 '드라마에 자주 나오는 흔한 수술장면' 편에서 자세히 말씀드렸으므로 여기서는 생략합니다. 삽관이 끝나면 호흡 회로로 튜브와 전신마취기 사이를 연결합니다. 마지막으로 마취기에 부착된 다이얼을 돌려 산소, 아산화질소, 흡입마취제 농도를 조절해주면 전형적인 전신마취가 시작됩니다.

한편 척추마취나 경막외마취의 경우에는 환자를 앉히거나 옆으로 눕게 한 다음 허리가 '새우' 처럼 최대한 굴곡이 되도록 자세를 취합니다. 환자 좌우 골반뼈 능선(iliac crest)을 잇는 가상선(Tuffier's line)을 기준으로 삼아 허리 중앙에 바늘이 들어갈 위치를 표시한 후 그 주변을 소독합니다. 1) 척추마취인 경우는 가는 굵기의 바늘(25G~27G)을 선택합니다. 바늘이 피부를 지나 7가지 조직층을 지나면 바늘을 통해 투명한 뇌척수액이 흘러나옵니다. 바늘을 여러 방향으로 돌려보아 잘 흘러나오면 준비한 국소마취제를 주입합니다. 인대가 석회화되어 바늘을 통과시키기 힘들면 중앙보다 2~3cm 정도 떨어진 측면에서 시술하기도 합니다. 2) 경막외마취인 경우는 굵은 바늘을 사용하기 때문에 미리 시술할 부위를 국소마취합니다. 잠시 기다렸다가 굵고 특수한 바늘(17G~18G, Tuohy needle)을 피부에서 약 2cm 정도 밀어 넣습니다. 이어서 공기나 생리식염수가 들어있는 주사기를 연결하고 저항소실법을 이용하여 천천히 황인대까지 전진시킵니다. 바늘을 밀어 넣는 도중 갑자기 저항이 없어지는 공간이 나오는데 그곳이 경막외강입니다. 마지막으로 바늘 속으로 카테터를 넣고 바늘을 제거하면 끝납니다. 약물은 경막외강에 직접 주입하거나 카테터를 통해서도 할 수 있습니다. 그 밖에도 상지(혹은 어깨) 수술이 계획된 환자에서 전신마취를 할 수 없을 때는 정맥 부위 마취나 상완신경총 차단 등을 시행합니다.

마취가 끝나면 외과 의사가 바쁜 손놀림으로 수술을 시작합니다. 마취과 의사는 환자 곁에서 호흡, 혈압, 체온, 맥박수, 출혈량, 소변량 등을 체크하면서 수술이 원활하게 이루어지도록 마취 상태를 유지합니다. 수술이 막바지에 이르면 전신마취인 경우 서서히 흡입 마취제 농도를 줄이거나 중단하고 근육 이완을 반전시키는 약을 투여합니다. 자발적으로 호흡을 잘하면 발관(extubation, 튜브를 제거)을 합니다. 척추마취를 한 경우 바늘을 통해 뇌척수액이 소량 체외로 빠져나왔기 때문에 머리를 들면 뇌 조직이 하방으로 당겨져 두통을 일으킬 수 있습니다. 따라서 두통을 예방하기 위해 한나절 이상 누워있게 합니다. 다만 고개와 몸은 누운 상태에서 좌우로 움직이도록 하여 요통을 예방합니다. 수술이 끝나면 회복실로 옮겨 환자 상태를 계속 모니터링 합니다.

지금까지 장황하게 마취 과정을 설명했지만 이미 마취를 받은 사람은 '아하, 그랬었구나.' 하실 테고, 앞으로 마취를 받을 사람은 '오, 이렇게 하는구나.' 라고 이해하면서 불안감을 덜 수 있겠습니다.

마취에 관한 속설과 오해, 다양한 궁금증

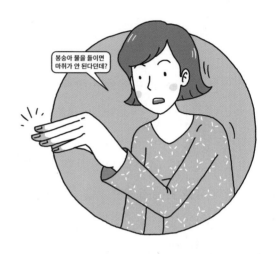

봉숭아 물을 들이면 마취가 안 된다던데?

마취과학은 특수 의학 분야라서 일반인뿐만 아니라 다른 분야 의사에게도 베일 속에 가려져 있습니다. 그러다 보니 사람들은 마취에 대해 갖가지 궁금증을 품고 있습니다. 그중에서 지면 관계상 몇 가지만 살펴보겠습니다.

■ 손톱에 봉숭아 물을 들이면 정말 마취가 안 되나요?

오래전 맥박산소포화도(pulse oxymetry)를 측정하는 기계가 없던 시절이 있었습니다. 그 당시 마취과 의사는 수술 중에 산소공급이 원활하게 되고 있는지의 여부는 주로 환자의 입술이나 손톱의 색깔을 통해 파악해야만 했습니다. 그런데 손톱에 바른 매니큐어는 아세톤으로 지울 수 있지만, 봉숭아 물은 지워지지 않아 환자 상태를 모니터링하는

데 다소 어려운 점이 있었습니다. 이것이 와전되어 마취가 안 된다는 식으로 오해를 받는 것 같습니다. 지금은 모든 병원에서 맥박산소포화도 측정기를 사용하고 있기 때문에 육안으로 판단하는 것보다 더 정확하게 실시간 모니터링할 뿐만 아니라 봉숭아 물들인 손가락에서도 잘 감지가 됩니다. 따라서 봉숭아 물을 들였어도 마취에 아무런 영향을 주지 않습니다. 해가 갈수록 꽃 다짐으로 봉숭아 물을 들인 사람들이 감소하자 이런 질문도 눈에 띄게 줄었습니다.

▣ 전신마취를 하면 기억력이 떨어지나요?

전신마취할 때 사용하는 흡입마취제는 주로 폐를 통해 배출되며 일부 체내 대사와 피부를 통해 모두 제거됩니다. 오스트리아 정신과 의사이며 정신분석학자 프로이드(S. Freud)도 고질적인 구강질환으로 스무 번 이상 전신마취를 받았지만 '20세기 천재' 라는 별명까지 얻었습니다. 이처럼 대부분 성인은 상관이 없지만, 노인과 2세 미만에서는 마취제와 두뇌와의 상관관계가 확실하게 정립이 안된 상태입니다. 동물 실험에서도 신경 발달을 억제했다는 보고가 있으나 사람에서는 인과관계가 아직 증명되지는 않았습니다. 필자의 소견을 말씀드리자면 2세 이하의 소아는 될 수 있으면 전신마취를 피하는 것이 바람직하겠습니다.

▣ 척추마취 후에 요통이 발생하나요?

과거에 척추마취를 했던 환자가 일상생활을 하다가 요통이 발생하면 무턱대고 그 원인을 척추마취와 연관시키는 경우가 많았습니다. 사실은 그렇지 않습니다. 척추마취 후에 생길 수 있는 두통을 예방하기 위해 병원에서는 24시간 동안 꼼짝하지 않고 누워 있도록 하는데, 이런 자세가 오히려 요통을 일으킬 수 있습니다. 그렇기 때문에 누운 자세에서 주기적으로 몸을 좌우로 움직여주면 요통을 예방할 수 있습니다.

▣ 전신마취 후에 잘 깨어날 수 있을까요?

정도 차이는 있겠지만 전신마취를 앞두고 누구나 '잘 깨어날 수 있을까?' 라며 걱정을 합니다. 젊은 20대 남성이나 성직자도 예외는 아닙니다. 그러나 지금까지 전 세계적으로 전신마취에서 깨어나지 않았던 경우는 10건에 불과하며 순수하게 마취사로 사망한 경우도 20만 명에 한 명꼴인데 보고자에 따라 100만 명에 한 명꼴(1/20만~1/100만)이라고 합니다. 더구나 부작용이 적은 마취약과 안전한 모니터링(맥박산소포화도, 호기말이산화탄소)이 도입되어 최근 20년간 마취와 관련한 사망률은 더욱 감소되었습니다. 가끔 수술하다가 불행한 소식이 들리는 경우는 마취과 의사가 없이 외과 의사나 무자격자(소위 '돌팔이')가 마취를 하였거나 수술 합병증으로 생긴 사고였을 것으로 대부분 추정합니다.

▣ 분만을 앞둔 임산부는 반드시 포식을 해야 하나요?

아기를 분만할 때 힘을 많이 써야 할 뿐만 아니라 제왕절개수술을 받는 경우는 수술 전후에 금식을 시키기 때문에 생긴 오해입니다. 연세가 많으신 보호자는 수술 전에 포식할 것을 권장하기도 하고 '기름기가 좌르르 흐르는 삼겹살을 많이 먹어야 아기도 매끄럽게 순산한다.' 며 은근히 강요하기도 합니다. 심지어 일부 산부인과 의사도 임산부에게 이런 분위기를 조장합니다. 하지만 임산부가 응급으로 수술할 경우 위 내용물이 기도로 역류할 수도 있어 위험할 뿐입니다. 그러므로 적정량의 식사를 권합니다.

마취의 어원, 마취의 종류

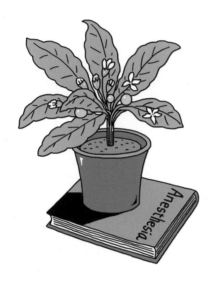

역사적으로 '마취(anesthesia=an(없음)+esthesia(감각)=감각 상실)' 라는 용어는 1세기경 그리스 철학자이며 네로 황제의 주치의로 알려진 디오스코리데스(Pedanius Dioscorides)가 처음 사용했습니다. 그는 '만드라고라(mandragora)' 라는 식물이 지닌 최면 효과(narcotic effect)를 나타내기 위해서였습니다. 만드라고라는 성경(창세기 30장, 아가서 7장)에도 등장하는 '합환채(mandrake)'를 말합니다. 이 식물은 3월경 향기 있는 보라색 꽃이 피고 5월에는 탁구공 크기의 노란 열매를 맺습니다. 이 열매는 영어로 'Love-Apple' 인데 임신에 특효가 있다고 해서 '사랑의 열매' 라고 부르기도 했습니다. 합환채의 씨앗과 뿌리에 함유된 알칼로이드 히오시아민(hyoscyamine)과 스코폴라민(scopolamine)이 진통, 진정 효과를 지닙니다. 몇 년 전 필자도 전북 완주군 운주면 깊은 산속에서 '미치광이 풀(사람이나 소가 먹으면 미친 듯이 날뛴다고 해서 붙여진 이름)'을 발견하여 사진을 찍었는데 이 식물의 뿌리와 줄기에도 합환채와 동일한 두 가지 알칼로이드 성분이 들어있습니다. 참고로 멀미를 예방하기 위해 피부에 붙이는 '키미테'라는 제품의 주성분도 스코폴라민입니다.

그럼 한자권에 속하는 나라에서 '마취'를 표기하는데 어떤 한자를 사용할까요? 일본이나 중국에서는 麻醉(痲=저릴 마)라는 글자를 통용하고 있습니다. 이 단어는 1847년 일본의 유명한 해부학자인 스기다 씨가 의학서적을 번역하면서 처음 사용하였습니다. 우리나라에서는 '麻醉(麻=삼 마)로 표기합니다. 그 이유는 사람들이 '痲(마)'를 '痳(林)'(痳=林질 임)으로 착각해 '임취'라고 읽을 뿐만 아니라 '임질'을 연상시키기 때문입니다. 필자가 어릴 적, 시골에서 삼(麻)을 심었는데 어른들이 껍질을 가공하여 삼베를 짜던 모습이 생각납니다. 그 잎에는 마약 성분이 있어 대마초(大麻草)라고 합니다. 한편 마취가 도입되던 초창기 때 마취과 의사는 주로 수술실에서 마취 업무만 담당하여 과(科) 명칭도 단순하게 '마취과'라고 표기했습니다. 그렇지만 오늘날은 '수술 후 급성 통증 치료', '중환자실에서 호흡 관리', '통증클리닉에서 만성 통증 치료' 등 여러 분야에 관여하므로 2002년 2월 28일부터 '마취통증의학과'로 변경하였습니다.

끝으로 마취에는 어떤 종류가 있을까요? 아래의 표와 같이 크게 전신, 부위, 수면마취로 나눌 수 있고 전신과 부위마취는 각각 세부마취가 있습니다. 최근에 도입된 '수면 마취 혹은 감시하 마취관리(Moni-tored Anesthesia Care, MAC)'가 전신마취와 다른 점은 환자가 스스로 호흡하고 자극에 반응하는 점입니다. 동시에 마취과 의사가 옆에서 환자 상태를 모니터링하기 때문에 몇 가지 수술이나 시술을 안전하게 할 수 있습니다.

전신마취 (General Anesthesia)	부위마취 (Regional Anesthesia)	수면마취 (MAC)
흡입마취(Inhalational A)	척추마취(Spinal A)	정맥 마취제나 흡입 마취제를 사용 (내과, 이비인후과, 성형외과, 치과 등)
정맥마취(Intravenous A)	경막외마취(Epidural A)	
근주마취(Intramuscular A)	미추마취(Caudal A)	
직장마취(Rectal A)	국소마취(Local A)	

이것을 다시 특수 분야별로 분류하면 다음과 같습니다.

특수마취
뇌 신경마취
심폐마취
소아 및 신생아마취
산과마취
노인마취
장기이식마취
외래환자마취
기타 각종 전문 외과마취

인류사(人類史) 속에서 마취의 역사

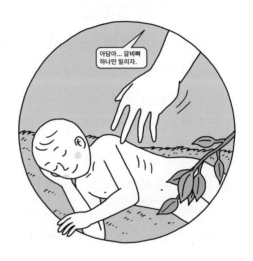

인류 역사상 최초의 마취와 수술은 다음과 같이 잘 알려진 성경 말씀에서 찾을 수 있습니다.

주 하나님께서 아담을 **깊은 잠**에 빠지게 하시니 그가 잠들매 그분께서 그의 갈비뼈 중의 하나를 취하시고 그것 대신 살로 채우시며 주 하나님께서 남자에게서 취한 그 갈비뼈로 여자를 만드시고 그녀를 남자에게로 데려오시니 아담이 이르되, 이는 이제 내 뼈 중의 뼈요, 내 살 중의 살이라, 그녀를 남자에게서 취하였으니 여자라 부르리라, 하니라 (창 2:21,23)

여기서 깊은 잠(deep sleep)은 히브리어 원문에 의하면 생리적인 잠이 아닌 '제3자에 의해 조정되는 잠'입니다. 예컨대 오늘날 '전신마취'

에 해당됩니다. 이런 잠은 조정하는 사람만이 깨울 수 있는데 마취과 의사도 한 시간이든지 열 시간이든지 수술 시간에 따라 마취 시간을 조절합니다. 수술실에서 행하는 전신마취는 4가지(의식, 운동, 감각, 반사)를 일시적으로 제거하여 수술을 위해 최상의 상태를 유지합니다. 창조주 인 하나님께서도 4가지를 조절하셔서 완벽한 전신마취를 하신 다음 인체 조직 중에서 재생 능력이 가장 뛰어난 갈비뼈 일부를 꺼내 여자 를 만드셨습니다. 그러므로 성경 연대로 따지면 마취의 역사는 약 6,000년* 전으로 거슬러 올라갑니다. 물론 하나님은 사람이 아니시지 만, 역사적으로 보면 그분이 전신마취와 수술을 맨 처음 하셨습니다.

아주 오래전에는 마취(진통) 효과를 얻기 위해 사람들은 여러 가지 방 법을 고안했습니다. 이를테면 양귀비(아편, poppy) 열매를 씹거나 환부에 바르기, 코카나무 잎사귀 깨물기, 알코올(술) 마시고 취하기 등이 있었 습니다. 심지어 둔기로 머리를 때려 기절시키기, 정령(악령)을 이용한 주술적인 방법도 동원하였습니다. A. D. 2세기경에 중국 명의 화타는 '마비산(麻沸散)'이라는 마취약을 만들어 외과 수술에 사용하였습니다. 그가 만든 마비산은 우리 주변에서도 볼 수 있는 흰독말풀(일명 '천사의 나 팔꽃')을 이용해 만들었다고 전해집니다. 우리나라에서는 조선시대 중 엽 '동의보감'을 보면 골절 치료나 통증 완화 목적으로 '조오산(草烏散)' 을 술에 타 먹이기도 하였습니다. 하지만 이런 약은 통증을 제어하는

---

* 진화론에서는 지구의 나이를 약 45억년 추측하지만, 지구를 포함한 온 우주, 인간에 대한 역사를 기록한 성 경책에는 약 6,000년 정도라고 기록되어 있음

데 한계가 있었습니다. 그 후 오랜 세월이 흘러 1800년대 중엽에 이르러서야 에테르, 아산화질소, 클로로포름과 같은 마취제를 이용해 수술을 성공리에 마쳤습니다. 드디어 인류는 지긋지긋한 통증에서 벗어나게 되었습니다.

우리나라 개화기 이전에 중국에서 활동하던 선교사로 알렌(H.N. Allen)이란 분이 계셨습니다. 그는 1884년 9월 20일 한국을 방문하였는데 불과 몇 개월 후 갑신정변(1884년 12월 4일)이 일어났습니다. 급진 개혁파 소속인 자객의 칼에 맞아 사경을 헤매는 민영익(명성 황후 조카)을 알렌이 치료하여 목숨을 구했습니다. 이를 계기로 고종의 신임을 얻어 '광혜원(제중원)'이라는 한국 최초의 근대식 병원을 설립하였지요(1885년 4월 10일). 이 병원에서 '클로로포름(chloroform)'이라는 전신마취제를 사용하여 수많은 수술을 시행하였습니다. 물론 이보다 수십 년 전에 영국 빅토리아 여왕이 8번째 레오폴드 왕자를 분만할 때 주치의 스노우(J. Snow)가 사용한 것도 역시 클로로포름이었지요(1853년). 1901년부터 국내에 세워진 병원에서는 클로로포름 대신 '에테르(ether)'를 사용하였습니다. 나중에 대구 계명대 동산의료원에서는 의사이면서 선교사인 존슨이 에테르를 사용하여 국내에서 처음으로 제왕절개수술을 시행하였습니다(1909년 6월 27일).

한편 한국 전쟁(6·25)이 발발하자 부상자가 속출하여 신경외과, 흉부외과, 마취통증의학과, 재활의학과 등이 크게 발전했습니다. 그 당시 미국 군의관이 처음으로 국내에서 전신마취를 시행하였습니다. 우리

나라 선진 의사들이 이것을 토대 삼아 더욱 발전시켜 지금은 미국 못
지않은 수준까지 이르렀습니다. 동시에 부작용이 적은 마취약도 꾸준
히 개발되었습니다. 바야흐로 지금은 '마취과학의 전성시대' 라 불러
도 무방할 것 같습니다.

상상만 해도 끔찍한 '마취 중 각성'

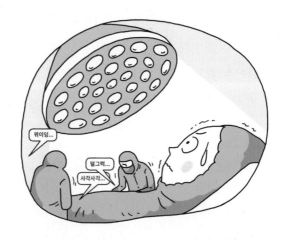

마취 중 각성(awareness under anesthesia)은 근래에 세인(世人)의 관심사로 떠올랐습니다. 가령 전신마취 도중에 환자의 의식이 깨어나 주변에서 발생하는 소리가 들리고 수술하는 감각을 고스란히 느낀다고 생각해봅시다. 얼마나 고통스러울까요! 전신마취 중에 생기는 이런 부작용을 소재로 제작한 영화 리턴(2007년)과 어웨이크(AWAKE)(2008년)가 상영되었습니다. 2008년에 MBC 프로그램 뉴스후(제92회)에서도 이 문제를 실감 나게 다루었습니다. 마취 중 각성을 경험한 환자 중에서 절반 이상이 '외상 후 스트레스 장애(PTSD)'를 겪어 우울증, 악몽, 불면증, 야경증 등을 호소한다고 합니다.

우리나라에서 이규만 감독이 만든 영화 '리턴' 첫 장면은 '마취 중 각성'에 대해 자세하게 설명하는 자막이 나옵니다. 이어서 1982년 상록수 병원에서 나상우(10세)라는 남자아이를 전신마취한 다음 가슴을 절개하여 심장수술하는 모습을 보여줍니다. 이 아이는 의식이 살아 있어 아픔을 느낀다며 "그만해"라고 계속 외쳤습니다. 하지만 신경근 차단제를 투여했기 때문에 움직여 의사표시를 할 수도 없고 수술은 계속 진행되었습니다. 수술이 끝나고 심한 '외상 후 스트레스 장애'를 겪게 되어 성격도 점차 공격 성향으로 바뀌고 급기야 살인까지 저질렀습니다.

조비 해롤드(Joby Harold)가 2008년에 만든 '어웨이크'라는 영화도 '미국에서 매년 2,100만 명 이상이 전신마취를 받는데 대부분 아무런 기억이 없이 평화롭게 잠든다. 그러나 약 3만 명 정도는 불행하다. 그들은 잠들 수 없고 마취 중 각성(anesthesia awareness)을 겪는다. 완전히 마비되었지만 도움을 요청하기 위해 소리칠 수도 없다. 그들은 깨어있다.'라는 자막으로 시작합니다. 영화 속 주인공인 클레이가 심장이식 수술 중에 이런 부작용을 경험합니다.

마취 중 각성은 의료선진국이라는 미국에서도 매년 0.1~0.2% 정도 발생합니다. 또한 수술 특성상 마취심도를 약하게 조절해야 하는 제왕절개술과 심장수술뿐만 아니라 약물 내성이 있는 경우에 더 자주 발생합니다. 아울러 흡입마취제보다 정맥마취제를 사용할 때 호발하며 수술을 용이하게 하기 위해 사용하는 신경근 차단제는 오히려 각성을 은폐시킬 수 있습니다. 수련의 시절, 제왕절개수술을 할 때면 산부인과 의사의 부탁으로 마취심도를 될 수 있는 대로 얕게 하였습니다. 이는 자궁 수축력을 감소시키지 않고 신생아 호흡 억제를 최대한 줄이기 위함이었습니다. 지금은 특별한 경우가 아니면 대부분 경막외 마취나 척추마취 방법으로 하기 때문에 그만큼 발생률이 감소되었습니다. 여기서 한 가지 염두에 두어야 할 점이 있습니다. 마취에서 깨어날 때 비몽사몽간에 주변에서 들리는 소리를 '마취 중 각성'으로 착각할 수도 있다는 사실입니다.

마취 중 각성을 예방하기 위해서는 다각적으로 접근할 필요가 있습니다. 〈뉴스후〉에서도 언급하였지만 의사면허증만 있으면 누구나 전신마취를 할 수 있는 현행 의료법을 속히 개정하여야 할 것입니다. 또한 수술받을 환자는 반드시 마취과 전문의가 마취를 하는지 확인할 필요가 있습니다. 이런 부작용을 줄이기 위해 '이중분광지수(Bispectral index, BIS) 감시 장치' 즉 마취심도를 측정하는 기계를 사용하기도 합니다. 이마에 전극을 붙여 뇌전기 활동을 분석하여 마취심도를 0에서 100까지 숫자로 나타내는데 보통 40~60 사이에 있을 때 마취가 만족스럽게 되었다고 판단합니다. 그렇지만 기억을 담당하는 중추 해마(Hippocampus)와 멀리 떨어진 이마에 전극을 부착하여 감지할 뿐만 아니라 전신마취를 일으키는 여러 가지 기전 모두가 다 밝혀지지 않았습니다. 따라서 이런 장비도 마취심도를 파악하는데 분명히 한계가 있고 아직 비급여 항목이므로 환자 비용 부담이 큽니다. 끝으로 전신마취 기계 점검도 중요하고 마취 중 각성이 일어날 가능성이 많은 환자(가족력, 과거력을 지닌 경우)에게는 미리 벤조디아제핀 계열의 약물을 투여하면 발생 빈도를 줄일 수 있습니다.

마취 통증과 의사란?

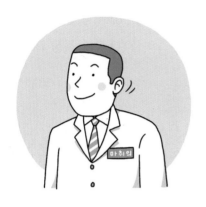

아마도 제가 일곱 살쯤 되었을 때였습니다. 마을 근처 탐진강(眈津江)을 건너기 위해 동네 형들과 함께 바지를 걷어 올렸습니다. 주전부리로 과자를 살 요량으로 강 맞은편 구멍가게에 들리기 위해서였지요. 강을 건너 가게에 거의 도착할 무렵 술 취한 사람과 우연히 마주쳤습니다. 얼굴을 자세히 보니 흉측하게 생긴 데다 한 손에는 식칼을 들고 우리들을 노려보는 것이 아니겠습니까! 모두 뒤도 안돌아보고 '걸음아 나 살려라~' 달음질쳐 강물 속으로 몸을 던졌습니다. 그 당시 '칼에 찔려 죽을지도 모르겠다!' 라는 공포심으로 얼마나 심한 트라우마를 받았던지 아직도 기억이 생생합니다.

이 정도는 아니겠지만 수술실에 들어오는 대부분 환자는 다소 불안해하거나 두려움을 느낍니다. 유난히 심한 공포증을 지닌 환자는 바들바들 떨기도 합니다. 이럴 때 안심시키기 위해 말 한마디를 꺼냅니다. "불안하지 않은 사람은 없어요." "저희 마취과 의사가 옆에서 지키고 있으니 걱정하지 마세요."

수술실에서 마취과 의사는 불안한 환자에게 용기를 주고 수술하는 동안 '환자의 생명 지킴이' 역할을 합니다. 의식이 있는 척추마취, 경막외마취든지 혹은 의식이 없는 전신마취든지 일단 마취가 시작되면 집도의(執刀醫)는 수술 부위를 소독한 다음 수술을 시작합니다. 처음 피부를 절개할 때는 비록 의식은 없어도 환자에게 스트레스를 주어 혈압과 맥박 변동이 심할 수 있으므로 주의 깊게 관찰합니다. 전신마취를 끝낼 때도 활력 징후 변화에 신경을 씁니다. 마치 비행기가 이착륙할 때 5분간 긴장을 늦추어서는 안 되는 것처럼, 전신마취도 시작할 때와 끝날 때 더욱 주의를 기울여야 합니다. 집도하는 의사는 수술에만 전념하므로 마취과 의사가 주로 환자 상태의 변동을 조기에 감지하고 필요한 조치를 취합니다. 생명에 지장을 줄 정도로 수술이 무리하게 진행되면 수술을 중단시키거나 속히 끝내도록 요구합니다. 이와 같이 수술할 때 마취과 의사의 역할이 막중하다는 점에서 혹자는 야구 경기할 때 '포수'에 견주기도 합니다. 포수는 투수에게 공배합을 요청할 뿐만 아니라 튼튼한 어깨로 도루를 저지하고 야구팀의 전체 경기 흐름을 파악하고 있어야 하기 때문입니다.

요즈음은 환자의 상태를 실시간으로 모니터링하는 장비들이 갖추어져 더욱 안전하게 마취를 수행합니다. 최신 장비를 이용하는 마취 행위를 '계기비행(計器飛行)'에 비유합니다. 항공기 조종사는 맨눈으로 지형을 보면서 '시계비행(視界飛行)'을 하다가 날씨가 나빠 시야가 안 좋으면 계기비행으로 전환합니다. 그렇지만 자신의 시력만 믿고 시계비행을 하다가는 하늘과 바다를 구별하지 못하여 바다로 추락할 수 있다고 합니다. 요컨대 시계비행보다 계기비행이 안전한 것처럼, 자신의 오감(五感)만을 의지하기보다는 성능이 우수한 장비를 사용하면 훨씬 안전하게 마취를 할 수 있습니다.

오래전에 '마취과 의사는 이름표가 없다(이관우 저, 1998년)'라는 책이 출판되었습니다. 저자는 머리말에 다음과 같은 글을 남겼습니다. "그러므로 마취과 의사는 환자가 수술을 받는 동안 생명의 문고리를 잡아주는 역할을 맡게 된다. 나는 이러한 마취과 의사로서 타인의 생명과 너무 가까이 서 있다는 사실에 자주 두려움을 느꼈다. 사실 그러한 경험은 누구에게 얘기할 수 있는 성질의 것이 아니다. 그것은 순간순간 끝없는 흥분이었고, 긴장의 연속이었다." 뿐만 아니라 그는 환자들이 마취과 의사를 기억하지 못하는 이유를 두 가지로 언급하였습니다. 이름표가 없는 수술복을 입는 데다 환자의 머리맡에 잠깐 서 있다가 바로 전신마취를 하기 때문이라고 말합니다. 필자도 저자의 그런 주장을 순순히 수긍합니다. 그렇지만 2017년 3월 1일부터 무균실, 수술실, 응급상황일 경우를 제외하고 모든 의료인은 명찰을 달도록 의료법이 개정되었습니다. 비록 수술실은 예외지만 제가 수술실 안에서도 명찰을 착용하는 이유가 있습니다. 그 이름표를 보면 환자는 안정감을 갖을 뿐만 아니라 '환자의 생명을 지키는 의사'라는 사명감을 필자에게도 상기시켜주어서입니다.

채혈과 수혈에 얽힌 의학 이야기

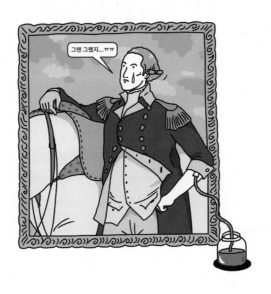

인류 역사를 더듬어보면 혈액(피)에 대한 잘못된 믿음은 오랫동안 지속되었습니다. 일례로 19세기 말까지 서양 대부분 의사는 채혈(瀉血, 침으로 피를 뽑아냄) 혹은 방혈(放血)을 통해 질병을 예방하고 치료할 수 있다고 믿었습니다. 물론 일부 질병은 이 방법으로 치료 효과를 얻기도 했습니다. 이런 방혈 요법의 희생자 가운데 한 사람은 놀랍게도 미국 초대 대통령인 조지 워싱턴이었습니다. 1799년 12월 13일, 대통령이 인후통을 호소하고 다음 날 새벽 호흡곤란 증세가 있자 그 당시 유명한 의사 3명을 차례대로 불렀습니다. 세 명의 의사가 서로 다른 시간에 채혈을 하였는데 모두 합하면 무려 3,800cc나 되었습니다. 그리하여 증상이 생긴 지 불과 10시간 만에 대통령은 어처구니없게 사망하였습니다. '설마 그랬을까?'라며 의심할 수도 있겠지만 이것은 사실입니다. 대통령을 괴롭힌 병명은 '급성 세균성 후두개염'으로 열이 나고 심하면 기도가 폐쇄되는 위험한 병입니다. 기도가 폐쇄될 경우 지금 같으면 응급으로 기관지 절개수술을 하여 목숨을 구할 수 있습니다.

한편 이보다 훨씬 이전인 1619년, 이탈리아에서 의학을 공부한 영국의 해부학자 윌리엄 하비(William Harvey)는 인체에서 '혈액 순환'을 발견했습니다. 혈액 순환 시스템에 관심을 갖고 '동물에서 심장과 혈액 운동에 관한 해부학적 연구(Anatomical studies on the motion of the Heart and Blood in animals)'라는 책도 출간했습니다. 일찍이 혈액의 중요성을 알고 있던 하비는 방혈(혹은 사혈)을 적극 반대하였습니다. 나중에 그는 영국에서 제일 유명한 의사가 되었고 킹제임스성경을 만든 영국 국왕 제임스 1세의 주치의로도 활동하였습니다. 더구나 3,500년 전에 기록된 성경에도 혈액의 중요성을 강조하고 있습니다.

육체의 생명은 피에 있음이라 (레17:11)

이처럼 생명과 직결되는 혈액이 수술실에서 근무하는 마취과 의사에게 더욱 중요한 것은 두말할 필요가 없겠습니다. 출혈이 많을 것으로 예상되는 수술이 있으면 보호자에게 수혈에 대한 필요성과 부작용을 설명한 다음 동의서를 받고 혈액을 준비합니다. 이를테면 자궁외임신이나 교통사고로 출혈이 심한 경우에는 혈액을 미리 준비하여 수술 전이나 수술 중에 수혈합니다. 종교적인 이유로 수혈을 거부하면 생명의 존엄성을 무시하는 '광신도'라는 딱지도 붙였습니다.

그렇지만 수혈에 대한 패러다임이 점차 바뀌고 있습니다. 종교와 상관없이 의학적 이유로 수혈 대신 무수혈 치료(無輸血治療, Bloodless Surgery)를 원하는 사람이 점차 늘어나기 때문입니다. 미국의 경우, 여러 가지 수혈 부작용뿐만 아니라 헌혈이 감소하여 혈액 수급에 문제가 생겼습니다. 이에 의료진도 앞장서서 무수혈 수술을 권장하였습니다. 그 결과 환자에게도 '무수혈 치료가 더 저렴하고 안전하다.'는 인식이 퍼진 것 같습니다. 우리나라는 1986년 부천세종병원에서 무수혈센터를 처음으로 개설하였습니다. 그 병원에서 8살 아이에게 무수혈 심장 수술을 시행하여 성공리에 마쳤습니다. 지금은 순천향대, 인제대, 서울대, 영남대, 동아대, 조선대, 충남대 등 전국 15개 의료기관에서도 이런 센터를 운영하고 있습니다. 구체적으로 2002년 2월 순천향부산병원에서는 혈색소 수치가 2.6g/dℓ까지 떨어진 환자를, 2009년 서울대학병원에서는 몸무게가 2.8kg에 불과한 갓난아이에게 무수혈 심장 수술을 감행하여 성공적으로 마쳤습니다(위키 백과, 《한겨레21》 제847호 2011년 2월 11일 기사 참조).

대한민국 헌법(제10조)에는 '자기결정권(혹은 자기운명결정권)'이 보장되어 있습니다. 이 법에 따라 의사가 환자에게 수혈을 강요하면 민형사상 책임을 면할 수 없습니다. 그러므로 수혈이 필요한 응급상황에서도 의사는 환자의 자기결정권을 존중해야 합니다. 다만 수술 전에 충분히 수혈하지 않을 때 위험성을 설명해줄 뿐만 아니라 실제 위험 상황이 발생했을 때 환자가 수혈 거부를 철회할 생각이 없는지 다시 확인할 필요는 있습니다.

처음에 ○○○ 증인, 유대인, 무슬림을 중심으로 무수혈 치료가 시작되었지만 이제는 일반인에게 널리 확산되고 미래에는 대세로 자리 잡을 것이 분명합니다. 상전벽해(桑田碧海)라는 숙어가 실감 나는 때가 요즈음이 아닐까 싶습니다.

클로로포름과 무통분만의 역사

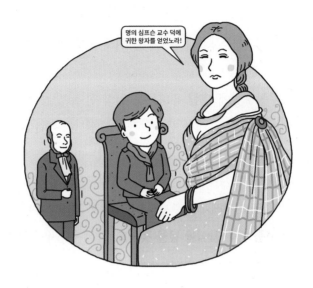

명의 심프슨 교수 덕에 귀한 왕자를 얻었노라!

　우리 어머니 세대는 논밭에서 일하시다가 진통이 오면 그 아픔을 다 겪으시면서 집에서 분만을 하셨습니다. 분만할 때 진통을 겪는 임산부가 아파 죽겠다며 목이 쉬도록 소리 지르는 것을 볼 때마다 저를 낳기 위해 그 모진 아픔을 견디어내셨을 어머니 얼굴이 떠오릅니다. 요즈음 거의 모든 임산부는 무통분만의 혜택을 누리고 있습니다. 심한 산고(産苦)를 겪지 않아도 되는 좋은 세상이 되었습니다. 진통이 심한 임산부에게 무통 장치를 설치하고 약을 주입하면 '마치 지옥에서 천국으로 이사를 온 같다.'라고까지 표현합니다. 반면에 인정이 메마른 시어머니는 "우리는 젊었을 때 무통 장치 없이도 한 번에 쑤욱 낳았다."라면서 며느리에게 괜한 압박을 줍니다. 그렇지만 '인간에게 통증이 없다면 좋기만 할까?' 편에서도 언급했지만 극심한 통증은 임산부의 심장 질환이나 고혈압을 악화시키는 동시에 임산부가 과호흡을 하면 태아로 가는 혈류도 감소합니다. 따라서 경막외마취로 불필요한 통증을 억제하면 임산부와 태아 모두를 위해 슬기로울 것 같습니다.

무통분만에 대한 흥미로운 일화 한 토막을 소개합니다. 1847년 영국 글라스고우 대학 산부인과 교수인 심프슨(J. Y. Simpson)이 세계에서 맨 처음 클로로포름(chloroform)이라는 마취약을 사용해 무통분만을 성공리에 마쳤습니다. 그러자 교회 지도자들은 창세기 3장 16절 '(하나님이) 또 여자에게 이르시되, 내가 네게 고통과 수태를 크게 더 하리니 **네가 고통 중에 자식을 낳을 것이요**' 라는 말씀을 인용하면서 "산고는 하나님의 선물인데 이것을 제거하는 것은 하나님에 대한 모독이다."라며 오히려 심프슨을 화형시키려고 했습니다. 그러자 심프슨도 창세기 2장 21~22절 '주 하나님께서 **아담을 깊이 잠들게 하시니** 그가 잠들매 그분께서 그의 갈비뼈 중에서 하나를 취하시고 그것 대신 살로 채우시며 주 하나님께서 남자에게서 취한 그 갈비뼈로 여자를 만드시고 그녀를 남자에게로 데려오시니' 라는 말씀을 인용하면서 "하나님도 여자를 창조하실 때 고통을 없애기 위해 아담을 깊은 잠에 빠지게 하셨으니 자신의 시술이 성경에 위배되지 않는다."며 지혜롭게 반박을 하였습니다. 이처럼 심프슨이 통쾌하게 주먹을 날리자 상대방은 보기 좋게 나가떨어진 꼴이 되고 말았습니다.

그 후 6년이 지나 영국 빅토리아 여왕은 여덟째 레오폴드 왕자를 분만하게 되었습니다. 용감하게도 그녀는 교회 지도자들의 반대를 무릅쓰고 무통분만을 하기로 작정하였습니다. 빅토리아 여왕은 모두 아홉 명의 자녀를 낳았지만 일곱 명의 자녀를 낳는 동안 분만의 고통이 너무 심하여 우울증까지 생길 정도였습니다. 영국 최초의 마취과 의사이며 왕의 주치의 존 스노우(John Snow)가 심프슨으로부터 클로로포름 사용법을 전수받아 빅토리아 여왕에게 사용하였습니다. 결국 여왕은 과감한 결단을 하여 고통 없이 레오폴드 왕자를 낳았습니다. 이를 계기로 무통분만도 전 세계적으로 확산되었지요.

 해산달이 가까워지면 진통이 시작되고 자궁경부가 열리기 시작합니다. 어느 정도 열리면 산부인과 의사는 마취과 의사에게 무통시술을 해달라고 부탁을 합니다. 보통 요추 부분에 시행하는데 이 시술은 '마취하는 과정 A to Z'에서 자세하게 기록했기 때문에 여기서는 생략합니다. 시술 후에는 활동하는 데 별다른 지장은 없습니다. 다만 등을 심하게 비비거나 움직이면 카테터(catheter, 가늘고 얇은 관) 위치가 바뀌거나 빠질 수도 있으므로 주의를 요합니다.

 가끔 분만이 빠르게 진행되거나 '자연주의 출산'을 원하는 경우 혹은 병원 사정상 이 시술을 못 할 수도 있습니다. 따라서 임산부는 분만하기 전에 마취과 의사가 무통시술을 하는 병원인지 아닌지 미리 확인해 볼 필요가 있습니다. 해가 갈수록 출산율이 저하되어 걱정입니다. 그래도 이렇게 출산의 고통을 최대한 줄이는 무통장치가 있으니 얼마나 다행스러운지요.

문신과 화장, 마취에 영향이 있을까?

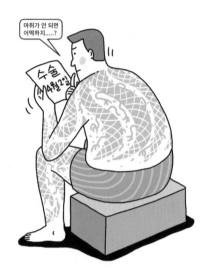

중학교에 다닐 무렵이었습니다. 어느 날 어머니 왼팔을 보니 팥알 만 한 푸른 점 몇 개가 나란히 박혀 있었습니다. 궁금해서 물어보니 격변의 시대에 어머니의 남매간이 혹시 헤어지더라도 나중에 쉽게 찾을 수 있도록 문신을 새기셨다는 것입니다. 큰 난리를 겪으신 흔적이 점으로 남아 있어서 안쓰럽게 보였습니다. 그 당시 아버지도 일제 강제징용으로 갖은 고생을 하셨지만 극적으로 탈출을 하셨지요. 그럼 문신과 화장이 마취에 어떤 영향을 주는지 살펴보겠습니다.

▣ 문신 (tatoo)

문신의 역사를 보면 꽤 오래되었습니다. 이집트 미라에서 발견되었을 뿐만 아니라 여러 나라 원주민은 신분을 나타내기 위해 문신을 새겠습니다. 20세기 말부터는 하나의 예술 장르로까지 발전하였습니다. 그런데 어떤 기독교인은 성경(레 19:28)에도 기록되어 있기 때문에 해서는 안 된다고 주장합니다.

죽은 자 때문에 너희의 살에 문신을 하지 말며 무늬를 놓지 말라 나는 여호와이니라 (개역개정)

Do not cut your bodies for the dead or put tattoo marks on yourselves. I am the LORD (NIV).

죽은 자를 위하여 너희 살을 베지 말며 너희 몸에 아무 표도 새기지 말라, 나는 주니라 (흠정역)

Ye shall not make any cuttings in your flesh for the dead, nor print any marks upon you: I am the LORD (KJV)

먼저 소개한 성경에는 '문신(tattoo)'을 직접 언급한 반면, 흠정역 성경에는 '표(mark)'란 용어를 사용했습니다. 포괄적인 의미에서 보면 문신을 금지하는 것 같습니다. 척추마취를 하기 위해 환자의 옷을 올리면 깜찍하고 귀여운 문신이 한두 곳에 있기도 합니다. 물론 이 경우는 마취하는데 아무런 문제가 없습니다. 그렇지만 등 전체를 빈틈없이 장식한 경우는 좀 망설여집니다. 바늘이 피부를 통과할 때 색소가 조직 안쪽으로 깊숙이 들어갈 수 있어서입니다. 문신을 하는 사람은 아마도 '내 몸의 주인은 나 자신'이라는 가치관을 지녔을 테지요. 다시 말해 절대자보다는 자신을 믿고 절대적 진리보다 상대적 진리를 앞세우는 사고방식입니다. 어느 통계 조사에 따르면 문신을 했던 대부분 사람들은 나중에 두고두고 후회를 한다고 합니다.

▣ 화장 (makeup)

수술하는 날에도 화장한 환자를 보면 아름답게 보이기 위한 노력은 높이 살만합니다. 그렇지만 마취과 의사에게는 화장한 얼굴보다 '민 얼굴'이 좋습니다. 화장품을 바르면 전신마취할 때 산소를 공급하는 장비인 안면 마스크에 화장품이 묻을 뿐만 아니라 얼굴에 밀착이 잘 안 됩니다. 더구나 기관 내 삽관을 하고 나서 튜브가 빠지지 않도록 얼굴에 테이프를 붙여 고정시켜야 안전하게 마취를 할 수 있는데 얼굴이 미끄러워 애를 먹습니다.

기타 의치, 보청기, 액세서리에 관한 필자의 소견은 다음과 같습니다. 의치(義齒, 틀니)를 하신 경우는 전신마취할 때 분실될 우려가 있으므로 병실에 놓고 오시는 것이 좋습니다. 보통 보청기도 착용하지 않고 오시지만 수술실에서도 사용하시면 대화를 쉽게 할 수 있는 장점이 있습니다. 손가락에 낀 반지는 수술 후 부종 때문에 혈액순환을 방해할 수 있으므로 미리 빼놓으셔야 합니다. 수술 후에 특수한 장비를 이용해 제거한 사례도 있었습니다. 그 외에도 분실 위험이 있는 귀걸이, 목걸이, 피어싱 등 금속물질도 본인이 잘 간수하시면 되겠습니다.

복어탕과 복어중독 (swellfish poisoning)

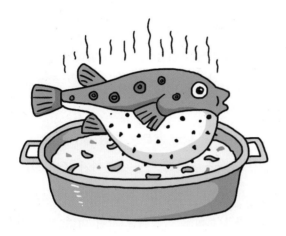

　손발이 꽁꽁 얼 정도로 추운 계절에는 몸을 녹여줄 국물 있는 탕이 생각나기도 합니다. 그중에 한 가지는 공처럼 몸이 부풀어 오른 복어를 이용한 '복어탕' 입니다. 저도 오래전에 전주역 근처 복어요리 전문점에 갔었습니다. 식당 이름이 생각은 안 나지만 그 입구에 수십 마리 복어들이 헤엄치는 수족관도 있었지요. 주방장은 독이 든 복어 알 몇 개를 내밀며 시식해보라고 권했지만, 왠지 먹기가 찜찜하여 끝내 포기했습니다.

　복어요리는 세계 4대 진미식품으로 선정된 적도 있었습니다. 하지만 잘 아시다시피 알과 난소, 간, 내장, 껍질 등에 무시무시한 독이 들어 있지요. 테트로도톡신(tetrodotoxin)이라는 독성분은 산란기인 봄철에 최고조에 달하지만 중독 환자는 오히려 겨울철에 더 많이 발생합니다. 냉동고에서 꺼낸 복어를 해동시키면 본래 독이 없는 근육에까지 독이 스며들고 이것을 추울 때 탕으로 끓여 먹기 때문입니다. 전기도금 할 때나 곤충 표본에 사용하는 청산가리(KCN, 시안화칼륨)보다 무려 1,000배 (혹자는 1,500배)나 독성이 강한 복어 독은 열을 가해도 파괴되지 않습니다.

우리 집에는 허영만 씨가 쓴 음식 만화 '식객(食客)' 전집이 있습니다. 그중에서 '죽음과 맞바꾸는 맛'이란 제목으로 된 제8권을 보면 복어요리가 소개되고 있지요. 중국 송나라 시인 소동파가 지방 장관으로 있을 때, 복(어)이 강을 따라 올라올 철이면 복을 먹느라 정사(政事)를 게을리하였다고 합니다. 우리 조상도 복요리를 즐겨 먹었습니다. 조선 시대 후기에는 여러 서적(동국세시기, 규합총서, 증보산림경제 등)에 황복에 관한 요리법과 황복을 먹고 죽은 사건들이 기록되었습니다. 구체적으로 조선 영조 42년(1766년) 내의(內醫) 유중림이 편찬한 '증보산림경제(增補山林經濟) 중에서 일부를 소개합니다. 한학을 전공하신 필자의 큰 형님께서 해설해 주셨습니다.

河豚 - 血與卵有大毒誤食必殺人人無不知而貪一時之滋味往往遭毒良可慨矣(하돈(복어) - 피와 알에 심한 독이 있으므로 잘못 먹으면 반드시 사람이 죽게 된다. 사람들이 모르지는 않지만 일시적인 별미(자미)를 탐하다가 가끔 독에 빠지게 되니 참으로 개탄스럽다)

중독 증상을 보면 초기에는 입 주변과 손발이 저리고 복통과 두통,

구토가 나오고 점차 심해지면 지각과 언어 장애, 호흡곤란, 저혈압을 일으킵니다. 마지막에는 사망까지 초래합니다. 해독제가 없으므로 대증요법(수액 투여, 위세척, 설사약(하제) 투여, 심하면 기관 내 삽관 후 인공호흡 등)만을 시행합니다. 대개 8~9시간이 지나면 아무런 장애를 남기지 않고 회복되므로 그나마 다행입니다.

이런 복어 독은 과거 인디언이 사냥할 때 화살촉에 발라 사용한 큐라레(필자가 '근이완제 잘못 사용하면 선무당이 사람 잡는 꼴' 편에서 언급한 비탈분극성 근이완제 일종)와 비교하면 아래 표와 같이 공통점과 차이점이 있습니다.

	복어독	큐라레
호흡	점차 억제	억제
사지	점차 마비	마비
통증	둔해짐	느껴짐
의식	점차 소실	정상
심장	점차 억제	정상
치료제	없음	있음

요즈음 전신마취할 때 큐라레보다 작용이 뛰어나고 부작용이 적은 신경근 차단제를 사용하지만, 반드시 마취과 의사만이 사용해야 안전합니다. 동일한 논리로 복어 요리도 국가에서 인정한 요리사 자격증을 지닌 식당에서만 먹어야 안심이 됩니다. 이런 자격증이 없는 사람들이 배(船)나 집에서 요리하여 먹다가 중독된 경우가 전체 환자의 50%를 넘

어서입니다. 빗대어 말하면 필자가 수술실에서 30년 동안 셀 수도 없이 충수절제수술(appendectomy, 소위 맹장수술)을 보았지만 외과 의사와는 달리 실제로 해본 경험이 전무(全無)하므로 수술을 할 수 없는 것과 마찬가지입니다. 어느 분야든지 그 해당 분야의 전문가에게 맡기는 편이 최선의 선택이 아닐까 싶습니다.

수술 받을 환자 맞이하기

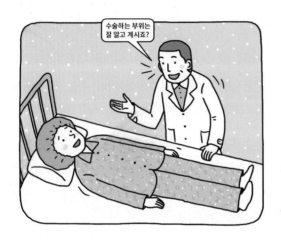

환자가 수술실에 들어오면 마취과 의사는 진료기록부에 기록된 이름과 본인이 맞는지 확인부터 합니다. 그런 다음 어느 부위를 수술하는지 혹은 어떻게 다쳤는지도 물어봅니다. 묻고 대답하는 동안 환자는 어느 정도 불안감을 해소할뿐더러 드물지만 실수로 엉뚱한 부위를 수술하는 일이 없도록 미연에 방지하기 위함입니다. 최근 경기도 ○○시에 위치한 모 병원에서 오른쪽 무릎관절 연골 성형술을 받기로 되어 있었는데 어이없이 왼쪽을 수술하는 불상사가 있었습니다. 이런 일이 없도록 집도 의사는 미리 수술할 부위를 매직으로 표시하기도 합니다. 환자가 청각 장애가 있거나 외국인이면 물론 대화는 매끄럽지 않습니다. 선천적으로 농아(聾啞)이면 수화를 할 줄 아는 보호자를 불러 소통하고 연세가 많으신 청각장애 환자는 병실에 놓고 온 보청기를 다시 끼운 다음 대화를 하기도 합니다. 그동안 간호사는 환자에게 심전도 전극을 붙이고 자동혈압계 커프를 팔에 감으며 맥박산소포화도 측정기 센서를 손가락에 끼웁니다.

환자의 생명을 다루는 공간인 수술실은 항상 청결을 유지하도록 신경을 써야 하는 장소입니다. 구체적으로 환자의 상처나 수술 부위에 병원성 세균이 침투하지 못하도록 다음과 같은 수칙을 지킵니다. 곧 수술실을 출입하는 모든 사람은 모자와 마스크를 착용합니다. 모자를 쓰면 머리카락과 두피에서 나와 식중독이나 중이염, 호흡기 염증을 일으키는 황색포도상구균(staphylococcus aureus)을 차단합니다. 여기에다 마스크를 착용하면 입에서 나오는 녹색연쇄상구균(streptococcus viridans)이라는 세균이 1/10로 감소되어 뇌척수염을 일으킬 확률도 그만큼 줄어듭니다. 이런 맥락에서 최근에는 원내 감염을 예방하기 위해 수술실에 공기정화설비를 갖추도록 의료법이 개정되었습니다.

마취과 의사가 마취를 하면 수술에 맞게 환자의 자세를 취합니다. 수술에 참여하는 의료진은 깨끗하게 세탁한 수술복으로 갈아입고 수술할 부위를 베타딘 같은 소독액으로 빈틈없이 바릅니다. 이제 개수대(손이나 수술기구를 씻는 곳)에서 소독액을 손에 바르고 솔을 이용해 팔꿈치까지 구석구석 깨끗하게 씻은 다음 멸균된 가운을 입으며 장갑을 착용합니다. 마지막으로 수술 부위를 멸균 포로 덮습니다. 신참 간호사나 의료기사가 실수로 소독된 부분을 맨손으로 만지거나 신체 일부분이 닿으면 집도 의사는 '오염이 되었다.'며 그들을 따끔하게 혼을 내기도 합니다.

어느 정도 시간이 지나 수술이 끝나면 그 부위를 소독액으로 도포한 다음 거즈로 덮고 테이프로 고정합니다. 골절 환자인 경우는 대부분 석고붕대로 마무리합니다. 전신마취를 했던 환자가 스스로 호흡을 잘하면 입속에 있는 분비물을 제거하고 발관(즉 기관내 튜브를 제거)한 다음 회복실로 옮깁니다. 수술 중에 오염되고 더러워진 바닥을 청소하고 수술대 주변도 깨끗이 정리하여 다음 스케줄에 차질이 없도록 합니다. 환자가 B형 간염 보균자이면 바늘에 찔리거나 감염이 안 되게 조심해야 합니다. 전신마취할 때 사용했던 일회용 기구는 버리고 재사용을 해야 하는 기구들은 멸균 소독을 합니다.

환자는 이렇게 의료진이 준비하는 복잡한 과정을 모르실 것입니다. 단 한 건의 수술을 하기 위해서도 여러 사람이 각자 맡은 분야에서 빈틈없이 움직여야 가능합니다. 다만 수술과 마취 항목에 대한 보험수가가 턱없이 낮아 수술실 운영이 힘든 것은 사실입니다. 그 여파로 점차 그 규모를 축소하거나 아예 폐쇄하는 병원이 늘고 있어 걱정이 이만저만 아닙니다. 결과적으로 우리 이웃이 불이익을 받을 수밖에 없어서입니다.

일상에서 만난 위급환자와 선한 사마리아법

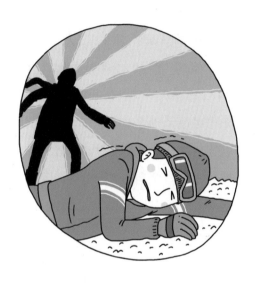

때와 장소를 불문하고 누구든지 의식을 잃고 쓰러져 있는 사람을 만날 수 있습니다. 필자도 지금까지 여러 명 만났지만 지면 관계상 한 명만 소개합니다. 아이들이 초등학교 다닐 무렵 어느 해 겨울, 난생처음 ○○리조트로 스키를 타러 갔습니다. 추위를 싫어하는 편이라 별로 스키를 배울 생각은 없었지만 온 식구가 큰마음 먹고 갔기 때문에 한 번 도전해보기로 했습니다. 장비를 대여한 다음 초보자반에 들어가 걷는 연습부터 배웠는데 생각보다 어렵지 않고 스릴을 맛볼 수 있었습니다. 한두 시간 지나자 제법 걷기도 하고 완만한 슬로프에서 방향도 바꾸며 내려왔습니다. 오랫동안 즐기다가 잠시 몇 사람과 함께 둘러앉아 쉬고 있었을 때였습니다. 어떤 사람이 속도를 줄이지 못하고 갑자기 우리가 모여 있는 곳으로 돌진하였습니다. 아뿔싸! 피할 틈도 없이 그 사람 스키 블레이드가 필자 바로 옆에 있던 청년의 목을 강타하고 가해자는 아래쪽에서 곤두박질쳤습니다. 고개를 돌려보니 그 청년은 의식을 잃고 쓰러져 있었는데 숨을 쉬지 못하자 입술이 점점 파래지고 있었습니다. 주변 사람들이 안절부절못하는 사이, 얼른 내 스키 신발을 벗어 던졌습니다. 서둘러 그를 똑바로 눕힌 다음 숨을 쉴 수 있도록 두 손으로 그의 턱을 상방으로 힘껏 올려주었습니다. 그러자 기도가 열리면서 "퓨우~"하고 숨을 내쉬고 들이마시기를 시작한 것입니다. 얼굴색이 정상으로 돌아오자 구조대 들것에 실어 후송했습니다. 조금만 늦었더라면 생명을 잃을 뻔한 사건이었습니다.

그렇지만 요즈음 이처럼 선한 일을 해도 마음이 불편한 세상이 되고 말았습니다. '물에 빠진 사람 구해주니 보따리 내놓으라.'는 식으로 최근에 큰 사회적 이슈가 되었던 사건 때문입니다. 작년(2018년) 5월 중순 경기도 부천 ○○한의원에서 30대 여교사가 봉침(벌침) 치료를 받던 중 아나필락시스(Anaphylaxis) 반응이 나타났습니다. 한의원 원장은 같은 층에 있는 가정의학과 전문의에게 응급처치를 부탁하자 그 의사는 119 대원이 올 때까지 나름대로 최선을 다해 에피네프린 주사와 심폐소생술을 하였습니다. 그리고 나서 대학병원으로 옮겨졌으나 6월 초에 끝내 사망하고 말았습니다. 이에 유족은 가정의학과 원장도 사건 현장에서 보증인적 지위가 있으므로 일부 책임이 있다며 9억 원을 내놓으라고 고소를 한 사실입니다. 반면에 대한의사협회는 〈선한 사마리아법(응급의료법 제5조 제2항)〉*을 적용해 부당한 소송을 해서는 안 된다고 강력히 항의하였습니다. 하지만 이 법을 자세히 살펴보면 문제가 있습니다. 즉 '환자가 사망하면 형사책임은 면제가 안 되고 감면해 준다.'는 독소 조항입니다. 선한 일을 하려다가도 이런 조항으로 오히려 포기하지 않을까 심히 염려됩니다.

오래전 일이지만 우리 가족이 유럽 여행을 하고 있었을 때였습니다. 기내에서 응급환자가 발생했다며 승무원이 다급하게 '닥터 콜(doctor's call, 응급환자가 생기면 기내방송을 통해 승객 중에서 의사나 간호사에게 지원을 요청하는 것)' 방송을 하였습니다. 지체하지 않고 다가가 의식을 잃은 환자를 치료한 경험이 있습니다. 다행히 생명에는 지장이 없고 안정을 되찾자, 기장은 고맙다는 뜻으로 와인 한 병을 선물로 주었던 기억이 납니다. 아마도 비행기가 회항하지 않아 시간과 비용이 절감되어 기장은 필자에게 무척 고마웠을 테지요. 환자가 살아서 망정이지 사망했다면 일부 책임을 추궁당할 수도 있기 때문에 생각만 해도 아찔합니다.

이런 이유로 비행기에 탑승한 일부 의사는 직업란에 '의사'라고 기록하지도 않고 비행기에서 닥터를 찾는 응급상황에도 모르쇠로 일관한다고 합니다. 구체적으로 어느 논문에서 의사를 상대로 앙케이트

---

*선한 사마리아법 – 응급의료법 제5조 제2항 [선의의 응급의료에 대한 면책]
성경 누가복음 10장의 '선한 사마리아인 이야기'에 근거한 법으로 생명이 위급한 응급환자에게 다음 각호의 어느 하나에 해당하는 응급의료 또는 응급처치를 제공하여 발생한 재산상 손해와 사상에 대하여 고의 또는 중대한 과실이 없는 경우 해당 행위자는 민사 책임과 상해에 대한 형사 책임을 지지 아니하고 사망에 대한 형사 책임은 감면한다.

조사를 했더니 60% 의사가 닥터콜에 응하고 싶지 않다고 응답했다는 것입니다. 뭔가 잘못되어도 한참 잘못되었습니다. 본래 이런 무책임한 행동을 방지하기 위해 선한 사마리아법이 제정되었지만 승객 사생활에 관한 문제라 항공사에서는 어떤 불이익을 줄 수도 없는 형편입니다. 분명한 점은 '환자가 사망할 경우 형사책임은 감면해준다'는 불합리한 조항을 개정하여 형사책임까지 면제해주어야 합니다. 그렇게 되면 성경에 나오는 '선한 사마리아인'과 같은 착한 의사들이 응급 환자를 위해 최선을 다할 테니까요.

수술실에서 만나는 다양한 색깔의 의미

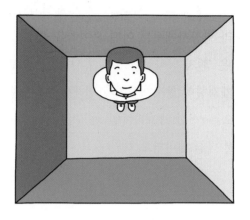

수술실(operating room, OR)을 자세히 살펴보면 의외로 다양한 색상이 공존하고 있습니다. 우선 전신 마취기에 연결된 기체는 세 가지 색으로 구분합니다. 산소를 연결하는 호스나 통은 녹색(green)으로, 아산화질소(흡입마취제)는 청색(blue)으로, 공기는 노란색(yellow)을 띠고 있습니다. 또한 수술할 때 분비물과 세척액을 흡인하는 호스는 검정색(black)입니다.

환자가 수술대에 누우면 마취과 의사는 수술에 적합한 마취를 합니다. 그러면 집도의는 수술 부위를 소독한 후에 녹색(green)으로 된 수술포를 덮습니다. 처음에는 이런 생각도 했습니다. '그 많은 색상 중에서 하필이면 녹색으로 수술포를 만든 이유는 뭘까?' 색채 전문가에 따르면 노란색은 신진대사를 촉진시키고 붉은색은 긴장과 흥분을 유발하지만, 녹색은 마음을 편하게 해주어 뇌파검사에서 알파(α) 파장이 높게 나오게 한다고 합니다. 이런 이유로 수술포를 녹색으로 선택했는지도 모르겠습니다. 더구나 붉은 피가 녹색 천에 묻으면 어둡고 둔탁한 색으로 보여 눈을 자극하지도, 역겹게 느껴지지도 않아서 좋습니다. 가끔 '피는 왜 붉은색(red)일까?' 라는 부질없는 생각이 떠오릅니다. 피에 생명이 있기 때문에 출혈할 때 경고하기 위해서 적색 신호등처럼 창조주가 그런 색으로 만드셨는지도 모르겠습니다. 이와 같이 수술이 시작되면 녹색인 수술포와 붉은색인 혈액이 묘한 대조를 이룹니다. 한편 우리나라 축구 국가 대표팀을 응원하는 '붉은 악마(Red Devils)'는 용어부터 혐오감을 주어 개인적으로 아주 못마땅하게 생각합니다. 게다가 붉은색은 사람을 자극(혹은 흥분)시키는 색상이므로 더욱 그렇습니다.

의학 역사를 거슬러 올라가 보면 수술복 색상도 변화가 있었습니다. 20세기 초에 외과 의사는 검은색 대신 흰색(white) 가운을 입고 수술을 하였습니다. 이전에는 성직자처럼 검은색 가운을 입고 치료에 대한 신뢰 회복을 기대했지만 뜻대로 되지 않아 이 색상으로 바꾸었습니다. 다시 말해 19세기에 들어와 과학자가 실험실에서 일할 때 몸에 오염물질이 묻는 것을 피하기 위해 흰색 가운을 입었는데 의사도 이를 모방하였다는 사실입니다. 따라서 의사가 하얀 가운을 입은 지는 불과 100년 정도밖에 안 됩니다. 지금은 주로 녹색으로 된 수술복을 선호합니다. 참고로 말씀드리면 '흰색'을 뜻하는 라틴어 'candidus'는 '공평', '진리'를 의미하는데, 로마 시대 공무원이 하얀 외투를 입었던 관습에서 유래한 것이라고 합니다.

요즈음은 다양한 색깔로 증상을 다스리는 색채치료(color therapy)라는 분야가 있습니다. 보통 거실이나 사무실 한 켠에 놓여있는 몇 그루 녹색식물도 색채치료 못지않게 상쾌함을 줄 뿐만 아니라 각종 해로운 휘발성 물질과 미세먼지를 제거해 공기를 정화시켜줍니다. 이런 식물을 전문용어로 '에코 플랜트(eco-plant)'라고 부릅니다. 하루 종일 수술실에서 붉은색(혈액)을 실컷 보면서 근무하다가 퇴근하면 지친 심신을 풀어주는 녹색의 천연공기청정기가 기다리고 있습니다. 행운목이나 안스리움, 스파트 필름 같은 녹색 잎사귀를 부드럽게 만져주면서 고맙다는 말도 전합니다. 수술실에서는 가끔 분홍색(pink) 사랑 나무가 자라기도 합니다. 물론 상징적인 색깔입니다. 모자와 마스크로 얼굴을 가린 채, 커다란 두 눈망울만 내놓고 수술실에 근무하는 간호사는 여러 미혼남 의사의 마음을 설레게 합니다. 나중에 보면 그중에 결혼 커플이 되어 "짠" 하고 나타날 때도 있습니다.

응급 수술을 앞두고 마취과 의사와 외과 의사가 서로 다른 색상을 품는 경우도 있습니다. 환자의 상태가 수술하기에는 무리라고 생각되어 마취과 의사는 컨디션이 좋아질 때까지 연기를 했으면 합니다. 하지만 외과 의사는 지금 수술하는 편이 더 낫다고 판단하여 예정대로 진행하고 싶어서입니다. 이럴 때는 필자는 '만일 내가 환자라면 어떻게 할까?' 혹은 '환자가 내 부모라면 어떻게 결정할까?'라며 그 입장을 바꾸어 한 번 더 고민합니다. 환자의 색상(hue of patient)을 품으면 의사(議事) 결정하는데 큰 도움이 되기 때문입니다.

수술 전 금식(NPO), 이제는 융통성을 발휘할 때

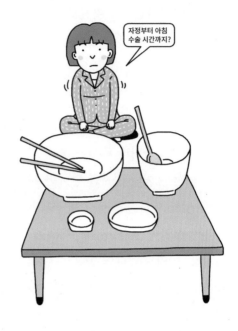

매일 삼시(三時) 세 끼니를 꼬박 챙겨 먹는 필자가 아침 금식 환자를 만나면 괜히 미안한 마음이 들 때도 있습니다. 그렇지만 배고픈 환자에게 "수술이 끝나면 가장 먹고 싶은 것이 뭐예요?" 하며 오히려 짓궂은 질문을 하기도 합니다. 잔뜩 긴장한 채 수술대에 누워있는 환자가 조금이나마 긴장을 풀도록 하기 위해서입니다. 다음 날 아침에 수술이 예약된 환자는 보통 자정부터 금식을 합니다. 위장이 비워지기까지 여덟 시간 정도 시간이 지나야, 드물지만 수술 중에 생길 수 있는 폐합병증을 예방할 수 있기 때문입니다. 반면에 요즈음 나온 논문을 보면 엄격한 금식을 권장하지 않습니다. 마취 시작하기 2~3시간 전, 수술이 예정된 성인에게 물 150mL 정도 마시게 한 다음 남아있는 위액량과 산성도(酸性度, acidity)를 조사해보았습니다. 그 결과 마신 물이 위를 자극하여 8시간 금식하는 사람보다 오히려 위액 잔류량이 감소했습니다. 오랫동안 관행적으로 지켜왔던 금식의 패러다임을 깨트리는 연구 결과였습니다.

더구나 금식을 강조하다 보면 예를 들어 당뇨나 고혈압, 심장병이 있는 환자가 날마다 필히 복용해야 할 약까지 중단하기도 합니다. 마취과 의사는 이런 환자를 만나면 애를 먹습니다. 수술 직전에 체크해보면, 당뇨 환자는 공복시 혈당이 무려 300 이상이고, 고혈압 환자는 수축기 혈압이 200mmHg, 이완기 혈압이 110mmHg를 훌쩍 넘기도 합니다. 그러므로 매일 약을 드셔야 할 분은 금식에 구애되지 말고 수술 두세 시간 전에 한 컵 정도의 물과 함께 복용할 필요가 있습니다. 앞에서 말씀드린 것처럼 물을 마시면 위가 자극을 받아 긍정적인 효과를 발휘하기 때문입니다.

한편 소아도 장시간 금식을 시키면 탈수, 저혈당, 탈수열 등의 부작용이 생길 수 있습니다. 그 정도는 아니더라도 두세 살 먹은 아이들이 금식을 하면 대부분 배가 고파 짜증을 내거나 울기도 합니다. 다른 응급 수술이 생겨 수술을 미루면 더욱 스트레스를 받습니다. 이런 이유로 소아도 될 수 있으면 금식 시간을 단축시키는 추세입니다. 성인과 마찬가지로 맑고 깨끗한 액체(clear fluid)는 수술 2시간 전까지 마셔도 마취와 수술에 아무 지장을 주지 않습니다. 이제 병원에서는 운영의 묘를 살려 슬기롭게 대처해야겠습니다. 다만 위 내용물 배출 시간이 길어지는 경우(예: 임산부, 외상 환자 등)는 금식 시간을 좀 더 연장할 필요는 있겠습니다.

종합하면 과거로부터 전해 내려오는 방식을 고집하여 모든 환자에게 천편일률적으로 금식 시간을 정하면 오히려 환자를 불편하게 합니다. 폐(기도)흡인 예방에도 큰 차이가 없습니다. 따라서 고형식(혹은 덩어리 음식)은 예전처럼 수술 전 8시간으로 하고, 맑은 액체는 2시간 전까지 허용하였으면 합니다.

아래 표는 미국 마취과학회(ASA)가 제시한 수술 전 금식 시간에 관한 권고 사항입니다.

내용	금식 시간
맑고 깨끗한 액체(물, 섬유 성분이 없는 주스, 탄산음료, 차, 커피)	2시간 이상
모유	4시간 이상
유아 음료	6시간 이상
우유	6시간 이상
경식(지방이나 고기를 포함하지 않음)	6시간 이상
경식(지방이나 고기를 포함)	8시간 이상

(임상 마취, 그것이 궁금하다. P10 참조)

수술 받을 때 취하는 자세 5가지

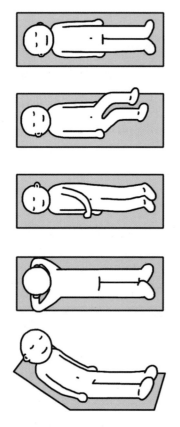

잠을 자다가 새벽녘에 실눈이 떠지면 습관적으로 아내의 잠자는 모습부터 확인합니다. 자주 팔을 머리 위로 올린 채 꿈나라 여행을 하기 때문입니다. 이러면 팔이 저리거나 마비가 올 수 있습니다. 통상 수면 중에는 자신도 모르게 몸을 수시로 움직여 과도한 스트레칭이나 신체 일부가 오랫동안 눌리는 것을 방지해줍니다. 그렇지만 수술 중에는 주기적으로 몸을 움직일 수 없을 뿐만 아니라 생리적인 변화로 신체가 손상되거나 합병증이 생길 수 있습니다. 수술실에서 취하는 자세의 종류와 그에 따른 주의 사항, 생길 수 있는 합병증에 대해 알아볼까요?

1) 앙와위 (仰臥位, supine position) - '누운 자세' 인데 수술할 때 주로 선호합니다. 머리와 목, 척추를 일직선으로 유지하는데 이때 팔이 몸에서 90°이상 벌어지면 목에서 나오는 신경(상완신경총)이 상완골 (humerus, 어깨 관절을 이루는 긴 뼈)의 머리 부분에 의해 눌릴 수 있습니다.

필자의 아내처럼 수면 중에 팔을 위로 올릴 때도 마찬가지입니다. 한편 혈압이 떨어지거나 복강경 수술할 때는 이런 앙와위 상태에서 테이블을 조절하여 머리를 낮추는데 이 자세를 '트렌델렌버그 자세(Trendelenburg position)'라고 합니다(19세기 복부 수술할 때 처음으로 이 자세를 시작한 독일 의사 이름에서 유래). 환자를 오랫동안 트렌델렌버그 자세로 유지하면 수술 후 얼굴이나 목, 혀가 부을 수 있으므로 기도 유지에 신경을 써야 합니다.

2) 쇄석위 (碎石位, lithotomy position) – 산부인과, 비뇨기과, 항문 수술할 때 자주 이용하는 자세입니다. 누워있는 상태에서 다리는 중심선에서 30°에서 45° 밖으로 벌리고 고관절과 슬관절은 굴곡 시킵니다. 무릎 관절을 편 상태에서 고관절을 과도하게 굴곡 시키면 좌골 신경(sciatic nerve)이 손상 받을 수 있습니다. 아울러 무릎외측을 지나는 총비골신경(common peroneal nerve)이 눌리면 발을 발등 쪽으로 젖히지 못하는 소위 '족하수(足下垂, foot drop)'를 일으킬 수 있으므로 이 신경이 눌리지 않도록 패드(pad, 보호대)를 사용합니다. 필자가 무통 시술을 했던 어느 임산부도 분만 도중 족하수가 생겼지만 나중에 아무 탈 없이 회복되었습니다. 그 외에도 환자 팔을 몸쪽으로 붙이고 있으면 나중 수술대 하방을 들어 올릴 때 접히는 부분에 손가락이 끼여 손상을 받을 수 있으므로 주의해야 합니다.

3) 측와위 (側臥位, lateral decubitus position) – '옆으로 누운 자세'인데 보통 고관절 수술할 때 선호합니다. 아래쪽 다리는 약간 구부

린 상태에서 몸이 좌우로 흔들리지 않게 잘 고정합니다. 무릎 사이에는 패드를 끼워주고 겨드랑이 하방에도 적당한 롤 패드를 넣어 겨드랑이 근처에 있는 신경과 혈관이 눌리지 않도록 합니다.

4) 복와위 (伏臥位, prone position) – '엎드린 자세'로 척추나 하지 수술할 때 이용합니다. 전신마취일 경우에 환자를 앙와위에서 이 자세로 바꾸기 위해 여러 사람의 도움이 필요합니다. 머리를 중립으로 하고 눈과 코가 눌리지 않도록 조심해야 합니다. 팔은 몸에서 90° 이상 떨어지지 않도록 하고 팔꿈치 부분에는 패드를 사용합니다. 끝으로 복부가 눌리는 것을 방지하기 위해 쇄골에서 골반의 장골능(iliac crest)까지 부드러운 롤 두 개를 11자 형태로 만들어 넣어 줍니다. 이때 롤의 하방이 안쪽으로 들어가 서혜부(groin, 사타구니)를 압박하지 않도록 주의할 필요가 있습니다.

5) 좌위 (座位, sitting position) – '앉은 자세'인데 환자의 머리와 수술 부위를 심장보다 높게 유지하는 체위입니다. 이것을 약간 변형시킨 것을 '비치체어 자세(beach chair position)'라 부르며 주로 경추나 견관절 수술할 때 이용합니다. 복와위와 마찬가지로 머리를 잘 고정할 필요가 있는데 무리하게 목을 굴곡시키면 뇌 혈류가 감소되고 혀가 부을 수 있습니다. 척골신경(ulnar nerve)이 지나가는 팔꿈치 부분이 눌리지 않게 하고 발꿈치와 팔에는 부드러운 패드를 넣어줍니다. 이 자세를 취하면 수술 시야는 좋지만 공기가 혈관에 들어가 혈류의 흐름을 막는 소위 '공기 색전증(air embolism)'이 잘 생기는 단점도 있습니다.

지금까지 여러 수술 자세와 생길 수 있는 합병증, 주의 사항을 말씀 드렸습니다만 환자가 고령일수록, 수술 시간이 길어질수록 손상이 증가한다는 점도 염두에 두어야 합니다. 결국 환자가 평소에 편안함을 느끼는 자세가 가장 이상적이라 하겠습니다.

태아의 운명, 사주(四柱)에 좌우될까?

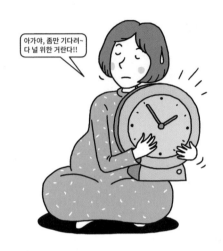

아가야, 좀만 기다려~
다 널 위한 거란다!!

　　분초를 다투는 응급상황이 아니고 계획된 제왕절개술이라면 마취과 의사는 그리 심한 스트레스를 받지 않습니다. 그럼에도 예외는 있습니다. 역술가나 무당이 정해 준 시간에 맞추어 수술을 하는 경우입니다. '인간은 사주팔자(四柱八字)에 의해 운명이 결정되므로 꼭 그 시간에 낳아야 한다.'며 보호자가 부득부득 우기면 설득할 방법이 없습니다. 하지만 백번을 양보해도 의료진이 피곤하고 정신이 몽롱할 시간, 일례로 '새벽 한 시'에 수술해달라고 조르면 참 난감합니다. 아니, 사람이 사주(四柱, 태어난 연, 월, 일, 시)에 따라 운명이 결정된다면, 같은 사주에 태어난 일란성쌍둥이는 나중 어른이 되어도 똑같은 운명을 지니고 살아야 이론적으로 맞지 않겠습니까? 필자의 고향 사람도 일란성쌍둥이로 태어났지만 한 사람은 농부로, 다른 한 사람은 교사의 삶을 살았는데, 이런 결과를 어떻게 설명할 수 있을지 궁금합니다.

김해경씨가 자신의 삶을 기록한 책 '주여, 사탄의 왕관을 벗었나이다'(1993년, 홍성사)를 소개합니다. 이 책에서 저자는 인간의 운명이란 무당의 점괘가 아닌 창조주(創造主, 하나님)에게 달려있다는 사실을 확인시켜주었습니다. 오래전에 읽은 책인데 전체적인 줄거리는 다음과 같습니다. 어렸을 때부터 남의 운세를 봐주어 신통하다고 인정받은 그는 돈을 벌기 위해 고2 때 자퇴를 하고 상경하였습니다. 여기저기 다니며 잡다한 일을 하다가 결국 미용실에 취직하였고 몇 년 후에는 당당하게 미용사가 되었습니다. 당연히 경제적으로도 넉넉해졌습니다. 그러던 어느 날 예고도 없이 하얀 두루마기를 입은 한 남자가 방문함으로 그의 삶은 극적인 전환기를 맞았습니다. 그가 시키는 대로 김해경씨는 무덤에서 50일 동안 수련을 하여 무시무시한 영적인 기운을 받았다고 합니다. 나중에 '단군교'까지 만들어 무당 세계에서도 소위 '왕'으로 추앙받았습니다. 선거철이면 유명한 대선, 총선 후보가 대거 몰려와 당락을 묻곤 했었습니다. 세상에서 명예와 부를 마음껏 누리자 마음의 여유도 생겼습니다. 그동안 자신을 찾아온 사람들이 자신이 예측한 점괘대로 살고 있는 지 궁금하여 적힌 주소를 들고 그들을 찾아 나섰습니다.

하지만 열 군데 중에 한두 곳은 자신의 예상과는 너무 달랐고 이럴 때마다 집 대문을 보면 'ㅇㅇ 교회'라는 교패가 붙어 있었습니다. 그때서야 속으로 '아하, 교회라는 곳이 사람의 운명을 180° 바꾸는구나.'라고 생각했습니다. 이 놀라운 사실을 확인하기 위해 용기를 내어 교회에 첫발을 딛게 되었습니다. 결국 성경을 통해 자신을 지배하고 있는 영(즉 사탄이나 마귀)보다 능력이 크신 주님을 알았습니다. 물론 사탄의 왕관을 벗어버리고 하나님의 자녀가 되었습니다. 이렇게 우리 주변에는 영적인 세계가 있고 영적인 존재가 있습니다. 필자가 '인간에게 통증이 없다면 좋기만 할까?'와 부록2에서 언급하겠지만 사람은 영, 혼, 육을 지녔기 때문에 영적인 존재인 하나님과 교제하거나 사탄의 지배를 받습니다. 사람은 자유의지를 지녔으므로 어느 쪽이든 자신이 선택할 수 있습니다. 그러므로 사람의 운명은 사주보다는 본인이 어떤 선택을 하느냐에 따라 결정됩니다.

무통시술하면서 임산부에게 "열 달 동안 수고 많으셨군요. 배 속에 있는 아기는 주님의 선물입니다." "아기는 스스로 진화된 존재가 아니라 놀라운 주님의 창조 작품입니다."라고 말해 줍니다. 그러면 임산부는 얼굴이 밝아지고 무척 고마워합니다. 자신의 몸속에서 일어나는 생명 탄생의 신비가 신(神, 하나님)의 영역임을 인정하기 때문이 아닌가 싶습니다.

내가 주를 찬양하리니 **내가 두렵고도 놀랍게 만들어졌나이다**. 주께서 행하시는 일들이 놀라우므로 내 혼이 그것을 매우 잘 아나이다 (시 139:14)

가슴을 쓸어내리게 했던 악성 고열증 환자

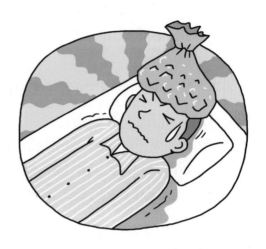

　예수병원 수련의 시절에 겪었던 일입니다. 아마 중년 남성의 정형외과 환자였을 텐데 전신마취를 하기 위해 수면제와 근이완제를 정맥으로 주입하였습니다. 약을 주입한 지 1~2분 정도 지나자 턱 근육이 경직되어 기관 내 삽관이 힘들고 빈맥(tachycardia), 부정맥, 청색증이 나타났습니다. 직감으로 '악성 고열증(Malignant Hyperthermia, MH)'인 것 같아 곧바로 마취제 투여를 중지하고 100% 산소를 공급하였습니다. 동시에 동료 마취과 의사에게 냉큼 도움을 청했습니다. 얼마 후에는 혈압도 떨어지고 피부를 만져보니 점점 체온이 오르고 있었습니다! 의료진은 체온을 내리기 위해 사용할 수 있는 방법을 총동원하였습니다. 얼음물과 알코올로 피부를 마사지하고 방광을 차가운 생리식염수로 계속 세척을 하였습니다. 또한 유일한 치료제인 단트롤렌(dantrolene)을 투여하고 어느 정도 시간이 흐르니 점차 체온이 떨어졌습니다. 나중에 환자가 멀쩡하게 회복되어 천만다행이었습니다. 그동안 말로만 듣다가 직접 겪어 보니 악성고열증이 얼마나 무서운 합병증인지 다시 한번 깨달았습니다.

가족력을 조사해보면 전신마취 중에 고열과 함께 심하면 심정지를 일으켜 사망한 경우도 있습니다. 특히 'ㅇ씨' 성을 지닌 환자를 전신마취하기 전에 꼭 'ㅇㅇ 집안'인지를 지금도 확인하고 있습니다. 아울러 사시(strabismus) 환자도 신경근육계통의 질환이므로 악성 고열증을 일으킬 수 있어 주의를 요합니다.

발생하는 원인은 골격근(skeletal muscle)의 칼슘 유리 통로에 선천적으로 이상이 있기 때문이며 유전 질환입니다. 이런 환자가 석시닐콜린(succinylcholine, 신경근 차단제)과 흡입마취제(특히 할로텐(지금은 사용하지 않음))에 노출되면 골격근이 높은 농도로 칼슘을 방출하여 근육이 심하게 수축합니다. 그 결과 세포대사가 항진되면 갑자기 산소 소모가 많아지고 이산화탄소 농도도 올라갈뿐더러 젖산이 축적하여 세포가 손상됩니다. 증상으로는 빈맥, 호기말 이산화탄소 농도 증가, 근육 강직, 체온 상승 등입니다. 성별로 보면 여자보다 남자가 발생률이 높습니다. 발생 빈도는 소아에서 15,000명에 한 명(1:15,000)이고 성인은 더 낮아 40,000명에 한 명(1:40,000) 정도인데 주로 3세에서 30세 사이에서 호발합니다. 치료는 즉시 마취제 투여를 중지한 다음 단트롤렌을 정맥 주사하면서 고칼륨혈증과 같은 전해질 이상을 개선시킵니다. 더불어 여러 가지 방법을 사용해 체온을 내립니다. 체온을 지나치게 떨어뜨리면 오히려 저체온을 일으킬 수도 있으므로 38℃까지만 낮추면 됩니다.

　1960년대에는 MH에 의한 사망률이 무려 80% 정도였지만 최근에는 15% 전후로 감소하였습니다. 게다가 발생 빈도도 낮아지고 증상도 가벼워졌습니다. 수술 중에 체온을 상시 체크하거나 날숨에서 이산화탄소를 측정하여 MH를 조기에 발견할 뿐만 아니라 잘 유발시키는 석시콜린과 할로텐을 사용을 하지 않기 때문입니다. 그 외에 발생 초기에 치료제인 단트롤렌을 적극적으로 투여한 점도 한몫했습니다. 그렇지만 모든 흡입마취제는 악성 고열증을 일으킬 가능성이 있다는 사실을 잊어서는 안 되겠습니다. 참고로 미국 악성 고열증 협회에서는 웹사이트(http://www.mhaus.org/healthcare professionals)를 운영함과 아울러 응급 상황에 대비해 24시간 직통 전화(hotline)도 개설하였습니다. 직접 사이트에 들어가 보니 MH에 대해 다양하고도 유익한 정보를 얻을 수 있고 언제든지 도움을 주기 위해 개방되어 있었습니다. 우리나라도 이런 협회가 조속히 만들어졌으면 하는 바람이 있습니다.

환자의 알코올 섭취가 마취에 미치는 영향

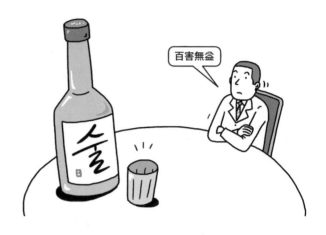

　때 늦은 감은 있지만 2020년부터 유명 연예인이 TV에서 술 마시는 장면은 사라질 것으로 보입니다. 음주 운전자의 처벌을 강화하는 소위 '윤창호법'도 통과되었습니다. 그동안 우리 사회가 술에 대해 너무나 관대했던 점은 사실입니다. 다른 나라 기준으로 보면 진즉 '알코올 중독'으로 진단받았을 사람들에게 면죄부를 주어서입니다. 이런 풍조가 만연하게 된 원인은 잘못된 성경 번역도 일부 책임이 있지 않을까 싶습니다. 오래전 고향(전남 장흥) 귀농 체험관에서 형제자매 모임이 있었습니다. 식사 도중 으레 술잔이 오갔습니다. 작은 교회 권사님이시며 평소에 술을 마시지 않으시는 누나께서 "예수님도 포도주를 드셨다."며 술 한 잔 받으셨습니다. 나는 마음속으로 생각하기를 '그게 아닌데???' '하긴 성경 번역이 잘못되었으니 어쩌면 당연하시겠지.'

히브리어 '야인(yayin)'과 그리스어 '오이노스(oinos)'를 영어 성경에는 '와인(wine)'으로 번역했습니다. 이 단어는 표기는 같지만, 의미가 다른 소위 '동형이의어(同形異意語, homograph)'이므로 알코올이 없는 포도즙(new wine)과 알코올이 들어있는 포도주(old wine) 모두 포함합니다. 그러므로 하나님의 속성과 성경에서 분명히 술을 금하고 있다는 사실을 고려하여 앞뒤 문맥에 맞게 번역해야 합니다. 포도즙은 성경 시대 보통 사람의 기본 음료(우리나라 물처럼)이므로 예수님은 혼인 잔치에서 기꺼이 포도즙을 만드신 기적을 베푸셨습니다. 반면에 술(포도주)은 인공적으로 사람들이 여러 생성조건(효모 혹은 누룩, 물, 온도, 설탕 등)을 맞추어 만듭니다. 하나님의 근본 속성인 '거룩하심'에 비춰보면 술을 만들지도 않으셨고 더구나 좋아하지도 않으셨습니다. 다음과 같이 킹제임스 흠정역 성경과 다른 현대 번역본을 비교해보면 이런 사실을 확인할 수 있습니다.

이처럼 예수님께서 다시 갈릴리 가나에 오셨는데 이곳은 그분께서 물을 **포도즙**으로 만드신 곳이더라 (요 4:46 상반절, 킹제임스 흠정역)

예수께서 다시 갈릴리 가나에 이르시니 전에 물로 **포도주**를 만드신 곳이라 (개역개정 성경)

지속적인 음주는 간경화, 간염, 심근증, 전해질 불균형, 빈혈, 고지혈증, 급만성 위염, 신경증, 정신병 등 다양한 문제를 일으킵니다. 뿐만 아니라 알코올 중독자의 뇌 용적은 같은 연령의 정상인에 비해 약

15% 감소되어 알코올성 치매도 초래합니다. 아울러 술 중독자는 알코올 섭취를 중단하면 48시간~72시간이 지나 금단 증상이 나타날 수 있습니다.

　그럼 음주는 마취와 어떤 상관관계가 있을까요? 만성 알코올 중독 환자는 간에서 분비된 알코올 분해효소의 영향으로 마취제 투여량을 증가시켜야 합니다. 그런데 술에 의해 생긴 간 질환과 수술 스트레스로 인해 간 혈류가 감소되므로 간에서 분해되는 약물의 배출은 오히려 늦어집니다. 반대로 급성 알코올 중독자인 경우는 마취제 용량을 줄여주어야 하며 수술 중에도 다음과 같은 여러 가지 문제가 발생할 수 있습니다. 혈소판 기능이 저하되어 출혈이 많습니다. 뇌가 저산소증에 빠지기 쉽습니다. 위장 내용물 배출 시간의 지연과 하부 식도 괄약근 톤이 감소하여 위 역류가 더 잘 생깁니다. 이처럼 음주 습관에 따라 투여하는 마취제 용량이 다릅니다.

　2015년 현재 우리나라 15세 이상 1인당 연간 마시는 술의 양을 보면 기가 찰 정도로 많은데 소주로 계산하면 무려 120병(맥주로는 약 360캔) 정도라고 합니다. 국제암연구소에서는 술을 1군 발암물질로 규정한 만큼 이제는 그 심각성을 인식하고 술을 멀리하는 사회가 되었으면 합니다.

　술 취하지 말라. 거기에는 과도함이 있나니 오직 성령으로 충만하라
　(엡 5:18)

영화처럼 에테르 손수건 마취가 가능할까?

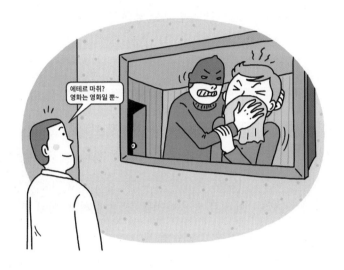

과거 영화나 추리소설을 보면 범인이 손수건을 얼굴에 대자마자 피해자가 마취되어 실신하는 장면이 등장합니다. 여기에 사용된 마취제는 아마도 '에테르(diethyl ether)'나 '클로로포름(chloroform)'이라는 마취제였겠지요. 하지만 실제로 이런 장면이 연출되기 어려운 이유는 마취 상태로 들어가는 소위 '마취도입'이 오래 걸리기 때문입니다. 다만 심신이 약하거나 정신적인 충격을 받으면 이런 마취제로도 얼마든지 범죄 피해자가 될 수도 있겠습니다.

몇 년 전에 작고하신 문준일 과장님께서 가끔 에테르를 사용하신 경험담을 들려주셨습니다. 환자 얼굴에 천을 덮은 다음 액체로 된 에테르를 기화시켜 마취를 유도하셨는데 수술실 전체가 그 냄새로 가득하고 나중에 과장님도 꾸벅꾸벅 졸기도 하셨다고 합니다. 에테르는 가연성과 폭발성이란 단점을 지녔을 뿐만 아니라 부작용이 적은 마취제가 출시되어 필자가 수련받을 당시에 이미 사용이 중지된 상태였습니다.

에테르는 8세기 아라비아 철학자 하이얌(Jabir ibn Hayyam)과 13세기 연금술사 룰리(Raymond Lully)가 합성하였습니다. 그럼에도 세상에 널리 알려진 것은 16세기 독일 과학자 콜두스(Valerius Cordus)와 파라켈수스(Paracelsus)가 '와인을 첨가한 황산'을 증류하여 만든 후부터였습니다. 파라켈수스는 에테르가 병아리를 잠들게 하고 아무 탈 없이 깨어난 것을 보고 마취 효과가 있음을 알았습니다. 그 후 300년간 치료 목적으로 종종 사용되기는 했습니다. 사실 영국의 저명한 과학자 보일(Robert Boyle)과 뉴턴(Isaac Newton), 페러데이(Michael Faraday)도 이 마취제 특성을 조사하였지만 그 당시 사람들에게 지속적인 관심을 끌지는 못했습니다. 다만 영국과 아일랜드에서 일부 가난한 사람들이 값비싼 술(Jin) 대신 저렴한 에테르를 레크레이션 목적으로 흡입하는 정도였습니다. 파티를 벌이는 도중 웃고 떠들다가 간혹 넘어지거나 부딪혀도 전혀 통증을 못 느낀 점을 주목하여 임상에 이용한 사람이 있었습니다. 그는 롱(Crawford Long)이라는 의사인데 1842년 환자에게 에테르를 사용해 수술을 무사히 끝냈습니다. 1846년 미국 치과의사인 모턴(W.T.G. Morton)도 매사추세츠 병원에서 에테르 마취를 공개적으로 시행하여 환자의 종양 제거를 성공리에 마쳤습니다. 이런 역사적인 사건을 기념하기 위해 아래와 같은 '에테르의 날'도 제정되었습니다.

에테르의 날 (Ether Day) – 10월 16일

구체적으로 1846년 10월 16일 미국 매사추세츠 종합병원(Massachu-setts General Hospital, MGH)에 있는 원형극장식 수술실에서는 세 사람이 새로운 역사를 세웠습니다. 수백명의 청중이 지켜보는 가운데 치과의 사인 [1]모르톤(William T.G. Morton)은 목에 종양이 있는 [2]아보트(Edward G. Abbott)라는 환자에게 에테르를 투여하였습니다. 아보트가 의식을 잃자 외과 의사인 [3]워런(John Collins Warren)이 허리를 굽히고 암을 제거하기 시작하였습니다. 수술하는 동안 환자가 전혀 통증을 못 느끼자 청중은 놀랄 수밖에 없었습니다. 그 당시 역사적인 장면은 사진과 그림으로 아직도 남아 있습니다. 지금은 이 수술실을 '에테르 돔(Ether Dome)'이라고 부르며 1965년에는 국가역사유적으로 지정되었지요. 1821년에서 1868년까지 에테르 돔에서 무려 8,000건 이상의 수술이 이루어졌고 오늘날은 교육 장소로도 활용되고 있습니다. 이곳을 찾은 방문객은 독특한 건축물을 둘러볼 수도 있고 첫 수술 장면이 그려진 유화나 이집트 미라, 초기 수술 도구 등과 같은 기념품을 구입할 수 있다고 합니다. 덧붙여 관람은 월요일부터 금요일 오전 9시부터 오후 5시까지 가능하며 입장료는 없습니다.

인간에게 통증이 없다면 좋기만 할까?

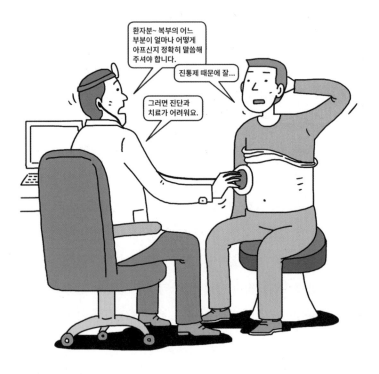

인류의 역사와 함께 시작된 '통증(pain)'은 라틴어 '푀나(phoena)'라는 말에서 유래했습니다. 이 단어는 '처벌(punishment)'을 뜻합니다. 고대 (古代) 사람들은 악령이 몸에 들어와 통증을 일으킨 것으로 생각했고 그 것을 인지하는 기관도 뇌가 아닌 심장이라고 여겼습니다. 그렇지만 인간은 영(靈, spirit), 혼(魂, mind), 육(肉, body)라는 3요소로 구성되어 있고 각각 요소마다 질병과 고통이 있습니다(고통은 통증보다 더 넓은 개념이지만 보 통 구별하지 않고 혼용하고 있음).

첫째로 육체적 고통(혹은 통증)을 생각해 봅시다. 우리 몸이 통증을 느끼지 못한다면 어떤 일이 벌어질까요? 가령 손가락이 가시에 찔리거나 화상을 입을 때도 아픔이 없어서 더 큰 상처를 입게 마련이겠죠. 같은 이유로 신경 손상이 있는 나병 환자는 화상을 입기 쉽습니다. 선천적으로 통증을 못 느끼는 사람도 평균 30세를 넘기기 힘들다고 합니다. 급성 충수염(소위 맹장염)도 마찬가지입니다. 초기에는 보통 상복부(명치 부위) 통증으로 시작하는데 진통제를 복용하여 증상이 소실되면 나중에 정확한 진단을 내리는 데 걸림돌이 됩니다. 이처럼 생명 유지를 위해 반드시 필요한 통증은 '경비견(watch dog)' 역할을 하여 우리 몸을 보호합니다. 반대로 임산부가 겪는 산고(産苦)나 암으로 인한 통증처럼 불필요한 것도 있습니다. 심한 진통은 임산부의 심장질환이나 고혈압을 악화시킬 뿐만 아니라 호흡성 알칼리증을 일으켜 태아로 가는 혈류를 감소시킵니다. 암성 통증도 극심한 스트레스를 주고 생활의 질을 떨어뜨린다는 점은 두말할 나위가 없습니다.

둘째로 인간은 정신(mind) 혹은 혼(soul)을 지니고 있으므로 여러 가지 심리 장애를 겪습니다. 예컨대 인지 장애(치매, 기억상실 등), 약물 남용관련 장애, 섭식 장애, 수면 장애, 기분 장애, 불안 장애, 충동조절 장애, 정신증적 장애(정신분열증 등) 등입니다. 이를 치료하기 위해 환자 본인뿐만 아니라 가족과 의료진이 불철주야 노력하고 있습니다.

셋째로 인간은 영(spirit)을 지닌 존재이므로 영적인 고통을 겪게 됩니다. 영적인 고통은 단지 종교적인 문제일 뿐이라고 생각하면 큰 오산입니다. 성경 기록에 의하면 본래 인류의 조상인 아담과 하와가 창조주(혹은 하나님)의 명령을 어기고 죄(罪, sin)를 지었으므로 그 죄가 피(혈액)를 통해 모든 사람에게 전해졌습니다. 환언하면 온 인류는 하나님의 창조목적에서 벗어나 '영적인 병'에 걸려 '영적인 고통'을 겪고 있습니다. 인간 스스로 영적인 병에서 벗어날 수 없기에 사랑이 많으신 하나님이 대신 해결해주셨습니다. 곧 자신이 죄인(罪人, sinner)임을 고백하고 자신을 대신해 십자가에서 피를 흘려 죽으신 예수 그리스도를 마음으로 믿고 입으로 시인(是認, 옳다고 인정)할 때 영적인 고통에서 해방됩니다. 육과 혼의 고통은 인간의 노력으로 어느 정도 줄이거나 없앨 수 있지만, 이와 같이 영의 고통은 인간을 만드신 분만이 해결할 수 있습니다. 마치 차가 고장 나면 그 차를 설계하고 만든 자동차 공학자가 완벽하게 고칠 수 있는 것과 같은 이치입니다(부록1: '세상과 진리에 대한 일곱 가지 착각에서 벗어나기' 참조).

그분(즉 **예수님**) 안에서 우리가 그분의 **피**를 통해 구속 곧 **죄들의 용서**를 받았도다 (골 1:14)

결론적으로 인간에게는 영, 혼, 육의 세 가지 고통이 있다는 것을 인식하고 통합적으로 접근할 때만이 온전한 '전인치료(全人治療, holistic therapy)'라고 볼 수 있습니다. 이 세 가지 중에서 최우선으로 치료해야 할 분야는 물론 '영적인 고통'입니다. 이 고통은 장차 다가올 영원한 삶과 연결되어 있기 때문입니다.

전신마취에 필요한 장비들과 안전장치

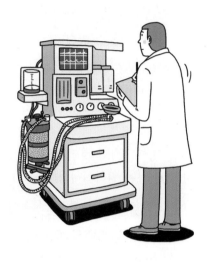

혹시 수술실 내부를 보신 적이 있으신지요? 수술실에는 마취와 수술에 필요한 각종 장비가 배치되어 있는데 일반인에게는 생소한 것들입니다. 한가운데 자리 잡은 수술대를 중심으로 상부에 놓여있는 전신마취기(anesthesia machine)는 다음과 같은 것으로 이루어져 있습니다. 압축가스(산소, 아산화질소, 공기)를 연결하는 호스(hose), 휘발성 마취제가 담긴 기화기(vaporizer), 환자에게 투여하는 마취 가스의 양을 눈으로 볼 수 있게 유리관으로 만들어진 유량계(flowmeter), 마취기에서 나오는 산소와 흡입마취제를 환자에게 공급하는 호흡도관(breathing tube)과 호흡낭(reservoir bag), 환자의 호기 가스 속에 있는 이산화탄소(CO_2)를 제거하는 탄산가스 흡수장치(CO_2 absorber), 환자의 호흡을 자동으로 도와주는 환기기(ventilator), 사용된 여분의 마취 가스를 밖으로 내보내는 제거 장치(APL valve) 등입니다.

이런 부품과 장비 안에 여러 가지 안전장치가 달려 있어 마음 편안하게 마취를 할 수 있습니다. 산소와 아산화질소, 공기와 같은 기체를 공급하는 선은 각각 녹색과 청색, 노란색으로 되어있어 쉽게 구별할 수 있습니다. 가스 저장통과 마취기 연결 부위는 서로 바꾸지 않도록 특수한 장치(pin index system)가 있습니다. 마치 주유소에서 휘발유와 경유가 서로 섞이지 않도록 주유기와 차량 연료 주입구가 다르게 제작된 것과 같은 원리입니다. 아울러 산소가 얼마 남아 있지 않으면 마취가스가 자동으로 차단되고 시끄러운 경보음이 울립니다. 높은 압력의 가스가 환자에게 직접 유입되는 것을 막기 위해 감압밸브도 있습니다. 참고삼아 말씀드리면 대형 병원에서는 압축가스를 중앙에서 공급하여 파이프로 수술실까지 연결되어 있고, 개인 병원도 이런 시스템이 설치된 곳도 있습니다. 그렇지만 중앙 공급식은 주기적으로 안전점검을 해야 하고 마취과 의사가 눈금을 수시로 확인할 수 없는 단점이 있습니다. 따라서 수술실 코너에 운반용 실린더 용기를 놓고 사용하는 경우도 많습니다.

한편 전신마취기 선반위에는 마취하는 동안 환자의 심전도, 혈압, 맥박산소포화도, 이산화탄소 분압을 그래프와 숫자로 표시해주는 감시 장치가 있습니다. 각각 설정된 범위를 벗어나면 경보음이 울립니다. 심전도는 환자의 심장 박동을 소리로 들려주므로 마취과 의사는 그 소리를 들으면서 다른 일을 할 수 있을 뿐만 아니라 빈맥과 서맥, 부정맥, 심근경색의 발생 유무를 알 수 있습니다. 혈압은 설정해 놓은 시간마다 자동으로 측정됩니다. 산소 공급이 원활하게 되는지를 알려 주는 맥박산소포화도는 정상범위는 95%~100%인데 손가락이나 귓불에 센서(혹은 감지기)를 부착합니다. 감지기를 보면 한쪽 LED(light-emitting diode)에서 서로 다른 두 가지 빛 파장(660nm 적색, 940nm 적외선)을 보내고 반대편 포토다이오드(photodiode)에서는 그 파장을 감지해 박동하는 동맥의 산소포화도(SpO_2)를 보여줍니다. 마취과학에서 신경근 차단제 사용을 '제2의 혁명'이라고 한다면, 맥박산소포화도 측정기는 '제3의 혁명'이라고 할 만큼 획기적인 장비임에 틀림없습니다. 산소 공급이 잘 되고 있는지 여부를 마취과 의사보다 빠르게 실시간으로 감지하여 알려 주기 때문입니다. 마지막으로 호기말 이산화탄소 분압 측정 장치(capnograph)가 있습니다. 환자가 내쉬는 숨에서 이산화탄소(CO_2)를 연속적으로 측정하며 호흡을 적절하게 하고 있는지 감시합니다.

천하(天下)보다 귀한 생명을 다루므로 이와 같은 안전장치가 각종 장비 속에 설치되어 있습니다. 그렇지만 감시 장치 최전방에 마취과 의사가 마취약과 수술이 환자에게 미치는 영향을 지속적으로 모니터링하고 있다는 사실이 더 중요합니다.

어떤 상황에도 솔직한 의사가 되고파

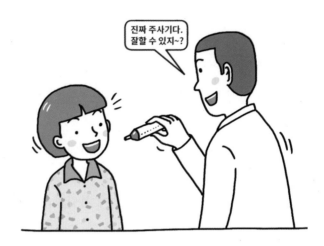

어린아이가 수술을 받게 될 경우 수술실 분위기는 어른과 사뭇 다릅니다. 순순히 보호자(주로 부모)를 믿고 수술실로 들어오는 경우도 있지만, 대개는 그 앞에서 울고불고 소란을 피웁니다. 당황한 보호자는 아이를 속여서라도 이런 돌발 사태를 해결하려고 합니다. "수술하는 것 아니야, 그냥 의사 선생님이 보기만 하는 거야."라든가 "그냥 검사만 할 거야." 등등입니다. 가만히 지켜보고 있다가 필자는 부모를 설득한 다음, 아이의 눈높이에 맞추어 다시 이야기를 합니다. 수액 세트 끝에 연결된 고무를 꼬집으면서 "이렇게 꼬집어도 안 아프지요? 선생님이 여기에 주사기로 약을 넣어 잠이 쿨쿨 오게 할 거예요. 약이 들어갈 때 조금 아플 수 있지만 잘 참을 수 있지요? 수술이 끝나면 밖에 계신 엄마, 아빠를 만날 수 있으니까 걱정하지 말아요." 이와 같이 정직하게 아이의 언어 수준으로 대화를 시도하면 별문제 없이 마취제를 주사할 수 있습니다. 그래도 안 통하면 '비장의 카드(?)'를 꺼냅니다. 바늘을 제거한 일회용 주사기 큰 것을 '선물'로 안겨주면서 아이의 환심을 사기도 합니다.

순간만을 모면하기 위해 아이를 속인다면 아이는 부모와 의사에 대해 불신감을 갖지 않겠습니까? 전신마취 시작할 때 솔직하게 다시 설명해야 속이 후련한 것은 '내면에서 양심이 꿈틀거린다.'는 증거일 테지요. 미국은 우리와는 달리 사실대로 말합니다. 설령 의료사고가 발생해도 의사는 솔직하게 보호자에게 자초지종을 이야기합니다. 그러면 보호자는 의사의 설명을 끝까지 듣고 충분히 수긍을 한 다음 조용히 변호사끼리 해결한다고 들었습니다. 의사는 최선을 다하였겠지만 사람은 불완전한 존재라서 의료사고가 날 수도 있음을 인식하기 때문입니다. 게다가 정직을 최우선으로 하는 사회 분위기 때문이 아닌가 싶습니다. 우리나라 같으면 설명을 다 듣기도 전에 보호자는 다짜고짜 의사의 멱살을 잡고 난리를 피울 게 뻔하겠지요.

작년 여름 미국 여행 중에 가이드가 자신이 겪은 이야기를 들려주었습니다. 인천에서 출발해 미국 공항에 도착한 어느 가족은 가이드와 통화하여 몇 시까지 ○○에서 만나기로 약속을 했답니다. 약속시간이 훨씬 지났는데도 그 가족이 안 나타나자 가이드가 전화를 해보니, 아뿔싸! 검색에서 걸렸다는 사실. "달러를 얼마나 소지하셨습니까?" 하고 출입국 관리자가 묻자 조금 주저하다가 실제 지니고 있는 돈보다 훨씬 적은 돈을 가지고 있다고 대답했습니다. 그 관리자는 부정직한 태도를 눈치채고 모든 짐을 풀어 뒤져보니 신고한 금액보다 몇 배나 많은 현금이 발각되었습니다. 물론 상당한 벌금을 물고 나서야 겨우 통과를 했다고 합니다. 서구 사회의 보편적인 생활신조는 '정직(honesty)'입니다. 그렇지 못하면 사회에서 인정을 받지 못하고 신용불량자로 낙인찍어 불이익을 받게 됩니다. 정직함이 일반적인 가치로 자리 잡게 된 사회 배경에는 두말할 필요도 없이 킹제임스성경이 한몫을 해왔을 테지요. 온전하게 보존된 이 성경에는 다음과 같이 정확하게 번역하여 '정직'이라는 단어가 신약 성경에만 12번이나 기록되었습니다. 초대 교회에서 집사를 뽑을 때도 당연히 정직함을 보고 결정하였습니다.

그러므로 형제들아, 너희는 너희 가운데서 **정직**하다는 평판이 있고 성령님과 지혜가 충만한 사람 일곱을 찾아내라. 우리가 이 일을 그들에게 맡기고 (행 6:3, 킹제임스 흠정역)

물론 변개된 현대 번역본 성경에는 '정직'이라는 단어가 빠졌습니다.

형제들아 너희 가운데서 성령과 지혜가 충만하여 칭찬받는 사람 일곱을 택하라 우리가 이 일을 그들에게 맡기고 (행 6:3, 개역 개정)

날이 갈수록 정직한 사람이 불이익을 받는 시대에 우리는 살고 있습니다. 그럼에도 어린 아이는 티 없이 맑은 정신과 영을 지녔기 때문에 주님께서는 '어린 아이를 영접하는 자는 나를 영접하는 것'이며

'어린아이처럼 되지 않으면 천국(天國)에 들어갈 수 없다.' 라고 말씀하셨습니다. 이런 주님의 마음을 본받아 어린 환자에게 불신감이나 마음의 상처를 주지 않는 마취과 의사로 남고 싶습니다.

만만하게 대했다가는 큰코다칠 수 있는 척추마취

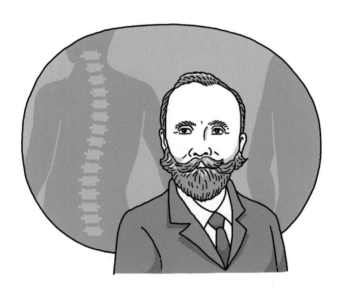

　환자에게 척추마취(脊椎麻醉, spinal anesthesia) 소위 '하반신 마취'를 하겠다고 말씀드리면 "뼈 주사를 놓는 거예요?"하고 묻기도 합니다. 뼈(혹은 연골) 주사는 퇴행성 관절염이 있는 환자에게 스테로이드 제제나 하이알산, 진통제 등을 통증 부위나 관절 안에 주사하는 것이므로 척추마취와는 전혀 다릅니다. 일반인이 마취에 관해 그만큼 잘못 알고 있다는 반증이겠지요. 우리 몸에서 기둥과 같은 역할을 하는 척추는 위에서부터 경추(7개), 흉추(12개), 요추(5개), 천추(5개), 미추(4개)로 구성되어 있습니다. 척추뼈의 몸에 해당되는 부위(body)는 체중을 지탱하며 그 후방에는 뇌척수액이 척수와 척수신경들을 보호하고 있습니다. 척추마취는 바로 이 뇌척수액에 국소마취제를 주입하여 마취를 합니다. 배꼽 하방에 해당하는 질환, 예컨대 정형외과(무릎 혹은 고관절 인공 관절 치환술, 골절 등), 외과(충수돌기염, 탈장, 치질 등), 산부인과(제왕절개, 난소 낭종 등), 비뇨기과(전립선 비대증, 음낭 수종 등) 수술이 가능합니다.

역사적으로 살펴보면 1891년 독일에서 퀸케(Irenaeus Quinke)라는 의사가 요추 부위에 바늘을 삽입하여 마취하는 방법을 기록으로 남겼는데 이것이 현대 척추마취의 토대입니다. 그 후 1898년 베를린 외과 의사인 비어(A. Bier)는 세계 최초로 이 마취를 시행하였습니다. 나중에 비어 자신뿐만 아니라 힐데브란트(Hildebrant)라는 그의 조수도 몸소 체험하였지만 심한 구토로 고생하였습니다.

척추마취는 주로 요추에 시행합니다. 우선 환자 상태와 수술 종류에 따라 좌위(座位, 앉은 자세)나 측와위(側臥位, 옆으로 누운 자세)를 취한 다음, 마취할 부위를 소독합니다. 탐침(stylet)이 포함된 가느다란 특수바늘을 뇌척수액이 있는 지주막하 공간까지 천천히 삽입합니다. 탐침을 제거하여 뇌척수액이 잘 흘러나오면 주사기를 연결하여 국소마취제를 주입합니다. 이어서 환자를 바로 눕히고 피부 감각을 이용해 마취 높이를 파악하는데 불충분하다면 머리를 낮게 하여 마취 레벨을 올려줍니다. 약의 밀도와 용량, 환자의 나이와 체격, 질병 유무, 개인 감수성 등에 따라 마취 높이가 달라질 수 있어서 마취 높이가 고정될 때까지 환자 상태를 잘 지켜보아야 합니다. 겉보기에 쉬워 보이지만 중추신경계에 약물을 투여하기 때문에 혈압 변동이 심할 수 있습니다. 그러니 만일의 사태를 대비해 전신마취를 할 수 있도록 필요한 약과 장비를 갖추고 있어야 합니다. 간혹 마취과 의사가 아닌 집도의가 척추마취를 하다가 종종 큰 사고로 이어지는 이유는 바로 이런 준비가 안 되어있기 때문입니다. 마취가 불충분하여 환자가 통증을 호소하거나 반대로 마취 레벨이 상승하여 호흡이 곤란하면 전신마취로 전환하여 수술이 잘 진행되도록 합니다. 수술이 끝나면 두통을 예방하기 위해 보통 12시간 이상 누워있게 합니다.

한편 척추마취 후 생길 수 있는 합병증은 다음과 같습니다. 마취하는 동안에는 주로 저혈압, 호흡 억제, 구역질과 구토 등이며 마취 후에는 두통과 배뇨 곤란 등입니다. 이 중에서 두통(頭痛, headache)은 보고자에 따라 약 3%에서 10%까지 나타나는데 다른 두통과는 달리 자세에 따라 증상이 달라집니다. 다시 말해, 누워있으면 증상이 없지만, 머리를 들면 나타나는 소위 '체위성 두통' 입니다. 게다가 전두나 후두 부위가 득신거리는 '박동성 두통' 이 그 특징입니다. 남성보다 여성에서 더 잘 생깁니다. 치료는 수분을 충분히 섭취하고 복대를 착용해 복압을 올리며 카페인이나 진통제도 복용합니다. 보통 1주일 지나면 대부분(약 72%) 자연적으로 소실되지만, 차도가 없을 때는 '경막외 자가 혈액 봉합술(epidural blood patch)' 을 합니다. 구체적으로 환자 자신의 혈액을 20cc 정도 뽑아 처음 바늘을 삽입한 경막외강에 넣는 시술입니다. 그러면 95%의 환자에서 두통이 감쪽같이 사라집니다.

다시 한번 강조하지만, 척추마취를 만만하게 대하다가는 큰코다칠 수 있습니다. 그렇기 때문에 외과 의사는 수술에만 집중하고 척추마취는 가능한 한 마취과 의사가 시술하면 안전하겠습니다.

알고보면 불법환각물질 '아산화질소(N_2O)'

아산화질소는 영국 성직자이자 화학자인 프리스틀리(Joseph Priestley)가 1772년에 합성하였습니다. 그 후 27년이 지나 영국 화학자 데이비(H. Davy)는 직접 자신이 흡입해본 결과 기분이 좋아지고 감각을 무디게 하는 효과가 있음을 알았습니다. 그는 아산화질소를 '웃음 가스(laughing gas, 소기(笑氣)'라고 부르고 임상에서 마취제로 사용할 수 있겠다는 기록을 남겼습니다, 하지만 그 시절 용감하게 마취제로 사용하는 사람은 안 나타났습니다. 대신 일부 젊은이들이 웃음을 유발한다는 사실을 알고는 재미로 흡입하기 시작하였습니다. 이렇게 아산화질소를 흡입하여 웃고 즐겁게 노는 소위 '소기(笑氣) 놀이'가 점차 퍼져나갔습니다. 한편 전신마취할 때에도 다른 흡입마취제와 같이 사용하면 마취 도입과 회복이 빨라 지금도 사용하고 있습니다. 약 250년 전에 합성한 흡입마취제가 아직도 건재하고 있다는 사실이 그저 신기할 뿐입니다.

질산암모늄을 열로 분해해서 만든 아산화질소는 흡입마취제 가운데 유일한 무기물이며 다음과 같은 특징을 지니고 있습니다. 체내에서 대사되지 않고 색깔이 없으며(無色) 냄새도 나지 않습니다(無臭). 끓는점이 −88.5°C이므로 상온에서 기체 상태로 존재합니다. 50기압으로 압축하면 상온에서 액체가 되는데 수술실에 있는 금속 통에도 이런 상태로 들어있습니다. 그 밖에 다른 흡입마취제와 마찬가지로 오존(O_3)을 파괴하고 지구 온난화를 일으키므로 사용을 자제하면 환경 보호에 도움이 되겠습니다.

과거 유럽에서 유행했던 '소기 놀이'가 중단되지 않고 오늘날까지 이어지고 있어서 걱정이 이만저만이 아닙니다. 풍선에 이 가스를 담아 '해피 벌룬'이라는 별칭도 얻었습니다. 얼마 전까지만 해도 국내 대학가나 유흥가에서도 쉽게 구할 뿐만 아니라 지금도 커피숍에서는 생크림의 점성을 알맞게 유지하고 거품을 내는 목적으로 사용합니다. 결국 2017년 4월 국내에서 아산화질소(마약 풍선)를 마신 20대 남성이 목숨을 잃었습니다. 그가 투숙한 호텔 객실에서 이미 사용했던 수십 개의 아산화질소 캡슐과 풍선, 고무관, 검은 봉지 등이 발견되었지요. 동남아 여러 나라에서도 남용하는 사람들이 급증하여 큰 사회문제가 되고 있습니다. 일례로 베트남에서는 '봉끄이'라고 하는데 하노이, 호찌민, 다낭 등 대도시 클럽과 맥줏집에서 불과 커피 몇 잔 값만 내면 손쉽게 구할 수 있다고 합니다. 더구나 공안에 적발되어도 솜방망이 처벌로 끝난다는 점입니다. 늦게나마 우리나라는 2017년 7월 **화학물질 관리법** 시행령(제11조 4항) 개정안이 통과되어 아산화질소를 **환각물질**로 지정하였습니다. 따라서 의료용으로 사용하는 경우를 제외하고는 이것을 흡입하거나 소지, 판매, 제공할 때는 3년 이하의 징역이나 5,000만 원 이하의 벌금이 부과됩니다. 외국에서 아산화질소를 흡입하여도 우리 나라 사람은 우리나라 법에 적용을 받는 소위 '속인주의(屬人主義)' 원칙 에 따라 처벌을 받는다는 사실도 숙지할 필요가 있습니다.

그럼 아산화질소를 남용하면 어떤 문제가 생길까요? 우선 호흡기에 영향을 미쳐 저산소증(hypoxia)을 초래합니다. 장기간 흡입하면 골수 기능장애를 초래하고 심하면 말초신경병증과 악성빈혈을 일으킵니 다. 자연유산과 기형아 발생 가능성도 있으므로 임산부에게 사용을 하지 않는 것이 바람직합니다. 게다가 공기 중 질소(N_2)보다 30배 이상 혈액에 잘 녹지 않고 공기가 있는 공간으로 빠져나갑니다. 그 결과 빈 공간 이를테면 장내 가스, 기흉(흉막강에 공기가 차 있는 상태), 공기색전, 중 이(中耳), 뇌실 등에 들어가 부피를 늘이거나 압력을 높여 문제를 일으 킵니다. 이런 이유로 수술하는 의사(예: 안과, 이비인후과 등)가 마취과 의사 에게 아산화질소 투여를 중단해 줄 것을 요청하기도 합니다.

결론적으로 아산화질소를 남용하면 여러 가지 부작용을 일으키고 심지어 저산소증과 사망을 초래할 수 있습니다. 그러므로 국내에서도 식품첨가물이라는 이유로 쉽게 유통되는 구조를 과감하게 개선하여 불법으로 사용하지 못하도록 철저히 관리, 감독할 필요가 있습니다.

마취과 의사도 꺼리는 흡연환자

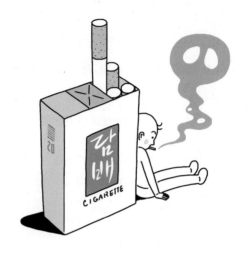

요즈음은 어디서나 젊은이들이 담배를 피우는 모습을 쉽게 목격할 수 있습니다. 담배 케이스에 폐암 사진까지 넣어 경고하고 담뱃값을 올려도 소용없는가 봅니다. 남성은 주로 호기심 때문에 시작하지만, 여성은 살을 빼기 위해서 흡연을 하기도 합니다. 단국대학병원 금연 클리닉 정유석 교수(가정의학과)에 따르면, 금연한 중년 남성 가운데 20~30%에서 체중이 증가한다는 것입니다. 신진대사가 활발해지고 군것질이 그 원인인데 꾸준히 1년 정도 운동하면 원상 복귀한다고 합니다. 이같이 일부 금연한 남성의 체중이 증가하는 점을 알고 나서 '흡연하면 체중이 줄어들겠지.' 라고 역발상 하여 젊은 여성이 흡연하는 경우도 있다는 점입니다. 그렇지만 다이어트에는 효과가 없고 오히려 복부 비만 소위 '똥배' 만 나오게 됩니다.

흡연은 마취에도 영향을 주기 때문에 마취과 의사도 당연히 싫어합니다. 우리 몸의 기도(氣道)에는 먼지나 세균과 같은 이물질이 들어오면 이것을 붙잡는 점액이 있고 점액을 밖으로 밀어내는 섬모가 있습니다. 정상인은 섬모 운동이 활발하여 기침을 통해 이물질을 잘 배출하지요. 반면에 흡연을 하면 기도 점성이 증가하고 섬모운동이 방해받아 결과적으로 청소율이 떨어집니다. 다시 말하자면 가래를 쉽게 배출할 수 없고 전신마취 후에 폐렴이나 무기폐(無氣肺, 폐가 쭈그러든 상태) 같은 합병증이 생길 가능성이 높아집니다. 그렇지 않아도 미세먼지가 기승을 부리고 있는 요즈음 흡연까지 하면 호흡기 계통에 그만큼 악영향을 미칩니다.

몇 년 전 매스컴에 흡연이나 간접흡연을 하면 마취제와 진통제 투여량이 늘어난다는 보도가 있었습니다. 터키 오르도간 오즈투르크 (Erdogan Ozturk, 베즈미알렘 바키프대학) 박사는 산부인과 수술을 앞둔 90명 환자를 3개 그룹(흡연 그룹, 간접흡연 그룹, 비흡연 그룹 각각 30명씩)으로 나누어 비교하였습니다. 그 결과 니코틴이 간에서 마취제 대사에 영향을 주어 흡연 그룹은 비흡연 그룹과 간접흡연 그룹보다 각각 38%, 17%정도 더 많은 마취제가 필요했다고 합니다(아주 경제 2015년 6월 1일).

발암물질만 70여 가지에다 4,000가지 이상 화학물질이 담배 연기 속에 들어있습니다. 더구나 한 갑을 피우는 사람 옆에 있으면 1/3갑을 흡연하는 것과 동일합니다(간접흡연). 비록 밖에서 피웠을지라도 담배 연기와 미세먼지가 흡연자 옷에 박혀 있으므로 집안에 들어오면 실내를 오염시킵니다(제3의 흡연)(건강과 생명 2018년 10월호 참조). 본인은 말할 것도 없고 타인의 건강을 해치므로 흡연자는 갈수록 '공공의 적'이 될 수밖에 없습니다. 흡연하면 폐암 발생률이 25배 증가하므로 세계적으로 명성이 있는 폐암 권위자 원종수 박사는 암 환자를 치료하기 전에 반드시 금연을 하도록 합니다. 그에 의하면 한 개비만 피워도 혈관(특히 뇌혈관)이 수축하여 사고(思考)를 담당하는 대뇌 피질에 혈액 공급이 줄어들기 때문에 정상적인 사고를 방해한다고 합니다.

수술을 앞둔 어느 환자가 흡연과 마취가 어떤 상관관계가 있는지 궁금하여 인터넷 게시판에 질문을 올린 것을 보았습니다. 답변자는 주로 '상관없다.' 혹은 '1주간만 금연하면 된다.'는 식으로 댓글을 달았습니다. 인터넷상에 아무런 의학적 근거도 없는 이런 잘못된 정보가 넘치고 있어 마음이 불편했습니다.

결론적으로 흡연은 백해무익(百害無益)합니다. 아울러 수술을 앞둔 환자는 수술하기 6~8주 전부터 금연을 하여야 호흡기 계통의 합병증을 예방하거나 줄일 수 있다는 점도 염두에 두어야 합니다.

위원장의
마취
통증
생명이야기

2

문학에 나타난 마취와
기상천외한 이야기들

죽느냐 사느냐의 선택, 페레즈와 로고조프의 자가수술

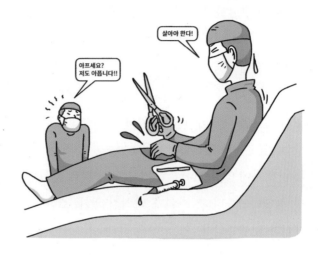

지구상에 수많은 인구가 살다 보니 별 희한한 일도 다 있겠지만 마취와 관련하여 기인(奇人) 두 사람을 소개하고자 합니다. 바로 용감하게 스스로 마취한 다음 자가 수술(self-surgery)한 사람들입니다. 인간은 위급한 상황에서 용기 있는 결단을 하게 마련이지만 이런 기발한 행동은 보통 사람의 상상을 초월합니다.

첫 번째는 2004년 3월 산부인과 의사 호노리오 갈반(Honorio Galvan)과 지저스 구즈만(Jesus Guzman)이 '세계 산부인과 저널'에 올린 논문에 나오는 임산부입니다. 멕시코 남부 고산지대에 페레즈(I. R. Perez)라는 여성이 살고 있었는데 병원은 집에서 80km나 떨어져 있었습니다. 뱃속에는 일곱 번째 아이를 가졌는데 2000년 3월 5일 오후에 갑자기 진통이 시작되었습니다. 그렇지만 12시간이 지나도 태아는 나올 기미가 없었습니다. 3년 전에도 진통이 있었을 때 태아가 나오지 못하고 사산(死産)했던 경험이 있어서 더욱 초조했지만, 그날따라 도움을 줄 사람은 아무도 없었습니다. 하필이면 남편마저 집을 떠나 술집에 있었는데 집에도 술집에도 전화가 없어서 연락이 불가능했습니다. 시간이 갈수록 태아가 더 심한 고통을 겪게 되겠다는 생각이 미치자 그녀는 용기 있게 결단을 내렸습니다. 가위와 길이가 15cm 정도 되는 부엌칼, 독주(毒酒)를 준비하였습니다. 이제 독주를 몇 모금 마시고는 거실에 있는 나무 의자에 앉았습니다. 그리고 나서 칼로 자신의 복부를 무려 17cm나 절개하였습니다. 아기가 다치지 않게 조심해서 자궁도 절개하자 태아가 보였습니다. 있는 힘을 다해 남자아이를 꺼내고 가위로 탯줄까지 잘랐습니다. 그 당시 엄청난 통증이 있었고 몸도 지칠 대로 지쳤습니다. 페레즈는 할 수 없이 한밤중에 여섯 살 된 아들을 집 밖으로 보내 도움을 요청하였습니다. 몇 시간이 지나 마을 의료 보조원이 도착해보니 오, 이럴 수가! 거실 바닥에는 피가 흥건하게 고인 채 페레즈는 의식을 잃고 쓰러져 있었습니다. 보조원은 응급처치를 하고 서둘러 자동차로 2시간이나 걸리는 병원으로 산모와 아기를 옮겼습니다. 거기서 가까스로 지혈하고 봉합하여 다행히 두 생명을 살렸습니다. 인류 역사상 의사가 아닌 일반 여성이 스스로 제왕절개술을 행한 최초의 사례가 된 것입니다(책 '새 부리 가면을 쓴 의사와 이발소 의사'를 참고).

두 번째는 남극 소련 기지에서 근무하던 로고조프(Leonid Rogozov, 1934

-2000)입니다. 그는 13명으로 구성된 남극 탐사팀원 가운데 유일한 의사(醫師)였습니다. 다른 팀원들과 남극 탐사를 가는 도중 극심한 복통과 고열(高熱) 증상이 있었습니다. 그는 자신이 급성 충수염에 걸렸다는 사실을 알았습니다. 하지만 헬기를 불러 후송할 시간적 여유도 없었습니다. 심각하게 상황을 인식한 그는 대원들에게 수술 준비를 지시하고 자신은 수술할 부위에 노보카인(novocain)이라는 국소마취제를 주사하였습니다. 그런 다음 한 사람은 거울을 들어 수술 부위를 비추고 다른 사람은 로고조프가 지시한 대로 수술 기구를 챙겨주었습니다. 거울을 보면서 메스로 자신의 복부를 절개하고 충수(소위 맹장)를 제거하였습니다. 이렇게 본인 스스로 수술을 끝내기까지 약 1시간 30분 동안 사투를 벌였던 것입니다. 마침내 아무 탈 없이 수술을 마쳤습니다. 나중에 고국으로 귀환하고 나서 이를 계기로 레닌그라드 영웅 훈장도 받았습니다(인터넷에서 검색).

마취과 의사의 입장에서 보면 이 두 가지 사례 중에서 제왕절개술이 충수절제술보다 더 힘들었을 것으로 보입니다. 로고조프는 국소마취제라도 사용하였지만 페레즈는 진통 효과가 미미한 독주만 마셨기 때문입니다. 모성애가 작동하자 극심한 통증과 죽음을 무릅쓰고 용감한 행동도 마다하지 않았습니다. 그래서 몇 전 어느 대중매체와 인터뷰를 할 때 그녀는 "정말 참을 수 없을 정도로 아팠어요."라고 말했습니다. 어찌 보면 그녀는 독화살을 맞고 마취 없이 화타(145-208)에게 수술 받는 관우(?-219)보다 더 용감했는지도 모르겠습니다.

기상천외한 공연(?) 라이브 수술 쇼

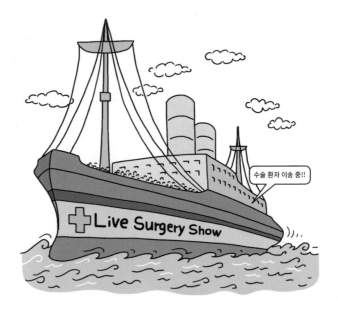

수술 환자 이송 중!!

요즈음처럼 효과 있는 마취약과 마취 방법이 거의 없었던 시절에 있었던 이야기입니다. 그 당시 수술을 받는 환자는 극심한 통증 때문에 생명이 위태롭기도 했습니다. 환자가 얼마나 황당한 치료를 받았는지 대만 의사 쑤상하오가 지은 '새 부리 가면을 쓴 의사와 이발소 의사'(시대의 창, 김성일 옮김)를 보면 잘 알 수 있습니다. 지금으로부터 약 190년 전에 있었던 실화(實話) 한 가지를 소개합니다.

19세기 중국 광동(廣東)에 살았던 32세 남자 A가 그 주인공입니다. 그는 하복부에서 서혜부(groin, 사타구니)까지 직경이 무려 120cm나 되는 어마어마한 종양을 지니고 있었습니다. 중국에서는 치료할 수 없었던 차에 그 지역에 사는 영국인 의사 컬리지(T.Colledge)를 만나게 되었습니다. 컬리지는 이 환자를 영국의 유명한 외과 의사 에스턴 키(Aston Key)에게 데려가면 좋겠다고 생각했습니다. 그리하여 수술해주는 대신 배를 타고 가는 동안 배 안에서 일을 하도록 동인도회사와 계약을 맺었습니다.

약 6개월간 항해를 마치고 마침내 1831년 4월 런던에 도착했습니다. 먼저 런던에서 제일 유명한 '가이 병원(Guy's Hospital)에서 A를 진찰하였습니다. 그리고는 공개적으로 수술하기로 했습니다. 다시 말해 오늘날 의사 단체에서 주관하는 학술대회에서 외과 의사들이 지켜보는 가운데 공개적으로 행하는 '라이브 수술(live surgery)'이라고나 할까요. 해부학교실에서 진행하는 A의 수술 장면을 보기 위해 무려 680명이나 표를 구입하여 입장하였습니다. 수술하기 전 외과 의사 에스턴이 15분간 강연을 마치자 사람들은 주인공 A를 데려왔습니다. 그리고는 수술대 위에 움직이지 못하도록 단단히 묶은 다음 수건으로 얼굴을 가려 수술 장면을 볼 수 없게 하였습니다. 그 당시 유명한 외과 의사인 에슐리 쿠퍼(Astley Cooper)를 수술 조수로 모셨습니다. 그렇지만 서두에서 언급한 것처럼 특별한 마취방법이 없었기 때문에 위스키 몇 모금 마시는 것이 고작이었습니다. 조금 후에 에스턴이 메스로 피부를 절개하자마자 출혈이 시작되고 환자는 아프다고 소리를 질렀습니다. 술(alcohol)은 감각은 좀 무디게 할 수는 있어도 진통 효과가 없기 때문에 살을 베는 고통을 고스란히 느껴 비명을 지를 수밖에 없었겠죠. 에스턴은 몇 번이나 수술을 멈춘 다음 간호사에게 A를 위로하게 하고 다시 위스키를 먹이면서 수술을 진행했는데 갈수록 출혈이 심해졌습니다. 현장에서 안타깝게 지켜보던 용감한 의대생들은 헌혈을 자원하여 약 480cc 혈액을 환자에게 수혈을 하기도 했습니다. 그럼에도 수술 시간이 길어지자 출혈량이 너무 많고 환자의 상태는 더욱 악화되었습니다. 더 이상 수술을 진행할 수 없어서 의료진은 서둘러 상처를 봉합하여 수술을 마무리했습니다. 환자가 죽은 다음 날 '타임즈' 지는 외과 의사 에스턴을 비난하는 대신 다음과 같이 보도했습니다. '수술 당일에 너무 많은 사람들이 모이자 실내가 무더워져 갔고 환자는 결국 탈수로 사망했다.' 라고. 일주일이 지나 양심 있는 의사가 유명한 의학 학술지에 에스턴의 야만 행위를 비판하는 글을 올렸지만, 사회적으로 큰 파장을 일으키지 못했습니다. 수많은 사람들이 수술 장면을 직접 목격했는데도 말입니다. 생명의 소중함에 대한 그 당시 사람들의 사고방식이 얼마나 심하게 왜곡되었으면 그냥 묻히고 말았을까요! 황당하기 그지없는 사건이었습니다.

절대 권력을 휘두르는 의사가 없는 데다 최신식 수술 혜택을 받을 수 있는 사실만으로도 감사해야 하지 않을까요? 더구나 수술이 끝나면 마치 깊은 잠을 자고 있어 난 것처럼 고통 없이 마취에서 깨어나니까요.

미라가 되어버린 산모의 슬픈 사연

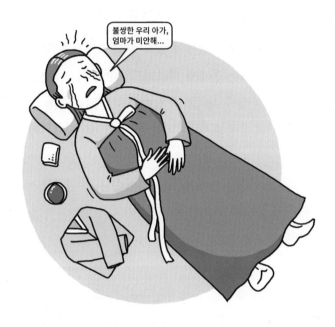

불쌍한 우리 아가, 엄마가 미안해...

2002년 9월 초순, 조선 시대에 조성된 경기도 어느 가족묘에서 부패되지 않은 시신이 발견되자 주변 사람들은 깜짝 놀랐습니다. 나중에 알고 보니, 나주 파평 윤 씨 집안의 여성 미라(female mummy)였습니다. 우리나라는 자연적으로 미라가 형성될 수 있는 환경이 아닌 데다, 세계 최초의 '임산부 미라'였기 때문에 크게 주목을 받았습니다. 발견되자마자 검체는 고대 의대 병원으로 이송되었습니다. 거기서 국내 미라 연구의 개척자이며 병리학자인 김한겸 교수가 주축이 되어 조직검사와 CT 촬영을 하였습니다. 사진을 판독해보니 '아두골반불균형(cephalopelvic disproportion, CPD)' 즉 임산부 골반에 비해 태아 머리가 컸기 때문에 분만할 수 없었다는 사실! 마침내 자궁이 파열되어 과다출혈성 쇼크(hypovolemic shock)로 목숨을 잃었을 것으로 추정하였습니다. 그렇지만 사망 시기가 추운 겨울인 데다 관을 모르타르로 두껍게 처리한 덕분에 피부는 탄력이 있고 위 점막까지도 고스란히 보존되었던 것입니다. 필자는 올 2월 피라미드와 미라의 본고장 이집트를 다녀왔습니다. 그중에서 카이로 국립박물관 2층은 투탕카멘 황금 마스크를 포함한 그의 유물과 여러 파라오의 미라로 도배되어 있었습니다. 심지어 원숭이 미라도 있었습니다. 이집트는 3,000년 이상 미라를 제작하여 그 노하우는 가히 세계 최고였습니다. 임산부 미라도 마치 이집트에서 정교하게 처리한 것처럼 500년 가까이 저절로 보존되었다니 기적이 아닐 수 없습니다.

그 후 치아 분석을 통해 주인공은 23세 정도이고 뱃속 태아는 남자임이 밝혀져 지금은 '파평 윤 씨 모자(母子) 미라'라고 부릅니다. 함께 매장된 부품에는 수십 가지 옷과 조선 인종 후궁 숙빈이 쓴 한글 편지 등이 있어서 사대부 명분가 집안이었음을 암시하였습니다. 자세히 조사해보니 예상대로 문정왕후(조선 11대 왕 중종의 계비)의 오빠 윤원량의 손녀로 밝혀졌습니다.

이 분이 우리 시대에 살았더라면 어떻게 되었을까요? 두말할 필요도 없이 신속하게 마취와 수술을 시행하여 산모와 아기의 목숨 모두 건졌겠지요. 꽃다운 나이에 극심한 진통을 겪으며 서서히 생을 마감했을 그 모습을 상상해보니 어느새 필자의 눈가에는 눈물이 그렁해졌습니다.

분만이 임박하여 주기적으로 진통이 오면 임산부를 입원시킨 다음 자궁수축과 태아 상태를 실시간으로 감시합니다. 즉 태아심박동—자궁 수축 기록 장치(tocodynamometer)를 이용하여 태아 곤란증(fetal distress, 태 아 저산소증)을 조기에 발견하기 위해서입니다. 오랫동안 지켜보다가 더 이상 진행이 안 되고 임산부와 태아가 너무 힘들면 보호자의 동의를 받아 응급으로 제왕절개술을 실시합니다. 수술하는 동안 마취과 의사 는 산모의 건강 상태를 계속 모니터링하여 수술이 안전하게 끝날 때까 지 '생명 지킴이' 역할을 합니다. 드물게 아기 호흡 상태가 나쁘면 인 공호흡이나 기관 내 삽관(endotracheal intubation)을 해야 할 경우도 있습 니다. 이런 의료혜택을 받을 수 없었던 그녀는 미라가 되어서라도 자 신의 억울한 죽음을 하소연하고 싶었는지 모르겠습니다.

요즈음 대부분 제왕절개술은 전신 마취 대신 장점이 많은 척추마취 나 경막외마취로 합니다. 수술 중에 마취과 의사와 임산부가 대화를 할 수 있고 아기가 태어나면 산모는 애타게 기다렸던 아기를 안아보 며 스킨십도 나눌 수 있습니다. 그러는 동안 산모는 기쁨과 감사의 눈 물을 흘립니다. 2009년 의료계 주간신문 '청년의사'가 주관하고 한국 노바티스가 후원하는 '제3회 노바티스 MD Photo 공모전'이 열렸습 니다. 우리나라 의사들이 참여하는 사진 공모전으로, 총 231점이 출품 되었는데 그중에서 제가 찍은 작품 '첫 대면'이 영예의 대상(大賞)을 수 상했습니다. 제왕절개 수술을 받은 산모가 자신의 아기를 보자마자 눈가에 닭똥 같은 눈물 한 방울이 맺히는 그 순간을 필자가 포착하여 모든 심사위원의 마음을 사로잡았기 때문입니다.

열 달 동안 뱃속 태아의 생명을 지키기 위해 산모는 얼마나 힘이 들었을까요? 그 동안 마음대로 먹을 수도, 행동할 수도, 잠을 잘 수도 없었을 테니까요. 주변에서 임산부를 더욱 격려해주고 보살펴주어야 할 이유가 여기에 있다고 봅니다.

셀프 임상실험…
마취통증의학 발전의 선구자들

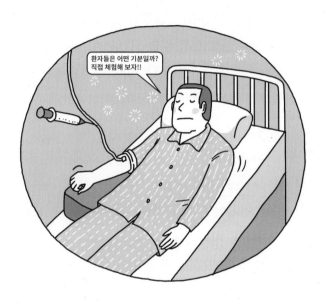

환자들은 어떤 기분일까?
직접 체험해 보자!!

'백문이 불여일견(百聞不如一見)' 곧 '백 번 듣는 것보다 한 번 보는 게 낫다'는 한자성어를 몸소 실천하신 분이 생각납니다. 마취과 레지던트로 저의 대학 선배였습니다. 환자에게 사용하는 '치오펜탈소듐(thiopental sodium, pentothal)'이라는 약물 효과가 궁금하여 직접 체험해 보기로 마음을 먹은 것입니다. 이 약은 전신마취할 때 사용하는 정맥마취제인데 빠르게 수면을 유도하는 특징을 지니고 있지요. 다른 마취과 의사에게 주사하도록 지시하고 본인의 호흡이 정지되면 인공호흡까지 해달라고 부탁을 하였습니다. 그 당시에는 무모하고 위험한 행동으로 보였지만 달리 생각하면 용감한 분이셨습니다.

의학 분야의 역사 기록을 보면 이와 비교할 수 없는 용기를 지닌 사람이 있었습니다. 조선 시대 우리나라 의학은 서양과 교류가 없었지만 일본에서는 1720년부터 서양 의학 서적을 번역하기 시작하였습니다. 그 결과 1774년에는 '해체신서(解體新書)'라는 해부학책을 출간하여 의학 발전에 큰 기여를 하였습니다. 이 책은 독일 의사 쿨무스가 쓴 '해부도보'의 네덜란드어판을 일본어로 번역한 것으로 일본 역사상 처음으로 완역한 서양 서적이 되었습니다.

이런 토양에서 서구 의료를 일찍 받아들이고 교육을 받은 사람 중에 '하나오카 세이슈'라는 의사가 있었지요. 그는 1804년 10월 '통선산(通仙散)'이라는 전신마취제를 사용하여 세계 최초로 유방암 환자를 수술했습니다. 치과의사 모톤(W. Morton)이 1846년 9월 미국 매사추세츠 병원에서 에테르를 이용한 수술보다 무려 42년이나 빠릅니다(필자의 글 '영화처럼 에테르 손수건 마취가 가능할까?' 참조). 하나오카 세이슈는 약을 개발하고 그 효과를 알아보기 위해 자기 어머니와 아내를 임상 실험 대상으로 삼았습니다. 이를 소재로 삼아 마스무라 야스조라는 감독은 그의 일대기를 그린 영화 '하나오카 세이슈의 아내(華岡靑洲の妻)(1967년)'라는 작품을 제작하였습니다.

이 영화는 아주 오래전에 출시되어 관람할 수 있을 것이라고는 기대하지도 않았습니다. 다행히 딸이 발품을 팔아 유료 사이트에서 겨우 찾을 수 있었지요. 주요 등장인물은 하나오카 세이슈와 그의 아내 카에, 어머니 오츠기 그리고 누이동생들입니다. 영화는 흰독말풀(미치

^{광이풀, 만드레이크, 마취성분이 함유)}이 피어있는 집 뜰에서 일하는 오츠기를 8세 된 카에가 엿보는 장면으로 시작합니다. 무사 집안 출신인 카에는 어릴 때부터 시어머니를 사모하여 결국 하나오카 집안의 며느리가 됩니다. 아버지로부터 의업을 물려받은 세이슈는 수술할 때 통증을 없애기 위해 흰독물풀을 이용해 마취약을 만들고 고양이를 대상으로 오랫동안 연구를 하였습니다. 좌절하지 않고 숱한 도전 끝에 드디어 제조에 성공하였습니다. 하지만 아직 인체를 대상으로 임상실험을 하지 않았기 때문에 사람에게 함부로 사용을 할 수 없어 고민하는 동안 두 여동생은 암으로 사망하였습니다. 두 딸을 먼저 보낸 오츠기가 아들에게 자신이 먼저 마취약을 먹어보겠다고 애원하자 아내 카에도 시어머니 대신 자신이 하겠다고 나섰습니다. 세이슈에게 사랑을 받기 위해 마침내 두 사람은 자청하여 인체 실험을 하였지만 안타깝게도 아내는 약물 부작용으로 실명하였습니다. 이런 아픔을 극복하고 드디어 세이슈는 서두에서 말씀드린 것처럼 세계 최초로 전신마취제를 이용해 유방암 수술을 성공리에 마쳤습니다. 이 영화의 줄거리를 보면 비록 가부장적인 분위기 속에서 의사 한 사람의 성공을 위해 집안 모든 여자가 자의 반 타의 반으로 희생을 하였지만 결국 환자에게 유익을 주게 되었다는 점입니다. 흑백으로 제작되었지만, 마취약을 만들기 위한 주인공의 불굴의 정신과 우직한 행동이 돋보이는 작품이었습니다. 그뿐만 아니라 며느리와 시어머니 사이의 미묘한 갈등 관계를 잘 그려낸 영화로 평가하고 싶습니다.

물론 천하보다 귀한 인간 생명을 담보로 무모한 행동을 하면 용납

이 안 되겠죠. 하지만 우리가 지금처럼 풍성한 의료혜택을 받을 수 있다는 사실도 어찌보면 이와 같이 용감한 선진(先進) 의사들의 도전 정신이 한몫했기 때문일 것입니다.

마취제로 비행기 하이재킹*을 막는다?

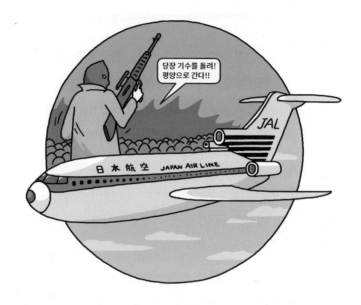

지금으로부터 약 50년 전, 일본에서 발생한 항공기(JAL) 요도호 납치사건은 흥미롭게도 흡입마취제인 아산화질소(N_2O, 소기(笑氣))와 연관이 있었습니다. 이 사건의 개요를 말씀드리면 다음과 같습니다.

1970년 3월 31일, 일본을 공산화하기 위해 만들어진 적군파(赤軍派, 테러리스트 단체) 조직원 9명은 하네다 공항을 출발해 이타즈케(현 후쿠오카) 공항에 도착 예정인 351편 여객기에 탑승했습니다. 비행기를 납치해 평양으로 가기 위해서였지요. 모두 138명을 태우고 오전 7시 33분경

---

* 하이재킹(hijacking) : 운항 중인 비행기나 배 따위를 납치하는 행위

에 이륙한 다음 후지산 상공을 나는 순간이었습니다. 일본도(日本刀)와 권총, 폭탄 등으로 무장한 범인들은 드디어 행동을 개시하였습니다.

남자 승객을 창가로 이동시킨 다음, 조정실로 들어가 기수를 북으로 돌리라고 위협했습니다. 그렇지만 기장이 기지를 발휘하여 "이 여객기는 국내선이라 연료가 부족하다."며 범인들을 설득한 다음 이타즈케 공항에 착륙했습니다. 경찰은 국외로 가는 것을 막기 위해 자위대를 보냈지만, 오히려 그들을 자극할 뿐이었습니다. 다시 한번 기장이 지혜를 짜냈습니다. "노약자라도 내보내자."라는 제안으로 다행히 여성과 노인, 어린이 등 23명이 우선 풀려났습니다.

오후 2시경 다시 공항을 출발한 비행기는 우리나라 동해안 쪽으로 날았습니다. 북위 38°를 넘었다고 생각한 기장은 북한으로 무전을 보냈으나 응답이 없었습니다. 얼마 후에 "여기는 평양이며 진입 관제를 실시한다."라는 무선을 받고 지시에 따라 착륙해보니 사실은 김포국제공항이었습니다. 범인들을 속이기 위해 우리나라 군인 몇 명이 조선인민군 복장을 하고 '평양 도착 환영'이라고 쓴 현수막도 걸었습니다. 하지만 공항에 미국 노스웨스트 여객기가 있자 범인들은 이를 수상히 여겼습니다. 그들은 비행기에 접근해 오는 사람에게 '천리마 운동'에 대해 물었지만 그 사람이 대답을 못했습니다. 이곳이 북한이 아니라는 사실이 탄로가 난 것입니다. 우여곡절 끝에 일본 운수성 차관과 인질을 맞교환한 다음 여객기는 결국 평양순안공항에 도착했습니다.

북한 측이 범인들에게 무장 해제를 요구하자 그들은 가지고 있던 무기를 비행기 밖으로 버렸는데 모두 장난감이나 모조품인 것으로 드러났습니다. 범인 9명과 승무원 3명, 야마무라 차관 등 총 13명의 신병은 북한 측에 확보되었습니다. 4월 4일 북한은 '인도적 관점에서 승무원 3명과 야마무라 차관, 비행기는 일본으로 돌려보내되, 비행기를 납치한 9명에 대해서는 조사할 필요가 있다.'는 발표를 통해 납치범들의 망명을 수용하겠다는 뜻을 간접적으로 표현했습니다(위키 백과사전 참고). 한편 사건이 터진 지 41년이 지난 2011년, 범인들은 인질 가운데 한 사람에게 자신들의 잘못을 시인하는 사죄의 편지를 보냈다고 아사히신문이 보도했습니다(한겨레 2011, 10, 27).

여객기 납치 사건이 일어나자 일본에서는 '흡입마취제인 아산화질소를 비행기에 주입하면 범인을 제압할 수 있지 않을까?'라는 기발한 방법이 제기되었습니다. 다시 말하자면 비행기 전체를 마취시킬 계획도 신중하게 검토했다는 점입니다! 그렇지만 이 마취제는 사람마다 효과와 반응이 다르기 때문에 실행에 옮겼더라면 더 큰 문제를 일으켰을지도 모릅니다. 탑승객 122명에다 범인 9명, 승무원 7명으로 무려 138명이나 되는 많은 인원이었기 때문입니다. 더구나 범인 9명 중의 한 명(17세)을 제외하고 모두 20대 건장한 젊은이여서 오히려 탑승객이 먼저 쓰러지거나 의식을 잃을 수도 있었겠죠. 지금도 수술실에서 사용하고 있는 아산화질소라는 마취제가 과거에 일어난 여객기 납치 사건에 연루될 줄은 꿈에도 몰랐습니다.

커피숍에서 잘게 거품을 낸 생크림은 '휘핑크림(whipping cream)' 이라고도 하는데 모카커피 위에 올립니다. 이렇게 거품을 낼 때도 사용하는 가스가 아산화질소인데 '휘핑 가스' 라는 이름으로 쉽게 판매되고 있어 문제가 심각합니다. 필자가 '알고 보면 불법 환각물질 '아산화질소(N_2O)' 편에서도 자세히 썼지만, 환각 목적으로 흡입할 때 산소 부족으로 뇌 손상과 사망까지 초래할 수 있습니다. 따라서 우리 나라도 미국처럼 일반인이 아산화질소를 구입할 때면 반드시 기록을 남기고 엄격하게 단속할 필요가 있겠습니다.

일본 문학 작품에 등장한 마취 이야기

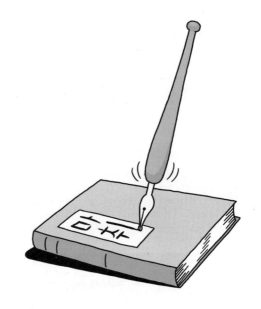

    일찍이 일본에서 〈마취〉라는 제목으로 소설이 발표되었는데 국내에도 약 20년 전에 번역본이 나왔습니다. 오래전에 출판되어 종이가 누렇게 변했지만 읽는 데는 별문제가 없었습니다. 이 소설은 홋가이도에서 태어나 삿포로 의대를 졸업한 정형외과 의사 와타나베 준이치가 쓴 것으로 줄거리는 다음과 같습니다.

    주요 등장인물은 비누 회사에 근무하는 후쿠시 다카노부와 그 아내 후쿠시 구니코, 세 자녀(장녀 야스코, 차녀 가오리, 아들 다츠히코)와 장녀 남친 고헤이 그리고 마취과 의사 노나카입니다. 아내 구니코는 자궁에 생긴 근종(myoma)으로 일상생활이 힘들자 종합병원에서 근종 절제 수술을 받기로 하였습니다. 드디어 수술하는 날, 남편 다카노부는 회사에 출근한 다음 '병원에서 수술이 잘 끝났다는 연락이 오겠지.'라며 차분하게 기다렸습니다. 그런데 한 시간이면 끝났어야 할 수술이 두세 시간 지나도 연락이 없었습니다. 점점 초조해질 수밖에요. 결국 몇 시간 뒤에 장녀에게 걸려온 불길한 전화를 받고 병원으로 달려갔는데 맙소사, 아내는 의식이 없이 중환자실에 누워있었습니다. 결국은 식물인간 상태로 몇 개월 버티다가 마침내 사망하였습니다. 의료 사고는 마취과 의사가 척추마취를 하고 난 다음에 벌어졌습니다. 마취가 불충분하다고 판단한 산부인과 의사는 마취과 의사가 잠깐 자리를 비운 사이 수술실 의자를 돌려 머리를 낮게 하였고 그 결과 머리까지 마취약이 들어갔다는 점입니다. 양심적인 마취과 의사 노나카는 자신에게 책임이 있다며 성심껏 환자를 돌보았지만, 소용이 없었습니다.

소설 세계에서 현실과 동떨어진 상상력은 작가의 자유입니다. 함부로 비평할 수 없지만, 객관적인 입장에서 그 내용을 분석하고 평가할 필요는 있습니다. 마취과 의사는 수술대를 알맞게 조작하여 마취높이를 조절하고 계속 지켜보기 때문에 이 소설에서처럼 큰 문제를 일으키지 않습니다. 우리 몸의 해부학적인 구조를 보면 요추부분도 하방으로 굴곡이 되어있어 보통 사용하는 마취제 용량으로는 뇌척수액을 타고 상방으로 잘 올라가지 않습니다. 그렇지만 환자 상태에 따라 가끔 마취 레벨이 상승하여 스스로 호흡을 하기 힘든 경우도 생깁니다. 이럴 때는 바로 전신마취로 전환하고 인공호흡을 시키면 자연적으로 회복이 됩니다. 반면에 '만만하게 대했다가는 큰코다칠 수 있는 척추마취' 편에서도 언급했지만 척추마취 후 드물게 사고가 나는 이유가 따로 있습니다. 마취과 의사도 없이 집도의가 혼자 마취를 한 다음 수술하다가 환자 감시와 처치를 제대로 하지 못해서일 것입니다.

작년(2017년) 성형외과 의사 김유명씨가 쓴 '마취'라는 소설과 비교해 보아도 이 소설은 현실감이 넘쳐났습니다. 저자는 척추마취 후에 발생한 의료 사고를 두고 등장인물들이 품은 서로 다른 내면세계를 잘 그려냈습니다. 다카노부는 평소 아내가 곁에 있을 때는 미처 느끼지 못했지만, 아내를 잃고 나서 그녀의 빈자리가 얼마나 소중한지 절실하게 깨달았습니다. 아내의 빈자리는 세 자녀에게도 마찬가지였습니다. 물과 공기가 우리 곁에 항상 존재하므로 평소에는 그 소중함을 몰랐다가 그것을 잃고 나서야 비로소 깨닫는 것처럼 말입니다.

마지막으로 저자는 이 소설을 쓰면서 실제 의료사고를 당해 무척 괴로워하는 환자와 가족이 생각보다 많다는 사실에 놀랐다고 합니다. 우리나라도 마찬가지겠지요. 당사자는 의사와 의료를 불신하고 고통스러운 나날을 보낼 것입니다. 일부 의료사고는 의료진이 조금만 주의를 기울였더라면 막을 수 있는 것도 있습니다. 하지만 최선을 다했음에도 불구하고 불가항력적인 것으로 생기는 사고에는 속수무책일 수밖에 없다는 사실에 인간의 한계를 느낍니다. 아무리 최신 장비를 갖춘 미국에서도 드물게 의료사고가 발생하는 것을 보면 더욱 그렇습니다.

마취를 주제로 한 소설, 로빈 쿡의 〈코마〉

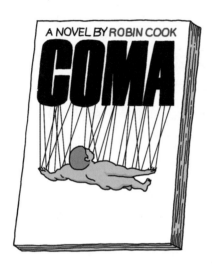

미국 컬럼비아 의대를 졸업한 안과의사 로빈 쿡(R. Cook)이 1977년 발표한 소설입니다. 국내 출판사에서 거듭 펴냈는데 사건 전개나 내용이 상당히 구체적이어서 사뭇 놀랐습니다. 글쓴이가 의사가 아니었더라면 이처럼 스릴 넘치는 메디컬 소설을 쓰지 못하였겠지요.

단지 4일 동안 벌어진 이야기인데 사건 무대는 보스턴 메모리얼 병원입니다. 낸시 그린리라는 환자가 심한 출혈 때문에 인공임신중절술(D&C)을 받기 위해 제8수술실로 들어가면서 이 소설은 시작됩니다. 별문제 없이 전신마취를 시작했습니다. 그렇지만 원인도 모르게 환자 상태가 점점 나빠지자 서둘러 수술을 마쳤습니다. 그 후에도 환자는 의식이 돌아오지 않고 동공을 확인해보니 이미 무의식 상태에 빠졌습니다. 코마(coma, 혼수)의 원인을 규명하지 못한 채 그녀를 중환자실로 옮겼습니다.

실습을 위해 메모리얼 병원에 들어온 수잔 윌러가 이 소설의 주인공인데 의대 3학년 여학생이었습니다. 그녀는 채혈하기 위해 수술을 하루 앞둔 버만이라는 30세 젊은 남자(무릎연골 수술이 예정) 병실로 들어갔습니다. 버만과 몇 마디 사적인 대화를 나누다가 뜻이 맞은 수잔은 나중 병원 밖에서 만날 약속까지 했습니다. 그렇지만 다음 날 이 환자도 결국 수술 후 깨어나지 못하고 중환자실로 옮겼습니다. 이 사고로 충격을 받은 수잔은 코마에 대해 집중적으로 관심을 보였습니다. 관련 자료를 얻기 위해 혼자서 동분서주(東西奔走)했습니다. 그러다가 더 많은 코마 환자가 이 병원에서 발생했으며 범죄조직과 연관이 있음을 직감했습니다. 그녀는 목숨을 걸고 몰래 수술실 천정까지 올라가 확인해보니 중앙공급식 가스관에서 제8수술실로 공급하는 가스관에 문제가 있다는 사실을 알아낸 것입니다. 즉 산소(O_2)대신 중독을 일으키는 일산화탄소(CO)와 연결되어 있었습니다! 그녀는 스타크라는 외과 과장에게 이 사실을 알렸지만 스타크도 나중에 알고 보니 장기밀매조직에 깊이 관여한 인물이었던 것. 결국 자신들의 범죄가 수잔에게 탄로가 나자 그들은 수잔을 코마 환자로 만들기 위해 음모를 꾸몄습니다. 드디어 수잔은 급성 충수염(소위 맹장염)이란 진단을 받고 강제로 제8수술실에 끌려왔습니다. 그런 다음 전신마취제를 투여하고 의식을 잃자 스타크는 회심의 미소를 짓고 수술을 시작하였습니다. 하지만 중앙에서 공급되는 산소 밸브를 누군가 잠가 버렸기 때문에 마취과 의사는 비상용 산소를 사용하고 있었습니다. 그 순간 스타크는 뭔가 잘못되었음을 깨달았습니다. 수잔의 남자 친구이자 외과 레지던트인 벨로우즈가 그 산소 밸브를 돌려 수잔을 살린 것입니다. 얼마 전에 그는 수잔으로부터 제8수술실 가스관에 문제가 있다는 말을 들었기 때문이었습니다. 스타크가 경찰에 연행되는 것으로 이 소설은 막을 내립니다.

보통 수술실 배관 시설을 할 때 배관공이 실수하여 일산화탄소를 제외한 다른 마취 가스와 산소를 서로 잘못 연결하였어도 실제로 이런 일이 발생할 확률은 희박합니다. 마취하기 전에 미리 점검할 뿐만 아니라 수술하는 동안 계속 맥박산소포화도 측정기(pulse oxymeter)로 환자를 모니터링하기 때문입니다. 그렇지만 이 소설에서처럼 배관 시설이 중앙공급식으로 된 병원에서 일산화탄소가 연결되어 있으면 청색증이 안 나타나므로 초기에 발견하기 어렵습니다. 산소보다 헤모글로빈(Hb)에 대한 친화력이 200~300배나 강한 일산화탄소가 헤모글로빈과 결합한 상태로 존재하므로 피부가 선홍색으로 보이기 때문입니다. 따라서 마취과 의사는 더욱 세심한 모니터링(감시)과 함께 추가적인 검사(예: 혈액으로 일산화탄소 농도 측정)를 할 필요가 있겠습니다. 덧붙여 다른 악랄한 방법(예: 납치, 유괴 등)으로 사람의 장기를 노리는 범죄가 얼마든지 현실적으로 일어날 수 있습니다. 모름지기 이런 범죄자는 마지막 날에 주님 심판대 앞에서 그에 합당한 벌을 받게 되겠지요. 인간은 주님의 눈을 결코 피할 수 없기 때문입니다.

그들이 자기 피를 흘리려고 숨어서 기다리며 자기 생명을 해하려고 몰래 숨어서 기다리나니 이익을 탐하는 모든 자의 길도 다 이러하여 그 이익이 그것의 소유자들의 생명을 앗아가느니라 (잠 1:18,19)

곤충학자 파브르도 놀란
왕노래기벌의 마취술

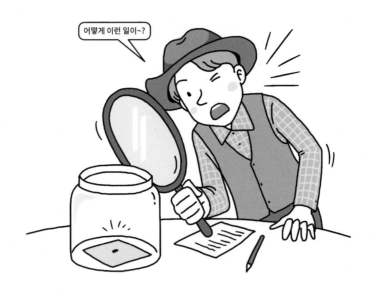

어떻게 이런 일이~?

프랑스 곤충학자인 파브르(Jean Henri Fabre, 1823-1915)가 쓴 '곤충기'는
우리에게 너무나 친숙한 책입니다. 독학으로 공부하여 중학교 과학 교
사로도 활동했던 그는 50세부터 92세까지 약 42년 동안 다양한 곤충
을 관찰하여 이 책(총 10권)을 완성하였습니다. 일본 작가 고바야시 세이
노스케는 어린이를 위해 '파브르 곤충기'를 다시 번역하여 출간하였
는데 그중에 한 권이 바로 '마취과 의사 사냥꾼 벌'(을파소, 최영미 옮김)입
니다. 제목부터 관심을 끌었는데 여기에 등장하는 벌은 인간과 비교할
수 없이 뛰어난 마취기술을 지니고 있었습니다!

파브르가 가난한 교사로 지내던 어느 날, 프랑스 의사(醫師)이자 박물학자인 뒤프르가 쓴 다음과 같은 글을 읽고 그의 인생이 180° 바뀌었습니다. '뒤프르는 왕진을 간 친구의 집 마당에서 비단벌레만을 잡아오는 노래기벌을 발견하고 특유의 호기심이 발동하였습니다. 땅에 구멍을 파고 지은 벌집을 조심스럽게 파 내려가 노래기벌 애벌레와 비단벌레를 발견하였습니다. 뒤프르는 친구 집에서 돌아오는 길에 바닷가 근처 모래땅에서도 이 벌의 집을 찾아냈습니다. 20cm 깊이의 구멍 안쪽에 다섯 개의 애벌레 방이 있고 방마다 비단벌레가 세 마리씩 있었습니다. 노래기벌은 방마다 알을 낳고 입구를 흙으로 막으면 알에서 깨어난 애벌레가 비단벌레를 먹고 자랍니다. 나중에 번데기가 된 다음 날개 달린 노래기벌이 되어 구멍 밖으로 나옵니다. 어느 무더운 여름날, 뒤프르는 비단벌레를 36시간 방치하였지만, 전혀 부패되지 않았다는 사실도 알았습니다.'

이와 같이 뒤프르의 관찰에 도전을 받은 파브르는 본격적으로 곤충을 연구하였습니다. 집 근처에는 발견하기 힘든 '비단벌레 노래기벌' 대신 바구미를 사냥하는 '왕노래기벌'을 관찰하기 시작한 것입니다. 흙에 집을 짓고 사냥감을 물어온 벌에서 조심스럽게 바구미를 분리하기로 마음 먹었습니다. 왕노래기벌은 꿀을 먹지만 애벌레는 이렇게 바구미를 먹기 때문에 열심히 모을 수 있었습니다. 파브르는 약 100마리 정도 바구미를 모은 다음 색깔도 아름답고 마디도 굳어 있지 않은 것들만 유리병 안에 있는 종이 위에 넣어두었습니다. 그런데 다음 날 바구미 똥을 발견한 것입니다. 마치 죽은 것처럼 움직이지 않았지만 배설한다는 점은 살아있음을 증명합니다. 10일이 지나도 여전히 전기자극에 반응해 움직였습니다. 파브르가 왕노래기벌을 더 오랫동안 관찰해보니 갑옷처럼 딱딱한 바구미 몸체 중에 부드러운 곳 두 군데에 주사침을 놓는다는 사실을 알았습니다. 놀랍게도 이 두 곳은 바구미의 신경 중추가 있는 곳이었습니다!

어떻게 이런 벌이 해부학을 공부한 것처럼 바구미의 신체 구조를 정확히 알고 그곳에 침을 넣어 마취를 시켰을까요? 이런 사실은 진화론자에게는 미스터리 그 자체입니다. 가령 오랜 시간 동안 시행착오를 걸쳐 왕노래기벌이 이런 행동을 하게 되었다고 가정해 봅시다. 진화 초창기에 제대로 침을 놓지 못해 바구미가 움직였다면 애벌레 먹이가 될 수 없었겠죠. 설령 침을 놓았어도 충분히 마취가 안 되었다면 바구미가 일찍 깨어나 오히려 애벌레가 눌려 죽었을 것입니다. 그 결과 왕노래기벌이 진화되기는커녕 진즉 멸종되었을 게 뻔하지 않습니까? 바구미를 제압하기 위해서 왕노래기벌은 처음부터 모든 것을 완벽하게 갖추어진 상태로 창조되어야 합니다. 이것을 전문 영어로 'All or Nothing Design'이라고 합니다. 이 세상에 존재하는 다른 모든 생물뿐만 아니라 사람이 만든 기계도 마찬가지입니다. 예컨대 손목시계를 상상해봅시다. 정확한 시간을 나타내기 위해서는 처음부터 모든 부품이 완벽하게 갖추어져 있어야 가능합니다. 수많은 부품 중에 하나라도 빠지면 작동할 수 없고 그냥 고철 덩어리에 불과합니다.

파브르는 진화론을 믿지 않았는데 아마도 창조주의 놀라운 능력을 발견했기 때문이었는지도 모르겠습니다. 진화론자 다윈조차도 파브르의 업적을 높이 평가하였습니다. 이처럼 우리는 관찰을 통해 '모든 생물은 진화를 통해 생겨날 수 없고 처음부터 완벽하게 창조되었다.'는 점을 알 수 있습니다. 결론적으로 인간보다 진화 순서에서 훨씬 낮은 단계에 있는 '미물'이 '마취과 의사'보다 능력이 뛰어나다는 것은 바로 이런 미물을 창조하신 분이 계신다는 확실한 증거입니다.

의학소설 속 마취와 현실의 차이

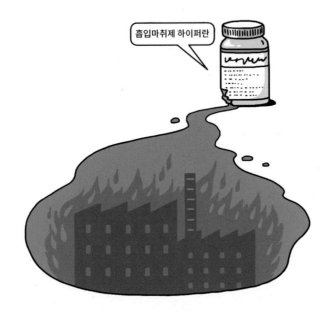

흡입마취제 하이퍼란

　딸이 주문해놓은 책을 찾으러 시내 교보문고에 들렀습니다. 용무를 마친 다음 그냥 나오기가 서운하여 한 켠에 자리한 검색용 컴퓨터에 '마취'라는 단어를 입력하였지요. 그러자 '마취'라는 제목의 소설이 화면에 뜨고 친절하게 매장에 재고 1권이 있다는 점도 알려주었습니다. 일본 정형외과 의사인 와타나베 준이치가 쓴 소설과 제목이 똑같아 처음에는 의아하게 생각했습니다. 작가는 서울대 의대를 졸업하고 개업한 지 12년 차 되는 성형외과 전문의인데 불과 몇개월 전에 출판된 작품이었습니다. 약 350페이지 분량으로 꽤 두꺼운 책이지만 식사와 수면시간을 제외하고 손에서 떼지 않고 단숨에 읽었습니다.

소설 무대는 대도시 S시(市)이고 주요 등장인물은 모두 5명으로, A(Anesthetist) 마취과 의사(S 대 병원의 교수 겸 마취과 전문의)와 P(Pharmacist) 제약 회사 대표(마취제 하이퍼란을 개발한 회사 대표), S(Star) 스타(국내 최고의 여배우), B(Boyfriend) S의 남자친구(국내 유수의 투자회사 대표), M(Moneybags) 재벌(몇 개의 방송사를 가진 언론 재벌, S의 스폰서)입니다. 작가는 현실 세계에서 전신마취 후에 드물게 생기는 합병증인 '수술 중 각성'과 '악성 고열증'을 소재로 삼았습니다. 마취과 의사 A가 수술이 끝난 뒤에 자신의 방에서 포털 뉴스를 검색하는 장면을 필두로 이 소설은 시작합니다. 얼마 전 A가 마취한 환자는 수술 중에 악성 고열증이 발생했는데 온갖 방법을 다 동원했지만 결국 환자는 사망합니다. 그로 인해 정신적으로 힘들어하는 동안 다른 의료 사건에 대해 자문을 구하는 부탁이 들어옵니다. 인기 연예인 S가 오랫동안 받은 스트레스와 불면증을 해결하기 위해 집에서 습관적으로 프로포폴(propofol)이라는 약물을 사용하다가 호흡 정지로 식물인간이 된 사건입니다. S와 사귀고 있는 B는 매스컴에서 S가 마약에 중독되었다는 매스컴 보도에 불만을 표시하며 프로포폴이 마약이 아님을 입증하기 위해 친구를 통해 A에게 접근합니다.

한편 P는 악성 고열증을 일으키지 않는 '하이퍼란'이란 흡입마취제를 새로 개발합니다. 우여곡절 끝에 정부 산하 차세대전략산업위원회에서 전폭적인 지지를 받아 전 세계로 수출하기 위해 공장을 증설하기로 결정이 납니다. 그런데 문제는 여기서부터 시작됩니다. 공장 파이프에서 미세한 누출이 감지되어 그 누출된 곳을 용접하다가 불꽃이 튀어 결국 대형 화재가 일어납니다. 그 여파로 마취약이 저장 탱크에서 흘러나와 기화되면서 공장 인부부터 쓰러집니다. 점차 반경 5km, 나중에는 10km까지 계속 퍼져나가 대통령 궁에도 영향을 미칩니다. 마지막에는 대통령도 희생되고 말 그대로 초유의 대재앙이 발생한 것입니다. 도시 기능이 마비되어 교육부총리가 대통령 권한을 위임받아 사태를 수습하는데 A가 참모 역할을 하여 슬기롭게 대처하는 모습이 돋보입니다. 사고가 나기 전에 공장 증설 소식을 듣고 환경단체와 지역 주민은 이런 불상사가 일어날 가능성이 있기 때문에 적극 반대를 했습니다. 하지만 P는 그들에게 3중 안전장치를 설치할 뿐만 아니라 주변에 대규모 수변 생태공원을 조성하겠다는 약속하고는 공사를 밀어붙인 것입니다. 공장 인근에 사는 누나 식구의 생존 여부가 무척 궁금했던 A는 생존자 수색 헬기를 이용해 누나 집에 잠깐 들렀는데 아무도 없는 것을 확인하였습니다. 다시 헬기로 올라오는 도중 그도 역시 마취약을 흡입하여 며칠 동안 병원에 입원하였습니다. 이 기간 동안 '체외이탈 (out of body experience, 몸에서 영혼이 분리되는 현상)을 경험하기도 합니다.

이런 대재앙은 가상의 세계일 뿐 현실 세계에서는 일어날 수 없기 때문에 전신마취제에 대해 괜한 공포감이나 두려움을 갖지 말아야겠습니다. 소설 구성은 비교적 완성도가 높지만, 내용은 현실 세계와 동떨어져 오히려 '공상과학' 쪽에 가까웠습니다. 이것과 비교하면 와타나베가 지은 소설 〈마취〉(상·하권)는 현실감 있게 사건을 전개시켰습니다. 또한 작가는 등장인물을 통해 자신이 평소에 인간 정신 영역과 동양철학에 관심이 많았음을 간접적으로 보여주고 있습니다. 더 나아가 죽음을 넘어 사후세계에 대한 궁금증도 풀기 위해 작가는 몸부림을

쳤습니다. 그렇지만 아무런 해답을 찾지 못한 채 소설이 막을 내려 아쉬움을 자아냈습니다. 끝으로 마취과 의사의 꿈은 '하이퍼란' 처럼 악성 고열증을 전혀 유발하지 않는 제품이 출시되는 것인데 과연 그런 날이 언제쯤 올지 모르겠습니다.

3

나의 건강 유지법
& 취미 이야기

비타민C, 나와 우리 가족의 건강 파트너

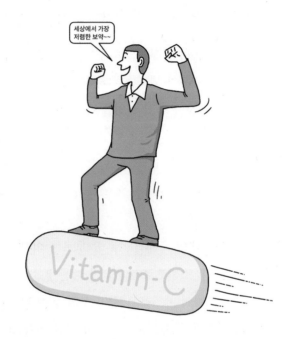

세상에서 가장
저렴한 보약~~

Vitamin-C

우리 식구가 비타민C와 인연을 맺은 지는 꽤 오래되었습니다. 기억은 잘 안 나지만 대략 2002년경 어느 집사님께서 선물을 주셨는데 이왕재 박사님의 비타민C 강의가 담긴 카세트테이프였습니다. 흥미롭고 유익한 내용인 것 같아서 집에 도착하자마자 단숨에 들었습니다. 의대 다닐 때 하루에 60mg만 먹으면 괴혈병(scurvy)을 예방한다고 배웠지만, 박사님은 이보다 수십 배나 많은 양을 복용하셔서 충격을 받았습니다. 더구나 대량으로 복용하면 피로가 없어질 뿐만 아니라 위암과 감기를 예방할 수 있다는 말씀에 귀가 솔깃하였습니다. 지체 없이 그분이 쓰신 책을 탐독한 다음 비타민C를 구입하여 먹기 시작하였습니다. 며칠이 지나자 평소에 심했던 만성 피로감이 눈 녹듯이 사라졌습니다. 해마다 몇 번씩 감기로 고생했는데 12개월간 꾸준히 복용하니 감기도 한 번 안 걸리고 1년을 보냈습니다. 직접 그 효능을 체험했기 때문에 틈만 나면 지인들에게 이 '기쁜 소식'을 알렸습니다. 이제는 '비타민C 전도사'가 되었습니다. 복용한 지 몇 달이 안 되어 교회에서 의료선교회 회장을 맡고 있었을 때였습니다. 바쁜 스케줄에도 불구하시고 필자의 간곡한 부탁을 받고 이왕재 박사님은 비타민C 강의를 하시기 위해 전주까지 내려오셨습니다. 그분은 아침마다 출근하실 때 사모님께서 1,000mg짜리 열 개씩 꼭 챙겨주신다고 하셨습니다.

비타민C에 대해 구체적으로 잘 모르는 의사는 '수용성이므로 과량 복용하면 모두 소변으로 배출되기 때문에 소량만 먹으면 된다.'고 주장합니다. 그렇지만 다음과 같이 우리 몸에 다양한 유익을 주기 때문에 단지 괴혈병을 예방하는 수준이 아닌 대량 요법이 중요합니다. 첫째는 면역력을 증가시켜 감기를 예방하고 치료합니다. 이런 효과를 이미 알고 있는 미국에서는 의사가 감기 걸린 환자에게 비타민C를 처방한다고 들었습니다. 작년에 미국에 갔을 때 한 알에 무려 1,500mg짜리 정제도 생산된다는 사실을 알았습니다. 둘째는 우리가 음식을 먹으면 위(胃)에서 소화되면서 여러 가지 발암 물질(특히 니트로사민류)과 활성 산소가 나오는데 비타민C가 이런 물질들을 무력화(無力化)하여 위암을 예방합니다. 셋째는 동맥경화를 차단하고 세 층(내막, 중막, 외막)으로 이루어진 혈관벽을 튼튼하게 합니다. 넷째는 피부 탄력을 유지하는 콜라겐 합성을 도와 피부 노화를 지연시킵니다. 다섯째는 대장(大腸)

에서 해로운 세균을 줄여주고 유익한 세균을 증가시킵니다. 그 외에도 대장암 발생을 예방하고 최근에는 항암제로도 각광을 받고 있습니다. 오래전에 전북대학병원에서 정년퇴직을 하시고 아프리카 보츠와나에서 선교사로 활동하신 선배님(신경외과 전문의)께서 생생한 경험담을 들려주셨습니다. 위암 말기 환자였던 어느 교회 목사님에게 정맥 주사로 비타민C 대량 요법을 하셨답니다. 처음에 10g을 투여하고 일주일마다 10g씩 증량하여 100g까지 올렸는데 마침내 완치되었다는 사실입니다. 게다가 다른 항암제와는 달리 부작용도 거의 없습니다. 이와 같이 항산화제인 비타민C는 우리 몸에 여러 가지 유익을 가져다줍니다.

사람과 영장류, 기니피그를 제외한 모든 동물은 스스로 비타민C를 합성합니다. 사람도 과거에 비타민C를 합성했는데 그 관련 유전자가 간세포에 흔적으로 남아있다고 합니다. 어느 과학자가 방사선 동위원소로 추적해보니 약 4,500년쯤 그 유전자가 기능을 잃었는데 그 시기에 역사적으로 노아 홍수와 바벨탑 사건이 일어났습니다. 다시 말해 노아 홍수전에 사람의 평균 수명이 900세를 넘긴 사실은 체내에서 비타민C를 합성한 데다 해로운 광선으로부터 지구를 보호해주는 물층이 있어서 가능했을 것입니다(부록2 참조). 물론 홍수 후에는 인체에서 합성할 수 없어 반드시 외부에서 섭취해야만 합니다. 권장량은 하루에 5~10g 정도인데 식사 도중이나 직후에 드셔야 합니다. 비타민C는 '아스코르빈산(anti+scurvy+acid)' 즉 '괴혈병을 막는 산'이므로 공복시에 드시면 속이 쓰려서입니다. 다만 복용 후 설사가 잦거나 결석 가족력이 있는 분은 용량을 줄이시면 됩니다. 동시에 비타민C를 드실 때는 물도 충분히 섭취할 필요가 있습니다.

우리 몸은 창조주께서 흙(dust)으로 만드셨기 때문에 놀랍게도 땅속에 있는 무기질 성분과 똑같습니다. 하지만 화학 비료사용과 환경오염 때문에 음식을 골고루 섭취해도 모든 미네랄을 보충하기 힘듭니다. 따라서 이왕재 박사는 종합비타민제도 날마다 복용할 것을 추천합니다.

테이프 하나 붙였을 뿐인데… 할렐루야!

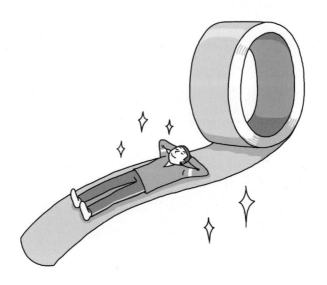

요즈음 운동선수들이 자주 사용하는 테이핑 요법에 관한 이야기입니다. 테이핑을 시작한 지 벌써 15년이 넘었습니다. 맨 처음 서울에서 어 강(소아과. 재활의학과 전문의) 선생님 강좌를 듣게 된 이후로 지금까지 부작용이 없고 효과가 즉시 나타나는 테이핑 매력에 푹 빠졌습니다. 이 분은 '키네시오 테이핑'을 바탕으로 현대의학과 한의학에 '컬러 테이핑'을 접목시켜 '아큐테이핑(acutaping)'이라는 새로운 분야를 개척하셨습니다(1993년). 나아가 책과 강의를 통해 국내 의료진에게 테이핑 요법을 널리 보급시킨 주인공이셨습니다. 나중에 저는 서울에서 카세 겐조(Kase Kenzo, D.C, 키네시오 테이핑의 원조)가 직접 진행하는 워크샵을 수료하였습니다.

사용하는 테이프는 크게 두 가지 종류가 있는데, 탄력 테이프(BB Tape)와 비탄력 테이프입니다. 다시 비탄력 테이프는 스파이럴 테이프와 격자 테이프로 나뉩니다. 제가 주로 사용하는 것은 탄력 테이프와 격자 테이프입니다.

초창기에 가족들이 아플 때면 경험을 쌓기 위해 테이핑 위주로 치료하였습니다. 영역을 더 넓혀 한 달에 두 번 교회에서 농어촌 의료봉사활동을 할 때도 이 요법을 활용하여 좋은 반응을 얻었습니다. 아직도 기억에 남은 환자들이 있습니다. 천식이 심한 60대 여성분이셨는데 호흡이 무척 힘들고 옆에서도 쌕쌕거리는 소리가 들릴 정도였습니다. 탄력 테이프를 적당한 크기로 잘라 대흉근이 있는 가슴과 횡격막이 있는 등에 테이핑을 했습니다. 시술하자마자 곧바로 천식 증상이 없어지니 환자는 너무 기뻐하면서 "할렐루야"를 연거푸 외쳐댔습니다. 호흡에 관여하는 근육을 이완시켜 천식을 일으키는 악순환 고리를 끊어버리자 그 증상이 사라진 것입니다. 또 다른 환자입니다. 어느해 늦가을 선혈처럼 붉게 물든 지리산 단풍을 앵글에 담고 싶었습니다. 아내랑 2박 3일 일정을 잡고 장터목 산장에서 여장을 풀었습니다. 그날 점심 무렵 느닷없이 안내 방송이 흘러 나왔습니다. "응급 환자가 발생하여 1층에 대기 중이니 의사 선생님이 계시면 도와주시길 바랍니다." 서둘러 내려가 보니 젊은 여자가 눈살을 찌푸린 채 오른쪽 허벅지를 움켜잡고 있었습니다. 지리산 천왕봉을 목표로 올라오는 도중에 갑자기 다리가 저려 도저히 걸을 수 없었다는 것. 할 수 없이 두 남자가 양쪽에서 부축하여 어렵사리 여기까지 올라왔다며 자초지종을 말했습니다. 환자를 가운데 두고 사람들이 삥 둘러섰습니다. 일단 그분을 안심시킨 동시에 좌골 신경통으로 생각하고 탄력 테이프를 길게 잘라 둔부에서 종아리까지 붙여주었습니다. 그런 다음 그녀를 일으켜 걸어보라고 부탁했습니다. 처음에는 필자의 말을 반신반의하다가 자신을 그토록 괴롭혔던 통증이 사라진 사실을 알고는 얼굴 표정이 달라졌습니다. 드디어 평소처럼 잘 걷게 되자 주변 사람들도 놀란 나머지 눈이 휘둥그레졌습니다. 몽골과 태국에서 의료 봉사 활동을 할 때도 테이핑 요법의 인기는 대단했습니다.

근골격계 질환에 따라 치료 효과가 좀 늦게 나타난 경우도 있지만 대부분 증상이 호전되고 치료 효과가 바로 나타납니다. 격자 테이프도 효과가 좋습니다. 차나 배를 타고 장거리 여행할 때 출발하기 전에 합곡(合谷, 엄지와 집게손가락 사이 근육이 올라온 부분), 내관(內關, 손목 안쪽 주름에서 두 손가락 너비만큼 상방 두 힘줄 사이) 등 혈 자리 몇 군데에 붙이면 멀미도 예방됩니다. 이처럼 필요한 사람들에게 시술을 하기 위해 탄력 테이프와 격자 테이프, 가위를 늘 차에 싣고 다닙니다.

약 성분이 전혀 들어있지 않고 천과 고무를 50:50 비율로 섞어 만든 테이프가 어떻게 이런 놀라운 효과를 나타낼까요? 몇 가지 기전이 밝혀졌습니다. 가령 신체 일부가 가구 모서리에 부딪쳐 몹시 아플 때 본능적으로 아픈 곳을 손으로 세게 문지르면 통증이 없어집니다. 이것을 '미세수축(microcontraction)' 이라고 부르며 테이핑을 하면 이런 현상을 일으킵니다. 아울러 조직의 공간을 넓혀 혈액과 림프순환을 증가시키고 통증을 일으키는 물질을 제거합니다. 그 외에도 피부와 장기 사이에 연결된 반사에도 영향을 주어 치료 효과를 나타냅니다.

이와 같이 테이핑은 언제 어디서나 요긴하게 사용할 수 있고 효과가 뛰어나며 비침습적(즉 피부에 상처를 내지 않는)이라는 장점을 지니고 있습니다. 이제 테이프는 나의 친밀한 지기(知己)가 되어 평생토록 손에서 놓지 않을 것 같습니다.

과유불급(過猶不及) 운동중독(運動中毒)

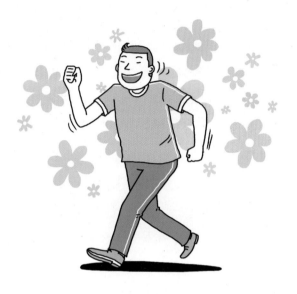

　수술 스케줄이 비어있는 날이면 맑은 공기와 흙 내음을 맡기 위해 모악산(母岳山, 794m)에 오르곤 하였습니다. 대원사까지는 길이 완만하여 비교적 쉽지만 수왕사 가는 길은 이마에 땀방울이 송골송골 맺힐 정도로 가파르기 때문에 젊은 사람도 꽤 힘든 등산로입니다. 그런데 매일 이 길로 다니신다는 칠십이 넘으신 할아버지를 가끔 만났습니다. 키는 왜소한 데다 허리가 굽으신 분이셨습니다. 곰곰이 생각해보면 이분이야말로 전형적인 '운동중독자' 라고 진단 내릴 수도 있겠습니다.

　다른 중독과는 달리 운동중독(exercise addiction)은 본인뿐만 아니라 주위 사람들도 비교적 관대하게 보는 경향이 있습니다. 더구나 주 5일

근무로 운동하는 인구가 증가하는 추세여서 운동중독자도 덩달아 늘어날 것으로 예상합니다. 미국에서는 1970년대 초부터 이 중독에 대해 연구하기 시작하였습니다. 다른 중독(알코올, 마약, 도박, 인터넷 등)과 마찬가지로 운동에 집착한 나머지 개인과 사회생활에 지장을 줄 뿐만 아니라 중단했을 때 불안, 짜증, 우울증과 같은 금단(禁斷)현상이 나타났습니다. 운동과 관련하여 흥미 있는 연구 결과가 나왔습니다. 즉 원광대 복지보건학부 김종인 교수는 약 40년(1960년 1월~2000년 2월) 동안에 사망한 사회 저명인사들을 대상으로 '직업별 평균수명에 대한 조사연구' 란 논문을 발표한 것입니다. 예상과 달리 체육인이 67세로 수명이 짧은 직업에 속했는데 그 이유를 다음과 같이 설명할 수 있습니다. 호흡을 통해 산소가 우리 몸에 들어오면 입을 통해 들어온 음식과 함께 세포 미토콘드리아에서 에너지를 만듭니다. 그 과정에서 일부 산소가 해로운 산소 즉 '활성 산소(free radical)'로 바뀐 다음 여러 장기를 공격하여 각종 질병을 일으키는데 운동할 때는 대량으로 생성되기 때문입니다. 최근에 생활습관병(과거 성인병)의 주범도 바로 활성산소라는 사실이 밝혀졌습니다.

그럼 왜 사람들은 운동중독의 늪에 빠지게 될까요?

강도 있는 운동을 하고나면 긴장과 스트레스가 해소되어 정신적 만족감을 주기 때문입니다.

아울러 운동(특히 달리기) 시작 후 30분 정도가 지나면 우리 몸에서 모르핀보다 열배나 강한 '베타 엔도르핀(β-endorphin)' 이라는 물질이 분비되어 통증이 감소되고 황홀감을 느낍니다. '하늘을 나는 것 같다.' 든지 '꽃밭을 걷는 느낌'으로 표현되는 이런 황홀감을 경험하는 현상을 전문용어로 '러너스 하이(runner's high)' 혹은 '운동 하이(exercise high)' 라고 부릅니다. 1979년 캘리포니아대 심리학자인 아놀드 J 멘델이 처음 논문에서 사용하기 시작한 러너스 하이는 심장박동수가 분당 120번 이상이면 아스팔트 포장도로나 헬스클럽의 러닝머신에서 뛸 때에도 느낄 수 있다고 합니다. 이런 황홀감을 경험하기 위해 날마다 강도 높은 운동을 하면 몸이 회복할 시간적 여유가 없고 피로가 쌓여 각종 부상에 시달리게 됩니다(인터넷을 통해 '운동 중독 자가 진단 테스트'를 할 수 있음).

그렇다면 운동중독을 예방하는 방법이 있을까요?
전문가들은 다음과 같은 수칙을 지킬 것을 권합니다.

첫째, 자신의 운동 목적을 파악하기(전문적인 스포츠 선수가 아닌 이상 즐기면서 운동하기)
둘째, 운동 종목을 바꿔보기(예: 달리기 대신 수영으로)
셋째, 몸의 경고 사인을 잘 감지하기
넷째, 과훈련 증후군 증상이 있으면 즉시 운동을 중단하고 치료받을 것 등입니다.

결론적으로 운동 부족이면 각종 생활습관병(성인병)을 초래할 수 있지만, 정도가 지나친 운동중독은 도리어 본인과 가족은 물론 사회에 부정적인 영향을 미친다는 사실을 알아야 하겠습니다. 이럴 때 적합한 사자성어는 '과유불급(過猶不及)'이 아닐까 싶습니다.

일석이조의 효과를 거두는 걷기 운동이란?

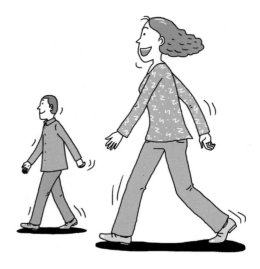

예수님께서 **온 갈릴리에 두루 다니사** 그들의 회당에서 가르치시고 왕국의 복음을 선포하시며 백성 가운데서 온갖 종류의 질환과 온갖 종류의 질병을 고치시니 (마 4:23)

앞에는 탐진강이 흐르고 뒤에는 제암산, 사자산, 억불산이 버티고 있는 곳이 필자의 고향 전남 장흥입니다. 초등학교 1, 2학년 때는 탐진강 다리를 건너 왕복 7~8km를 도보로 학교에 다녔습니다. 아직 철부지 소년이라서 비가 억수같이 쏟아지는 장마철을 손꼽아 기다린 적도 있었습니다. 강물이 불어나 다리가 잠기면 집에서 푹 쉴 수 있어서입니다. 그 뒤 인근 마을로 이사를 하였는데 중학교를 졸업할 때까지 매일 먼 길을 걸어 등하교를 하였지요. 방과 후에는 꼴망태를 메고 들에서 쇠꼴을 베기도 하고 농번기 때는 집안일도 거들었습니다. 육체적으로는 힘들었지만, 그 덕분에 튼튼한 두 다리를 갖게 되어 학창 시절 가장 자신 있는 운동은 달리기였습니다.

현대인의 특성을 다른 용어로 '호모 모벤스(Homo Movence, 기계를 다루는 인간)' 혹은 '호모 자피엔스(Homo Zappiens, 디지털 시대의 인간)', '호모 멀티타스쿠스(Homo Multitaskus, 여러 가지 일을 동시에 수행하는 인간)'라고 표현합니다. 기계나 컴퓨터가 사람의 일을 대신해줌으로 그만큼 편리한 대신 운동 부족과 심각한 환경 문제를 일으키고 있습니다. 예를 들어 걷는 것보다 차를 타고 가면 편하겠지만 그 치르는 대가는 얼마나 큰지 모릅니다. 자동차 한 대가 한 시간 달리면 산소(O_2)가 약 9kg 소모되는데 이는 성인 남자 9명이 24시간 생존하는데 필요한 막대한 양이라는 사실! 이 정도의 산소를 만들기 위해서는 20만 평방미터(약 450×450m의 면적)의 숲이 하루 종일 꼬박 수고를 해야 합니다. 그렇기 때문에 가능한 한 걷기를 하면 환경보호와 건강유지라는 일석이조(一石二鳥)의 효과를 거둘 수 있겠습니다.

잘 아시다시피 몸에 무리가 안 되고 효과가 뛰어난 운동이 '걷기'입니다. 그럼 바르게 걷기 위해서는 어떤 자세를 취해야 할까요? 턱을 조금 당긴 상태에서 시선은 전방에 둡니다. 가슴과 등을 펴고 엉덩이 근육을 조입니다. 착지할 때 새끼발가락부터 지면에 닿으면 피곤하고 허리나 발에 통증을 유발하므로 발꿈치-발 외측-새끼발가락-엄지발가락 순서로 체중을 이동시킵니다. 보폭은 약간 크게 하고 무릎을 펴야 하며 빠르게 걸을 때는 팔을 90° 정도 구부리고 흔들어 줍니다. 끝으로 걷기 전용 신발이 필요한데 뒤꿈치 부분이 두텁고 탄력이 있으며 지면에 대해 30° 정도 경사가 있으면 좋습니다. 동시에 신발 중량은 자기체중의 1% 정도가 적당하므로 예컨대 체중이 60kg이면 600g이 적합합니다(걷기는 과학이다(도서출판 한미의학, 2001) 참조).

사람들은 걷기보다 뛰는 것이 더 효과적인 운동으로 착각합니다. 그러나 걸을 때는 체중의 1.5배 무게가 무릎 관절에 가해지지만, 뛸 때는 무려 3~4배로 증가하여 관절에 무리가 올 수밖에 없습니다. 더구나 등산한 다음 달리면서 내려오면 무중력 상태인 무릎에 더 큰 충격을 주는 데다 넘어질 위험성도 있습니다. 칼로리 소모는 천천히 내려온 것과 큰 차이가 없다는 사실도 알아야 합니다.

예수님은 갈릴리나 팔레스타인 여러 마을이나 도시, 더 나아가 이방 나라에 복음을 전하기 위해 멀리까지 걸어 다니셨습니다. 걷기를 통해 건강을 유지하셨을 것입니다. 휴식도 취하시고 낮잠도 주무셨습니다. 일상 업무에 매달려 여유를 찾지 못하는 분도 하루 일과를 체크해보면 틈새 시간이 있겠죠. 비록 짧은 시간일지라도 이처럼 손쉬운 걷기를 통해 건강한 몸과 마음을 유지하셨으면 합니다.

중국의 한자(漢字)는 우리 민족의 유산

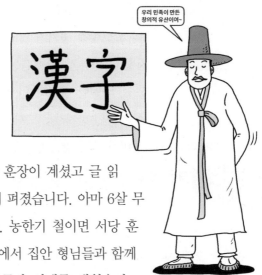

우리 민족이 만든 창의적 유산이여~

"하늘 천(天) 따 지(地) 검을 현(玄) 누를 황(黃) 집 우(宇) 집 주(宙) 넓을 홍(弘) 거칠 황(荒)…" 1960대까지만 해도 농촌에는 큰 동네마다 훈장이 계셨고 글 읽는 소리가 마을에 울려 퍼졌습니다. 아마 6살 무렵이었던 것 같습니다. 농한기 철이면 서당 훈장이셨던 할아버지 밑에서 집안 형님들과 함께 아침부터 저녁까지 한문과 서예를 배웠습니다. 이렇게 배운 한자가 중국에서 들어온 차용문자(借用文字)가 아니고 우리 선조 동이족(東夷族)이 만든 국자(國字)라고 하면 과연 얼마나 많은 사람들이 믿을까요? 이미 중국학자들은 다 아는 사실인데 우리만 모르고 있으니, 뭔가 잘못되어도 한참 잘못되었습니다.

인류는 노아 홍수 이후 8명에서 다시 시작되었습니다. 물론 우리 동이족은 노아 세 아들(셈, 함, 야벳) 중 셈의 후손입니다. 창조주에 대한 믿음을 간직한 셈과 그 후손은 구전으로 전해 내려오는 성경 이야기를 고스란히 한자 속에 반영하였습니다. 한자의 원조(元祖)인 갑골문자 속에 이런 창세기(1장~11장) 내용이 들어 있다는 사실을 발견한 사람은 중국 선교사인 강(C.H.Kang)과 태국에서 수년간 활동한 미국 여성 병리학자인 넬슨(E.R.Nelson)입니다. 두 사람은 이것을 정리하여 '창세기의 발견(The Discovery of Genesis)' (1979년)이라는 책을 출간하였습니다. 혹자는 '이 책을 통해 20세기 최고의 고고학적 증거가 발견되었다.' 라는 찬사를 아끼지 않았습니다. 천지창조, 인류기원, 에덴동산, 사단(뱀)의 유혹, 타락(죄), 구원, 노아의 대홍수, 바벨탑 사건과 언어 혼잡 등 창세기에 기록된 거의 모든 사건이 뜻글자인 한자(漢字) 속에 그대로 포함되어 있습니다. 덧붙여 약 4,000년 이상 중국 왕들이 상제(上帝)에게 국경 제사를 드렸는데 이 상제도 성경에서 말하는 하나님으로 드러났습니다.

이와 같이 우리 민족은 하나님을 섬기는 신앙을 바탕으로 한자를 발명했지만 오랜 시간이 흐르면서 역사가 많이 왜곡되었습니다. 대부분 사람들은 한자를 중국인이 만든 문자로 알고 있을 뿐더러 배우기 까다롭다는 이유로 국가나 개인 모두 외면해 왔습니다. 그 결과 지금 우리나라 한자 문맹률이 80%에 이른다고 합니다. 그렇지만 우리말은 ■ 뜻글자, 음(陰)의 문자이며 녹도문자(鹿圖文字)에서 발생한 한자와 ■ 소리글자, 양(陽)의 문자이며 가림토문자(加臨土文字)에서 발생한 한글이라는 수레의 두 바퀴가 있어야 온전한 언어체계가 완성된다는 점입니다. 마치 수술실에서 마취와 수술이라는 두 가지 수레바퀴(의료행위)가 잘 굴러야 아무 탈 없이 환자가 회복되는 것과 같은 이치입니다.

동이족이 한자를 만들었다는 점을 중국학자들이 바르게 알려주고 있습니다. 이와 관련하여 다음과 같은 유명한 일화가 전해 내려오고 있습니다. 우리나라 초대 문교부 장관인 안호상(1902-1999) 박사가 장관 시절, 중국이 낳은 세계적인 문호 임어당(林語堂, 1895-1976)을 만났을 때 여담처럼 말했다고 합니다. "중국이 한자를 만들어 놓아서 우리 한국 까지 문제가 많다."고 하자 임어당은 깜짝 놀라면서 "그게 무슨 말이 오? 한자는 당신네 동이족이 만든 문자인데 아직도 그 사실을 모른단 말입니까?"라는 핀잔을 들었습니다. 또한 중국 창힐 문화연구회 쑨 펑(孫鵬) 회장은 "(한자를 처음 만든) 창힐은 동이족에 속하는 사람이다. 이는 한서 예기 오제편에도 논증이 있다. 동이족이 문자를 창조했다 는 것은 의심의 여지가 없다."고 증언했습니다. 그 외에도 중국의 사 학자인 쩌우쥔멍(鄒君孟), 왕위저(王玉哲), 장원(張文) 등도 동일하게 주장하 였습니다. 마지막으로 대만 문자학자인 이경재(李敬齋)는 한자를 처음 만들었다고 하는 '창힐'과 '공자'도 동이족이며, 공자의 고향인 곡부 는 동이 문화의 발원지라고 설파하였다니 이 얼마나 놀라운 증언들입 니까! (한중 언어학 대가(大家)인 진태하(陳泰夏) 인제대 석좌교수의 강의 내용을 참조)

현대를 대표하는 추상 화가이며 조각가인 피카소(Pablo Ruiz Picasso, 1881-1973). 그도 말년에 한자의 초기문자인 갑골문에 심취하였다는 사 실에 필자는 신선한 충격을 받았습니다. 피카소는 "내가 중국인으로 태어났더라면 화가가 아닌 작가가 되었을 것이다. 나는 그림을 '쓰고' 싶다."고 말했습니다. 어릴 적 할아버지 밑에서 의무적으로 배웠던 한 자가 우리 조상 동이족이 만들었다는 사실이 얼마나 자랑스러운지 모 르겠습니다

창조의 세계관을 힘써 외치다

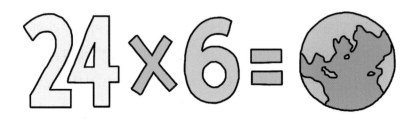

    서울에서 잠시 당직의로 근무할 때였습니다. 집 근처 넓은 공터에서 도서 축제가 열렸습니다. 한참 동안 구경하다가 갓 태어난 딸을 위해 몇 권의 입체 동화책과 함께 '진화는 과학적 사실인가?' 라는 책을 구입하였습니다. 이 책은 제목부터 호기심을 자극했지만 이를 통해 필자의 인생관과 세계관이 바뀔 줄은 상상조차 못 했습니다. 학교에서 과학이라고 배운 진화론은 진리가 아니라며 그 증거를 몇 가지 제시하였는데 충격을 받은 것입니다. 그 후 1993년 대전에서 세계 박람회가 열렸을 때 그 전시장에서 창조를 입증하는 자료와 관련 서적을 섭렵하였습니다. 나중에는 한국창조과학회(www.kacr.or.kr)에서 주관하는 초급, 고급과정 강좌를 이수한 다음, 사람들 앞에서 강의할 수 있는 과정까지 마쳤습니다. 이처럼 창조과학을 중요하게 여기고 시간을 내어 가르치는 이유는 바로 다음과 같은 세계관에 관한 문제이기 때문입니다.

    사람은 '세계관(世界觀, world view)'이라는 색안경을 통해 세상을 바라봅니다. 이 세계관은 개인의 가치체계와 행동까지 결정합니다. 따라서 이것을 지키기 위해 하나뿐인 자신의 생명을 바치기까지 합니다. 그토록 중요한 세계관 중에서 대표적인 것이 바로 '진화론(evolutionism, 진화 가설)'과 '창조론(creationism, 창조 진리)'입니다. 이 두 가지는 서로 정반대이며 하나는 맞고 다른 하나는 틀렸습니다. 창조론은 성경 기록이 옳다는 것을 과학적으로 변증하는 학문이므로 성경이 기준입니다. 성경은 과학뿐만 아니라 초과학적 사실도 기록되어 있으며 이 세상을 창조하신 하나님께서 직접 관여하셔서 만들어진 책입니다. 그 안에 천지창조(우주의 기원)를 비롯하여 인류기원과 타락, 대홍수, 멸망, 예수 그리스도의 탄생, 십자가 죽음, 부활, 승천, 재림, 영생에 관한 진리가 들어있습니다. 그래서 우리가 성경을 '우주의 사용 설명서' 혹은 '특별계시'라고 부르는 이유이기도 합니다(필자의 글 부록ㅣ 참조).

엿새 동안에 주가 하늘과 땅과 바다와 그것들 안에 있는 모든 것을 만들고 일곱째 날에 안식하였느니라. 그러므로 주가 안식일을 복되게 하여 그날을 거룩하게 하였느니라 (출 20:11)

이 말씀에서 전지전능하신 주님께서는 분명히 6일(=24시간×6) 동안 지구를 포함한 온 우주를 만드셨고 다음 날 하루 안식일(=24시간)을 지키셨다는 사실을 알 수 있습니다. 물론 다윈 진화론이 나타나기 전 대부분 사람들은 이런 성경 말씀을 통해 지구의 역사가 약 6,000년 되었다는 '젊은 지구론'을 믿고 있었습니다. 그런데 지금으로부터 약 160년 전 다윈의 '종의 기원'이 등장하고 나서 세계관에 지각 변동이 일어났습니다. 진화론자는 자신들의 이성으로 6일 만에 우주를 창조하신 하나님의 능력을 믿지 않았습니다. 그 결과 하루가 천년 혹은 그 이상이라고 우겨 지구 역사는 약 45억이 되었다는 '오랜 지구론'을 고수하고 있습니다. 그들은 '진화론만 과학이고 창조론은 종교'라는 논리를 펴 교과서에 진화론만 실려 있습니다. 그렇지만 진화된 증거는 지금까지 단 하나도 발견하지 못했습니다. 반면에 창조의 증거는 무수하게 많습니다.

최근에는 교회안에서도 이런 진화론을 수용하자는 운동이 거세게 일어나고 있습니다. 소위 '유신 진화론'인데 '하나님은 이 세상을 창조하신 다음 오랜 세월 진화를 통해 역사를 이루어 가신다.'라는 이론입니다. 이들은 '인류의 조상은 아담과 하와가 아니고 하나님께서 침팬지와 같은 유인원을 만드신 다음 진화 과정을 통해 오늘날 인간이 되게 하셨다.'라는 황당한 주장까지 했습니다. 결국 진화론자와 동일한 사고를 지니고 있습니다.

이와 같은 진화론의 실상을 깨우치기 위해 필자는 국내외 교회와 병원에서 오래전부터 창조과학 강의를 해왔습니다. 몇 달 전에는 한국에서 박사과정을 밟는 중국 교수님 20여명을 모시고 강좌를 열었습니다. 무신론을 신봉하는 이들에게 신선한 충격을 던져 주었던 것입니다. 강좌를 통해 이 세상이 진화된 것이 아니고 창조되었다는 사실을 처음으로 알았기 때문입니다.

팬플루트 연주로 스트레스를 날려 보내고

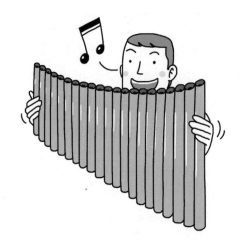

　어릴 적에 두 살 많은 형님께서 수학여행을 다녀온 기념으로 갈색 대나무 피리를 사오셨습니다. 이를 계기로 필자는 오래전부터 여러 악기에 대해 관심을 갖게 된 것 같습니다. 예수병원 인턴시절 어느 늦은 가을 밤, 병원 근처 나지막한 동산에서 시작된 청아한 악기 소리가 밤안개처럼 주변을 감싸고 있었습니다. 그 소리가 하도 맑고 아름다워 음절 하나라도 놓칠세라 곡이 끝날 때까지 꼼짝할 수 없었습니다. 지금 생각해보니 '외로운 양치기' 였던 것 같습니다. 달콤한 멜로디에다 악기 이름까지 궁금하여 그날 밤은 잠을 설칠 정도였습니다. 다음 날 한가한 시간을 틈타 관통로에 있는 버들피리 악기점에 갔습니다. 어젯밤에 들었던 여차여차한 악기에 대해 물어보니 '팬플루트(panflute)' 라는 것. '떡본 김에 잔치 벌인다.' 는 속담처럼 이왕 악기점에까지 온 데다 가격도 그리 비싸지 않아 '시링크스(syrinx)' 22관짜리를 구입하였습니다.

하지만 난관에 부딪혔습니다. 이 악기가 우리나라에 도입된 지 얼마 되지 않은 데다 전주에서 연주법을 가르쳐주는 데가 없다는 점이었습니다. 선택의 여지가 없어 관련 책자를 구입하여 독학으로 시작하였지만 역시 한계가 있었지요. 점차 악기에 대한 열정이 시들고 몇 년이 지났을 때였습니다. 드디어 반전의 기회가 왔습니다. 익산에서 개업하신 ○○외과 원장님께서 팬플루트 연주곡이 담긴 카세트테이프를 필자에게 선물로 주셨던 것입니다. 호레아 크리샨(Horea Crishan)이 연주한 곡들인데 감미로운 선율에 마음을 빼앗겨 하루에도 몇 번씩 들었습니다. 내친김에 루마니아 태생인 세계 최고의 연주자 게오르그 잠피르(Gheorghe Zamfir)가 연주한 곡도 자주 접했습니다.

이렇게 대가(大家)의 연주를 듣다 보니 용기가 생겼습니다. 무대에서 연주할 수 있는 수준까지 실력을 기르고 싶었습니다. 백방으로 물색해본 결과 예성악기 이양원 사장님을 알게 되었습니다. 이 분은 품질 좋은 팬플루트 악기를 제작하여 수출할 뿐만 아니라 국내 최고의 연주자로 인정해줄 만큼 연주 실력도 뛰어나셨습니다(경기도 군포에서 '예향 팬플루트 오케스트라'를 창단하여 해외까지 무료 공연을 하셨음). 예성악기에서 연주용을 구입한 다음 군포까지 올라가 몇 차례 개인 지도를 받았습니다. 그러고 나서 집에서 피나는 연습을 하다 보니 실력이 일취월장하였습니다. 그리하여 지난 2009년 서울에서 열린 제17회 팬 음악제에서 '험한 세상 다리가 되어(Bridge Over Troubled Water)'를 연주하여 대상(大賞)을 받았습니다. 음악에 탁월한 재능은 없지만, 꾸준히 노력한 결과였습니다.

팬파이프(panpipe)라고도 부르는 이 악기는 인류 역사에서 가장 오래된 것으로 알려졌습니다. 처음에는 갈대를 꺾어 만들었기 때문에 갈대가 서식하는 남미 아마존강과 루마니아 다뉴브강 유역에서 유래했다고 봅니다. 나라에 따라 간혹 점토나 목제, 석제로도 만들었지만 아무래도 소리가 청아하고 쉽게 구할 수 있는 대나무 제품이 대세를 이룹니다. 기본형은 뗏목형(관을 일렬로 배치)이며 대륙과 나라마다 약간씩 모양이 다릅니다. 구체적으로 페루 같은 남미형은 악기 중간에 띠가 있고 루마니아 같은 유럽형은 악기 하방에 있습니다. 이런 차이점으로 남미 형은 소리가 좀 거칠고 남성적인 반면 유럽형은 음색이 부드럽고 여성적입니다. 서재에는 그동안 구입한 소프라노, 알토, 베이스 등 7개가 있는데 대부분 유럽형입니다. 주로 즐겨 연주하는 곡으로는 '어메이징 그레이스', '산과 계곡을 넘어', '외로운 양치기', '엘 콘도르 파사(철새는 날아가고)', '여기에 모인 우리' 등입니다.

'물은 답을 알고 있다' 라는 책과 '그린 음악(Green Music)'이라는 분야에서 내놓은 결과를 보면 놀랍습니다. 이를테면 좋은 음악과 선한 말을 들으면 우리 몸을 구성하는 물 분자가 육각형 구조를 유지하지만, 해비 메탈 음악이나 부정적인 말을 들으면 육각형 구조가 파괴됨을 보여준 점입니다. 그런 까닭인지 엘프 반주기 808에서 흘러나오는 가락에 맞추어 팬플루트로 명곡을 연주하다 보면 그동안 쌓였던 스트레스가 눈 녹듯이 사라지고 심신이 회복됨을 느낍니다. 더구나 공연을 앞두고 며칠 전부터 짬을 내어 연습하는 것 그 자체가 내 삶의 활력소가 됨은 두말할 나위도 없습니다.

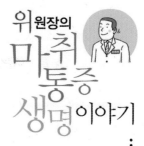

위 원장의
마취
통증
생명 이야기

부 록

필자는 농부의 아들입니다. 어릴 때부터 주경야독(晝耕夜讀)하신 부친의 영향을 받으면서 성장했습니다. 그러니 땅주인은 아니어도 노는 땅만 보면 몸이 근질거려 참을 수가 없습니다. 새로 이사 오고 나서 작물을 심은 지도 벌써 7년이 넘었습니다. 열 평이 채 안되지만 계절마다 골고루 심었지요. 올 봄에도 마늘과 양파를 수확한 다음 6월 중순에는 딸이 좋아하는 고구마를 심을 예정입니다.

땅속에는 아직도 크고 작은 돌멩이가 숨어있습니다. 삽질하면 '턱' 하고 걸리는 소리도 납니다. 두어 시간 밭을 일구다보면 온 몸은 땀으로 목욕을 하지요. 돌을 잘 골라내고 퇴비를 뿌려 정성껏 가꾸어야 옥토로 변합니다. 그런데 삽질하다가 땅속에서 물경 직경이 1미터가 넘는 '보물'을 발견했다고 칩시다. 독자라면 어떻게 하시겠습니까? 한동안 어안이 벙벙하다가 놀란 마음을 진정시키고 일단 흙으로 덮겠죠. 그러고 나서 당장 주인을 만나 무슨 수를 써서라도 그 밭을 살 것입니다. 주변 시세보다 몇 배를 더 주더라도! 이 보물이 바로 예수님께서 비유로 말씀하신 '하늘 왕국(천국)' 이며 '복음' 입니다.

또 **하늘의 왕국**은 마치 밭에 숨겨진 **보물**과 같으니라. 사람이 그것을 발견하면 숨겨 두고 그 기쁨으로 인해 가서 자기의 모든 소유를 팔아 그 밭을 사느니라 (마 13:44)

이 책에 실린 부록1, 2도 생명을 살리기 위한 '보물처럼 빛나는 진리'를 담고 있습니다. 이를 통해 잘못된 패러다임이 바뀌고 '세상이 줄 수 없는 기쁨'을 누리시길 바랍니다.

부록 01

세상과 진리에 관한
일곱가지 착각에서
벗어나기

부록 1

세상과 진리에 관한 일곱 가지 착각에서 벗어나기

성경 연대에 의하면 지금으로부터 약 6,000년 전부터 시작된 인간과 우주의 역사(history)는 처음부터 직선(直線) 형태로만 진행해왔습니다. 아울러 지구상에서 나그네와 같은 인생 여정도 끝나면 영원한 세계가 기다리고 있습니다. 이 사실은 모든 사람에게 해당되며 불교에서 말하는 '윤회'나 '환생' 따위는 없습니다. 그러니 올바른 역사관과 세계관이 없으면 자신은 어떤 존재이며 인생의 종착역은 어디인지 알지도 못하고 방황할 수밖에 없습니다. 지금까지 마취과 의사와 창조과학자로서의 삶을 살아오면서 얻은 경험과 하나님께서 주신 지식과 지혜를 한데 모아 다음과 같이 일곱 가지로 정리하였습니다. 반드시 알아야 할 내용임에도 불구하고 사람들이 무관심하거나 착각하는 것들입니다.

첫째로 '인간은 혼과 육으로만 되어있다'는 착각입니다.

오히려 사람은 영(靈 Sprit), 혼(魂 Soul or Mind), 육(肉 Flesh)이라는 세 가지 영역으로 이루어진 삼위일체(三位一體)적 존재입니다(자료 1 참고). 그런데 이 세 영역 모두 질병이 발생합니다. 더구나 영을 지닌 인간은 누구나 예외없이 태어날 때부터 '영적인 질병' 즉 '원죄(原罪, Sin)'를 가지고 태어납니다. 당연히 도덕적인 죄(Crime, 범죄)와는 별개입니다. 의과대학에서 이런 영적 질병에 대해 전혀 배우지 못한 채, 의사가 의업에 종사해야 하는 의료 현실에 안타까운 심정을 금할 길 없습니다. 그렇지만 서울에서 개업하신 박 관 선생님은 필자의 답답한 가슴을 시원하게 해주십니다. 내과 원장(독일 내과) 겸 목사님(전인치유교회)이신데 일주일에 한 번은 영적인 질병을 치료하십니다. 신앙을 통해 환자의 원죄를 해결해주면 정신적(혼적) 질병(예: 우울증)이나 육체적인 질병(예: 아토피)이 저절로 없어지는 체험을 많이 하셨습니다. 사람이 영, 혼, 육으로 되어 있다는 사실을 가감 없이 보여주는 사례입니다.

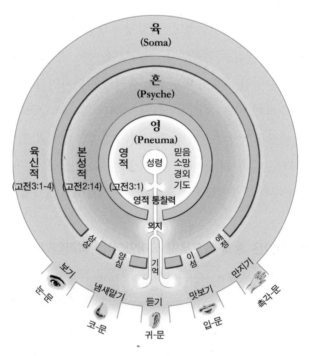

〈자료 1. 사람의 3가지 본질〉*

의과대학에 다니던 시절, 존경하는 이무석 교수님께서도 학생들에게 '정신병(혼의 영역)과 마귀 들림 현상(영의 영역)을 잘 구별하여 치료하는 의사가 되라.'고 강조하셨습니다. 거의 35년이 지났지만 지금도 그 말씀을 잊지 않고 있습니다. 곧 '정신병이 걸린 환자를 병원에서 치료하는 대신 마귀 들렸다며 기도원으로 데리고 간다거나, 반대로 마귀에게 고통받고 있는 영적 환자를 기도로 고치는 대신 정신병이라며 병원에서 치료하는 것은 아무 효과가 없고 오히려 병을 악화시킬 수 있다는 사실'입니다. 아래에 소개하는 성경 말씀도 사람은 세 부분으로 되어있음을 다시 한번 상기시켜줍니다.

주 하나님께서 땅의 **흙(=육)**으로 사람을 지으시고 생명의 **숨(=영)**을 그의 콧구멍에 불어넣으시니 사람이 살아 있는 **혼**이 되니라 (창 2:7)

평강의 바로 그 하나님께서 너희를 온전하게 거룩히 구별하시기를 원하노라. 내(=바울)가 하나님께 기도하여 너희의 온 **영**과 **혼**과 **몸(=육)**을 우리 주 예수 그리스도께서 오실 때까지 흠 없이 보존해 주시기를 구하노라 (살전 5:23)

여기서 우리가 알아야 할 영적인 존재는 다섯 부류가 있습니다.
1) 창조주(Creator) 하나님(God) 2) 천사(Angel) 3) 사탄(Satan, 마귀) 4) 사람(Man) 5) 짐승(Beast)입니다. 이처럼 사람이 영을 지녔기 때문에 창조주의 영(聖靈, Holy Sprit)이나 사탄의 영(惡靈, evil sprit)과 교통하거나 지배를 받게 됩니다. 예컨대 사탄의 지배를 받는 경우입니다. 소위 '신들린'

강신 무당은 사탄(흑은 마귀)의 힘을 빌어 오래전에 죽은 사람의 목소리를 흉내 내기도 합니다. 해당 유가족은 '죽은 사람의 넋이 무당에게 들어온 것'으로 착각하고 무당이 요구하는 대로 금품을 내놓을 수밖에 없습니다. 말하자면 사탄의 속박에 묶인 것입니다. 한때 유행했던 '연필점'도 마찬가지입니다. 멋모르고 재미로 시작하지만 악한 영을 이용하기 때문에 이것도 위험한 놀이입니다. 본래 하나님 곁에는 그분의 보좌를 지키고 찬양하며 섬기는 '그룹(cherub)'이라는 지극히 거룩한 존재가 있었습니다. 물론 날개가 있으며 지혜와 아름다움에 있어서 하나님이 완벽하게 창조하신 피조물입니다. 하지만 기름 부음을 받은 이 그룹이 교만하여 하나님을 대적하고 타락한 다음 결국 '사탄' 혹은 '마귀'가 되었습니다. 이처럼 타락한 영적 존재인 사탄은 항상 우리 곁에서 배고픈 사자처럼 다니다가 공격 대상을 찾으면 그 사람의 인격을 파괴하고 멸망의 길로 인도합니다. 그렇다고 무작정 마귀를 두려워할 필요는 없습니다. 하나님께서 허용하시는 범위 내에서 활동할 뿐만 아니라 마귀보다 능력이 크신 예수님을 믿는 신앙으로 능히 물리칠 수 있기 때문입니다.

근신하라 깨어라 너희 대적 **마귀**가 우는 사자같이 두루 다니며 삼킬 자를 찾나니 (벧전 5:8)

뿐만 아니라 바른 성경인 킹제임스 흠정역 성경을 보면 짐승도 영이 있다는 사실을 알 수 있습니다. 일례로 소(牛)는 사람의 말을 알아듣기 때문에 과거 백정(白丁)들은 은어를 사용했으며 도축장으로 끌려갈 때는 사람처럼 눈물을 흘립니다. 나귀가 영안이 열려 주의 천사를 보기도 하고 입을 열어 자신의 주인 발람에게 말도 했습니다(민 22:22-33). 세 번째 착각에서 자세히 언급하였지만 짐승이 사람과 같이 영적인 존재라는 점을 인정하기 싫은 세력이 자기들의 입맛에 맞게 성경을 변개시켰습니다. 올바르게 번역한 성경(흠정역)과 비교해 보면 그 실상이 쉽게 드러납니다.

누가 위로 올라가는 **사람의 영**과 땅으로 내려가는 **짐승의 영**을 아느냐? (전 3:21, 흠정역)

Who knoweth **the spirit of man** that goeth upward, and **the spirit of the beast** that goeth downward to the earth? (Ecclesiastes 3:21, KJV)

인생들의 혼은 위로 올라가고 **짐승의 혼**은 아래 곧 땅으로 내려가는 줄을 누가 알랴 (전 3:21, 개역개정)

둘째로 '**진화론은 과학이고 창조론은 종교**'라는 착각입니다.

여러분도 잘 아시다시피 학교에서 우리 자녀들은 '진화는 과학적 사실'이라고 배웁니다. 매스컴이나 책에서도 거의 동일한 주장을 폅니다. 사람은 누구나 내면 깊숙이 진화론적 혹은 창조론적 세계관(世界觀 World view)의 지배를 받고 있습니다. 세계관은 사람의 생각과 행동을 통제하며 인생의 방향을 결정하기 때문에 어떤 것을 선택하느냐에 따라 자신의 삶과 운명이 달라집니다. 그런데 이 두 가지 세계관 가운데

옳은 것은 후자입니다. 그렇다면 진화론은 어떤 문제점들을 지니고 있는지 알아봅시다.

1) 진화는 과학이 아닙니다. 과학이 성립하기 위해서는 다음과 같은 세 가지 조건을 구비해야 합니다. 즉 [1]관찰과 [2]실험할 수 있고 [3]재현성(再現性, 반복해서 실험을 하여도 같은 결과가 나오는 것)이 있어야 합니다. 진화론과 창조론을 다루는 학문을 '기원과학'이라고 합니다. 하지만 진화나 창조 과정을 관찰과 실험을 할 수 없기 때문에 기원과학은 이미 과학이 아닙니다. 신념(혹은 믿음)입니다. 따라서 '진화론은 과학이며 창조론은 종교'라는 주장은 전혀 이치에 맞지 않습니다. 한편 세 가지 조건을 모두 갖춘 학문을 '실험과학'이라고 부릅니다. 우주가 137억 년 전에 대폭발하여 생겨났다는 소위 '빅뱅(대폭발) 이론(Big Bang theory)'도 마찬가지입니다. 아직도 과학자와 사람들이 여전히 믿고 있는 이 이론은 지금까지 어느 누구도 관찰을 했다거나 실험을 한 적이 없습니다. 다시 말해 기원과학에 속하기 때문에 과학적 이론이 될 수 없습니다. 다음과 같이 상식적으로 따져보아도 어불성설에 불과합니다. 과거 재래시장에서 흔히 볼 수 있었던 튀밥 기계를 생각해 봅시다. 진화론자의 주장이 사실이라면 기계 뚜껑을 열자마자 "펑"하면서 튀밥 낟알이 사방으로 퍼질 때 일정한 크기와 모양의 튀밥 강정이 만들어져야 하지 않겠습니까? 결코 그런 일은 일어나지 않습니다. 열린계(Open system)이건 닫힌계(Close system)이건 물질이 폭발하면 무질서하게 흩어질 뿐이지 질서 있게 되지 않습니다. 오히려 대폭발에 의해 생겨났다는 모든 은하는 일정한 방향으로 질서 있게 회전하고 있습니다. 더욱이 1,000억개

나 되는 은하계 그리고 각각 은하계 안에 있는 1,000억 개나 되는 별(즉 우주에 있는 별의 개수를 1,000억×1,000억=10^{22}로 추정)이 일정한 거리를 두고 상호 간에 완벽한 균형을 유지하고 있다는 사실을 어떻게 설명할 수 있을까요? 우주가 우연히 생겨날 수 없는 이유입니다. 덧붙여 성경에는 별을 창조하신 분께서 그 많은 별의 수효를 아시고 각각 이름까지 지으셨다고 기록하고 있습니다. 그분의 전능하심이 놀랍지 않습니까?

그분께서 별들의 수효를 세시고 그것들을 다 그것들의 이름대로 부르시는도다 (시 147:4)

21세 때 루게릭병 진단을 받은 후에도 76세까지 장수했던 천체물리학자 스티븐 호킹(S. W. Hawking, 1942~2018) 박사도 빅뱅이론 신봉자였습니다. 그의 저서 '거대한 설계(The Grand Design)'에서 "우주는 빅뱅에서 출발했고 빅뱅은 신(神)이 아닌 중력의 법칙에 의해 우주 만물이 스스로 창조되었다."라고 주장했습니다. 또한 "우리는 그저 아주 평범한 별에 사는 진화한 원숭이에 불과합니다. 하지만 우주를 관찰하고 이해하죠. 그래서 인류가 특별한 겁니다."라는 말을 남겼습니다. 어릴 때부터 공산당원이었던 어머니와 무신론자 러셀(B. Russell)의 영향을 받았기 때문에 이런 진화론적(혹은 무신론적) 세계관을 지녔을 것입니다. 하나님은 스티븐 호킹과 같은 세상의 지혜자를 어리석게 만드시고 대신 하나님의 지혜인 '복음(福音)'을 통해 사람들을 구원하십니다.

[19] 기록된바, 내(=하나님)가 지혜로운 자들의 지혜를 무너뜨리고 분별

있는 자들의 명철을 쓸모없게 만들리라, 하였으니 ²⁰지혜로운 자가 어디 있느냐? 서기관이 어디 있느냐? 이 세상의 변론가가 어디 있느냐? **하나님께서 이 세상의 지혜를 어리석게 만들지 아니하셨느냐?** ²¹하나님의 지혜에 있어서는 세상이 지혜로 하나님을 알지 못하였으므로 하나님께서 **복음 선포의 어리석은 것으로 믿는 자들 구원**하시는 것을 기뻐하셨도다 (고전 1:19-21)

게다가 과학은 '자연계에 속에 숨어있는 비밀을 찾아내는 학문' 입니다. 비밀에는 다음과 같은 법칙이 있습니다. 곧 '비밀은 스스로 존재할 수 없고 반드시 만든 자가 있어야 한다.' 는 사실입니다. 최근 과학계의 화두는 단연 '생체 모방공학(Biomimetics)' 인데 각종 동물과 식물에 숨어있는 비밀을 찾아 모방하는 학문입니다. 과학자가 밤새워 연구하다가 비밀을 찾아내면 나노기술(Nano-technology) 등을 이용하여 다양한 상품으로 탈바꿈하고 있지요. 몇 가지 예를 들면, 상어 비늘을 모방해 만든 전신수영복, 연잎에서 힌트를 얻은 방수 유리창, 도마뱀 붙이 발바닥에서 실마리를 찾아 만든 접착체, 엉겅퀴 씨 갈고리에서 아이디어를 얻은 찍찍이 등등입니다. 이처럼 과학자는 비밀을 만들어 낼 수 없고 다만 '숨겨진 비밀을 찾아내는 사람' 에 불과합니다.

우리 주는 위대하시고 권능이 크시며 그분의 명철은 무한하시도다 (시 147:5)

위대한 과학자 아인슈타인은 이런 사실을 깨닫고 다음과 같은 명언을 남겼을 것입니다.

종교가 없는 과학은 절름발이이며 과학이 없는 종교는 장님이다
(Science without religion is lame, religion without science is blind)

2) 진화론은 불변의 진리인 '열역학 제2법칙'에도 배치됩니다. 이 법칙에 따르면 우주의 모든 물질은 시간이 흘러감에 따라 무질서 즉 엔트로피가 증가할 뿐입니다. 환언하면 사용할 수 있는 가용(可用) 에너지는 감소되고 쓸 수 없는 불용(不用) 에너지가 증가하는 법칙입니다. 열역학 제2법칙에 따라 현재 수소 핵융합반응으로 빛을 내는 태양도 계속 크기가 줄고 있습니다. 지구도 약 1,400년마다 자기력이 반감되고 자전 속도도 마찬가지입니다. 반대로 진화론은 수소 원자에서 점점 질서를 갖춘 무기물, 유기물을 걸쳐 복잡한 고등 동물로 진화 즉 무질서의 감소를 전제로 하고 있기 때문에 열역학 제2법칙을 어길 수밖에 없습니다.

3) 화석(化石, fossils)도 물론 진화론이 틀렸음을 증명합니다. 다윈은 '다양한 화석이 발견되면 자신의 이론을 지지해 줄 것'이라며 큰소리를 쳤습니다. 그렇지만 지금까지 지구상에서 발견된 수억 개의 화석 가운데 진화를 입증하는 '중간 화석(혹은 중간 고리)'이 단 하나도 없습니다. 도리어 화석은 창조론이 옳다는 것을 입증합니다. 하나님은 동식물이 환경에 적응하도록 종 안에서 다양한 유전자가 발현되는 소위 '변이(variation)'를 허용하셨습니다. 그렇지만 진화론자는 이런 변이가

축적되어 종에서 종으로까지 '대진화'가 이루어질 것이라고 착각한 것입니다. 필자의 서재와 거실에는 여러 가지 화석이 있습니다. 물고기, 새우, 나뭇잎, 조개, 불가사리, 삼엽충 등인데 오늘날 우리 주변에 있는 것과 동일합니다(자료 2 참조). 자바인, 북경인, 필트 다운인, 네안데르탈인, 크로마뇽인 등과 같은 유인원 화석도 하나같이 짐승 뼈 아니면 사람 뼈로 밝혀졌습니다.

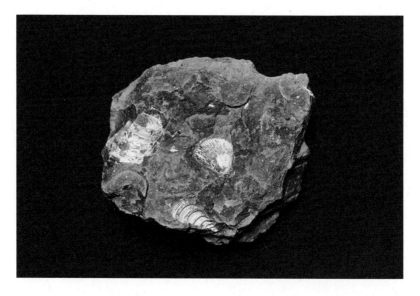

〈자료 2. 꼬막 화석. 오늘날 우리 식탁에 오르는 것과 동일함〉

4) 진화는 수학 확률적으로도 일어날 수 없습니다. 아들이 어릴 적에 레고 블록이 손에서 떨어지지 않았습니다. 이 녀석이 밤새껏 블록 조각을 손으로 마구 휘젓는다고 차나 비행기가 만들어질까요? 그럴 확률은 제로(0)입니다. 어떤 사람이 '고철 더미에 회오리바람이 불자

쇠붙이들이 우연히 조합되어 보잉 747 비행기(약 500만 개 부품으로 구성)가 만들어졌다.'고 주장한다면 어떤 반응이 나올까요? 당장 그를 '미친 사람'으로 취급하겠죠. 하물며 비행기보다 수천 배나 복잡하여 수십 억 개의 부품으로 구성된 인체 세포가 스스로 진화되었다는 믿음은 얼마나 큰 모순(矛盾)인지요!

진화론과 유신 진화론(최근 일부 교계에서도 받아들인 이론. 진화론을 수용하고 6일 창조를 믿지 않음)을 인정하면 인류의 첫 인간인 아담 이전에도 사람과 죽음이 있었다는 결론이 나옵니다. 이는 성경과 배치되며 예수 그리스도의 십자가 보혈을 헛되게 만듭니다(롬 5:12-21). 다시 말하자면 기독교 신앙의 두 기둥인 창조신앙과 구원신앙이 와르르 무너질 수밖에 없습니다. 이 세상 어둠의 세력은 자기의 하수인(학자, 지식인)을 앞세워 성경 말씀에 반하는 진화론을 무기 삼아 창조 진리를 계속 공격할 것입니다.

[2] 보라, 사악한 자들이 활을 당기고 화살을 시위에 먹여 마음이 올바른 자를 몰래 쏘려 하는도다. [3] **기초들이 무너지면 의로운 자들이 무엇을 할 수 있으리요?** (시 11:2,3)

셋째로 ■ **'성경은 단순한 교양서적에 불과하다'** 는 착각과
　　　 ■ **'성경은 한 종류만이 있고 번역에 차이가 있을 뿐이다'**
　　　　라는 착각입니다.
　　우선 '성경은 단순한 교양서적에 불과하다'는 생각이 왜 잘못되었는지 알아봅시다.

보통 불신자들은 '성경은 사람이 쓴 책이며 비현실적인 내용도 많다'고 여깁니다. 본능적으로 하나님 말씀에 대해 거부감도 갖고 있습니다. 아래와 같은 두 가지 이유로 그럴 것입니다.

1) 성경에는 과학적 사실뿐만 아니라 초과학적 사실도 기록되어 있기 때문입니다. <u>과학적 사실</u>을 몇 가지 열거해봅니다. 즉 공룡, 오로라, 광통신, 빛스펙트럼, 해로(海路), 운석, 대기 순환, 물의 삼태(三態) 변화, 둥근 지구 등입니다. 인간이 발견하기 수천 년 전에 이런 과학적 내용이 기록되어 있다는 사실만으로도 이 책의 권위와 중요성을 말해주고 있습니다. 이 중에 한 가지 해로(海路) 혹은 바다의 행로(行路)를 예로 듭니다. 해로를 발견한 사람은 미국 해양학의 아버지 매튜 머리

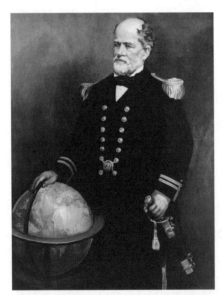

〈자료 3. Matthew Maury의 초상화, 1923〉
U.S. Navy photo [Public domain], via Wikimedia Commons

(Matthew Maury, 1806~1873)입니다 (자료 3 참조). 버지니아 주에서 태어난 그는 어릴 때부터 바다에 관심이 많아 선원이 되었습니다. 불행하게도 항해 중에 큰 부상을 당해 해양 연구로 방향을 돌렸습니다. 세월이 흘러 병으로 병상에 눕게 되자 믿음이 신실한 그는 밤마다 아들에게 성경을 읽어주도록 부탁하였습니다. 그러던 어느 날 아들이 시편 8편 8절을 읽고

있을 때 갑자기 영감을 받았습니다. '하나님께서 해로가 있다고 말씀하셨다면 틀림없이 있겠구나. 병상에서 일어나면 바로 그것을 찾아야겠다.'고 다짐을 했습니다. 노력을 다한 결과 1855년에 마침내 세계 최초로 해로를 발견하여 해양학에 지대한 공을 세웠습니다. 멕시코만에서 대서양을 횡단하여 유럽 서북 해안을 따라 흘러 북극해에 이르는 세계 최대의 난류인 '멕시코만류(Mexico 灣流)'가 그것입니다. 이 해류를 발견하여 항해 시간을 크게 단축시킨 것은 두말할 필요도 없습니다. 그의 묘비에는 다음과 같이 쓰여있다고 합니다. '해양학의 아버지 매튜 머리는 시편 8편 8절을 읽고 해로가 있음을 깨달아 최초로 해양지도를 만들었다.' 그가 발견하기 약 3,300년 전에 이미 성경에 기록되어 있었다는 사실이 놀랍지 않습니까! 성경의 저자가 창조주 하나님이시기 때문입니다.

공중의 날짐승과 바다의 물고기와 **바다들의 행로(行路)**들을 지나다니는 모든 것이니이다 (시 8:8)

다음으로 <u>초과학적</u> 사실입니다. 사람의 눈높이에서 보면 과학을 뛰어넘는 '기적(Miracle)'이나 '표적(Sign)'을 믿기 힘듭니다. 사람은 3차원에 살고 있지만 창조주는 4차원을 넘어(어떤 과학자는 10차원 이상이라고 주장) 존재하시는 분이므로 이런 불신은 어쩌면 당연할 수도 있겠습니다. 예수님이 물 위로 걸어가시는 사건은 중력의 법칙에, 보리떡 다섯 개와 물고기 두 마리로 오천 명을 먹인 사건은 질량보존의 법칙에 어긋난 것처럼 보입니다. 하지만 이 법칙을 만드신 분(=예수님, 성자 하나님)은 인간보다 높은 차원에서 법칙에 어긋남이 없이 쉽게 행하실 수 있습니다. 2차원적으로 기어 다니는 개미가 3차원적으로 날아다니는 파리를 볼 때 마치 기적(miracle)을 행하는 것처럼 보이는 논리입니다.

2) 사람의 영(靈, spirit)이 죄(罪, Sin)로 인해 제대로 성경(Bible)과 하나님(God)을 올바로 인식할 수 없기 때문입니다. 앞에서도 언급했지만 모든 인간은 태어날 때부터 원죄(原罪)라는 영적인 병에 걸려 결국 죽게 됩니다. 삶을 이어가는 동안 다음과 같이 행동합니다. 성경과 하나님을 본능적으로 거절하고 대적합니다. 마귀가 유혹하는 대로 살아갑니다. 정직함과 순결함에서 멀어지고 자기 소견에 따라 움직입니다. 다행히 영적인 질병에 걸린 인간은 치료받을 수 있도록 하나님이 해결책을 주셨습니다. 구체적으로 창조주인 주님이 인간의 몸을 입고 오셔서 우리 죄를 대속(代贖)(남의 죄를 대신하여 받음)하시고 부활(復活)하셨기 때문입니다. 완벽한 하나님인 동시에 완벽한 사람이신 예수님이 그 일을 하셨습니다. 자신이 죄인(罪人, sinner)임을 고백하고 예수님이 자신을 대신하여 십자가에서 죽임을 당하시고 부활하신 것을 믿고 받아들이면 누구든지 구원(천국에서의 영원한 삶)을 주신다고 약속을 하셨습니다.

사람이 마음으로 믿어 의에 이르고 입으로 시인하여 **구원**에 이르느니라 (롬 10:10)

예수님께서 그녀(=마르다)에게 이르시되, 나는 **부활**이요 **생명**이니 **나를 믿는 자는 죽어도 살겠고** (요 11:25)

더구나 성경의 역사성을 뒷받침하는 고고학적 증거들(예: 바벨탑, 노아의 대홍수와 방주, 이스라엘 민족의 출애굽 사건, 여리고 성터 등)도 속속 발견되었습니다. 성경은 설화나 신화가 아니고 역사적 사실이기 때문입니다. 필자가 쓴 〈창조세계와 과학의 올바른 나침반(2016, 라온누리)〉에도 고고학적인 증거 세 가지를 기술해 놓았습니다(p208~p227). 결론적으로 성경은 단순한 교양서적이 아니라는 점입니다.

이번에는 **'성경은 한 종류만 있고 번역에 차이가 있을 뿐이다'** 라는 착각입니다.

성경이 우리 손에 들어오기 까지 아래와 같이 4단계를 걸쳤습니다.

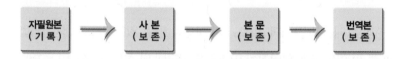

하나님 말씀을 싫어하는 세력은 성경이 기록되어 보존되는 과정 네 단계에 모두 관여하여 변개된 성경을 만들었습니다. 따라서 이 세상에 존재하는 다양한 성경을 단지 두 가지로 나눌 수 있습니다. 곧 '온전하게 보존된 성경' 과 '변개된 성경' 입니다. 그럼 성경이 기록되고 보존된 네 단계를 자세히 알아볼까요?

첫째 단계: 자필 원본(기록) — 성경은 약 1,600(BC 1,500~AD 100)년 동안 40여 명의 사람들이 기록한 책입니다. 하나님께서는 성경 단어 하나하나에 영감(靈感, Inspiration, 숨을 불어넣는 것)을 주신 다음 그들을 도구 삼아 성경을 기록하게 하셨는데 이것이 자필 원본입니다. 지금은 자

필 원본이 몽땅 소실되었지만 여러 단계를 걸치는 동안 일점일획도 없어지지 않게 보존하셨습니다. 하나님이 말씀을 기록하게만 하셨고 보존하지 못하셨다면 영감은 무슨 소용이 있을까요? 하나님은 기록과 보존을 통해 전지전능하심을 드러내고 있습니다. 다음과 같은 말씀으로 이 사실을 알 수 있지요.

먼저 이것을 알라. **성경 기록의 대언**(代言)은 결코 어떤 사적인 해석에서 나지 아니하였나니 대언은 옛적에 사람의 뜻으로 말미암아 나오지 아니하였고 오직 **하나님의 거룩한 사람들은 성령님께서 자기들을 움직이시는 대로 말하였느니라** (벧후 1: 20, 21) - 기록

진실로 내가 너희에게 이르노니, 하늘과 땅이 없어지기 전에는 율법의 **일 점 일 획도 결코 없어지지 아니하고** 마침내 다 성취되리라 (마 5:18) - 보존

그러므로 '자필 원본만이 오류가 없고 사본(혹은 필사본), 본문, 번역본은 사람이 베끼는 과정에서 오류가 있을 것이다.' 라는 발상은 잘못입니다.

둘째 단계: 사본(보존) - 자필 원본은 시간이 지나면서 낡아져 결국 소실되었습니다. 이 점을 미리 아신 하나님은 서기관을 통해 똑같이 베끼는 작업 즉 사본(혹은 필사본, copy)을 만들게 하셨습니다. 서기관이 열 가지가 넘는 규율을 엄격하게 지키며 필사했기 때문에 원본과 동일한 가치를 지녔습니다. 예수님께서도 회당에 들어가셔서 읽으셨던 구약 성

경도 사본이었으며 하나님 말씀으로 인정하셨습니다(눅4:17). 지금까지 5,700개 이상의 사본이 발견되었는데 그중에 99%(5,600개 이상)는 내용이 서로 일치하지만 나머지 1%(60개 미만)는 일치하지 않습니다(자료 4 참조).

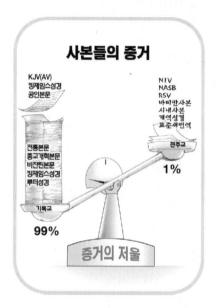

〈자료 4. 사본들의 증거〉*

이렇게 내용이 일치하는 대다수(99%) 사본은 시리아 안디옥(성경을 문자적으로 믿는 도시)에서 만든 것인데 하나님의 섭리로 보존된 '다수 사본'입니다. 반면에 이집트 알렉산드리아(철학과 과학, 우상을 숭배하는 도시)에서 만들고 소수(1%)에 해당되는 사본은 서로 일치하지도 않습니다. 부패된 사람들이 마음대로 삭제하거나 첨가하여 만든 것으로 이것을 '소수 사본(예: 바티칸 사본, 시내 사본)'이라고 합니다. 사람들은 소수 사본은 최고(最古) 즉 가장 오래되었기 때문에 제일 중요한 사본이라고 주장합니다. 그렇지만 이런 주장은 이미 설득력이 없습니다. 다수 사본은 대부분 파피루스에 기록되었기 때문에 수명이 짧았지만 소수 사본은 벨렘이라는 가죽으로 만들었기 때문에 오래 보존될 수 있었던 것뿐입니다. 결론적으로 다수 사본과 소수 사본이라는 두 가지 사본이 탄생하였습니다.

셋째 단계: 본문(보존) – 창세기부터 요한계시록까지 온전하게 보존된 사본은 하나도 없으므로 사본을 바탕으로 성경 66권 전체를 만든 것이 본문(text)입니다. 구약의 경우, 다수 사본에서 나온 것을 '전통 마소라 본문'이라고 하며 하나님이 보존해주신 본문입니다. 그렇지만 학자로서의 양심을 저버린 루돌프 키텔(R. Killel, 1853-1929)은 '벤 카임 마소라 본문(전통 마소라 본문과 같은 계열)' 각 페이지마다 소위 '비평 장치'라는 각주를 삽입하여 '비블리아 헤브라이카 1판'을 펴냈습니다. 나중에 독일 성서공회에서도 '전통 마소라 본문' 페이지마다 수십 군데씩 수정하여 '비블리아 헤브라이카 키텔(BHK)'을 출간하고 이것을 개정하여 '비블리아 헤브라이카 슈투트가르트(BHS)'를 만들었지요. BHS는 '전통 마소라 본문'을 무려 2만 군데나 수정한 것인데 이를 바탕으로 대부분 구약 번역본이 출간되었습니다.

신약의 경우, '그리스어 공인 본문'(혹은 비잔틴 본문, 동방 본문, 종교개혁 본문)은 약 1,900년간 사용되어 왔고 하나님이 보존하신 본문입니다. 다수의 사본을 근거로 만들었기 때문에 '다수 본문'이라고도 합니다. 이에 대항하여 웨스트코트(B.F.Westcott)와 호르트(F.J.A.Hort)와 같은 로마 카톨릭 하수인들이 소수 사본을 바탕으로 '수정 본문'(혹은 서방 본문, 소수 본문)을 만들었습니다. 이 수정 본문은 공인 본문을 무려 5,600군데나 고쳤습니다. 이 본문을 바탕으로 '네슬레의 그리스어 신약성경'이 출간되었는데 현대 신약성경 번역의 대본이 되었습니다. 결론적으로 본문도 역시 온전히 보존된 것과 변개된 것 두 가지가 있습니다.

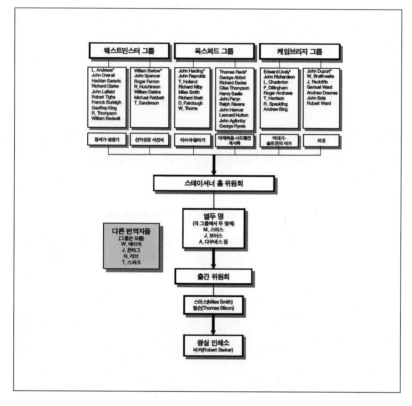

〈자료 5. 킹제임스 성경을 번역한 사람들〉*

넷째 단계: 번역본(보존) – 본문을 통해 다양한 언어로 된 번역본이 탄생했는데 마찬가지로 두 가지입니다. 다수 본문에서 최종적으로

1611년에 탄생한 번역본이 영어 '킹제임스 성경' 입니다. 영국의 국왕 제임스 1세가 명령하여 출간된 지 약 400년이 흘렀지만 단 한 번도 개정된 적이 없고 하나님의 말씀이 순수하게 보존된 성경입니다. 일명 '권위를 부여받은 성경(=권위역, Authorized Version)'으로도 불립니다. 킹제임스 성경 번역에 57명이 참여했는데 이들은 모두 히브리어와 헬라어에 능통한 자들이었습니다. 그들은 세 그룹(웨스트민스터, 옥스퍼드, 케임브리지)으로 나누어 빈틈없이 번역하였습니다(자료 5 참조).

이와는 반대로 비평 본문, 수정 본문을 토대로 삼아 여러 언어로 된 번역본들이 현재 시중 서점에 많이 진열되고 있습니다. 대학생들에게 단연 인기 있는 성경인 '신국제역(NIV) 성경'도 그중에 한 가지입니다. 혹시 NIV 성경의 편집장은 무신론자였고 편집위원 한 명은 동성애자(레즈비언)였다는 사실을 알고 계십니까? 구체적으로 이 성경의 실체를 말씀드리겠습니다. NIV를 만든 회사는 존더반(Zondervan) 출판사인데 그 소유주는 머독(Rupert Murdoch)입니다. 그런데 머독은 '사탄경'과 'Joy of Gay Sex'라는 동성애 잡지를 제작하는 출판사 하퍼 콜린스(Harper Collins)도 소유하고 있었습니다. 다시 말해 머독이라는 사람은 NIV성경과 사탄경, 동성애 잡지를 동시에 만들고 있었다는 사실! 참으로 표리부동한 사람이었습니다. 나중에 하나님께서는 NIV 편집자 6명(웨스트코트(Westcott), 필립 쉐프(Schaff), 케네쓰 테일러(Kenneth Taylor), 트레겔레스(Tregelles), 필립스(J. B. Phillips), 돈 윌킨스(Don Wilkins))에게 '발성 능력을 제거하는 심판'을 내리셨고 이런 자들을 향해 주님은 다음과 같이 말씀하십니다.

샘이 같은 곳에서 단물과 쓴물을 내겠느냐? (약 3:11)

성경을 연구하는 사람들은 '번역본에 문제가 있기 때문에 자신은 히브리어(구약)나 헬라어(신약) 원어로 성경을 본다'고 떳떳하게 말하기도 합니다. 하지만 변개된 사본에서 만든 수정 본문을 보기 때문에 결국은 '원어로 변개된 성경을 보는 것'이나 매한가지입니다. 필자의 서재에는 신실하신 치과 원장님께서 주신 특별한 성경 두 권이 있습니다. 하나는 1611년에 출간된 영어 '킹제임스 성경' 복사본인데 붉은색 하드커버로 되어 있고 미국에서 제작하였습니다. 다른 하나는 '퀸제임스 성경(Queen James Bible)'인데 겉표지에 동성애를 상징하는 '무지개 십자가' 디자인이 있습니다. 이 성경은 킹제임스 성경에 '남색하는 자(sodomite)'라고 명시된 동성애자들이 만든 작품입니다. 'A Gay Bible'이란 부제목이 있는데 남색(=동성애)하는 것이 죄라고 명시된 열 군데 구절을 자기들에게 유리한 쪽으로 고쳤습니다. 아울러 제임스 1세 국왕은 '양성애자'라며 그 국왕을 기념한다는 명목으로 성경 이름도 교활하게 '퀸제임스성경'으로 명명하였습니다. 이와 같이 바른 성경 말씀을 싫어하는 사람들은 기를 쓰고 성경을 고쳤거나 삭제해왔고 앞으로도 그럴 것입니다.

그럼 우리말 킹제임스(흠정역) 성경이 탄생된 과정을 살펴보겠습니다. A.D. 2000년에 들어서자 우리나라에서도 영어 킹제임스 성경을 한글로 번역하였습니다. '형식적 일치 기법' 즉 의역을 하지 않고 영어 단어에 대응하게 한글로 번역하여 '킹제임스 흠정역 성경(그리스도예수안에 출판)'이 출간되었습니다. 개역 성경보다 간결한 문체는 아니지만 변개되지 않고 제대로 번역한 성경입니다. 사실 ○○보존학회에서는 흠정역보다 먼저 '한글 킹제임스'라는 성경을 만들었지만 이들은 극단적으로 '킹제임스 성경 유일주의'를 외치다가 이단 시비에 휘말렸습니다. 더구나 신약성경은 변개된 본문을 사용하여 번역했기 때문에 치명적인 우를 범하고 말았지요. 그 여파로 '킹제임스 성경은 이단'이라는 엉뚱한 평판까지 얻었습니다. 재차 강조하지만 하나님은 제임스 국왕을 통해 완벽하게 성경을 보존하셨고 그 영어 킹제임스 성경이 우리말로 완벽하게 번역되어 우리 손에 들려 있다는 사실입니다. 자료에 의하면 제임스 국왕도 히브리어와 헬라어에 능통하였다고 합니다. 따라서 킹제임스 성경에 문제가 있는 것처럼 이야기하거나 가르치는 사람이 있다면 오히려 자기 자신의 무지를 드러낼 뿐입니다.

과거 우리나라와 킹제임스 성경이 얽힌 에피소드 두 가지를 소개합니다.

첫 번째는 영국 동인도회사 소속의 두 함대와 관련이 있습니다. 청나라와 교역을 하던 중 1816년(순조 16년) 9월 4일 알세스트(Alceste)호 맥스웰(M. Mexwell) 함장과 리라(Lyla)호 바실 홀(Basil Hall) 함장이 배를 이끌고 10일간 서해안 탐사를 하였습니다. 충남 서천군 마량진 해안에 도착한 이들은 조선 관리들과 대화를 시도했지만 서로 말이 통하지 않았습니다. 그러자 맥스웰 함장이 펜으로 "I do not understand one word that you say(나는 당신이 하는 말 한마디도 알아들을 수 없소)."라고 쓴 다음 해안을 지키는 첨사 조대복(趙大福)과 비인현감 이승렬(李升烈) 일행에게 보여주었습니다. 이것마저 통하지 않자 급기야는 손짓으로 겨우 대화를 이어갔습니다. 그리고 나서 두 사람(조대복, 이승렬)은 호기심을 갖고 영국 배에 올랐는데 난생처음 여러 진기한 물건들을 보자 눈이 휘둥그레졌습니다. 다음 날 다시 함대를 구경하기 위해 배에 오른 조대복이 겉표지가 화려하게 꾸민 책에 관심을 보이자 맥스웰 함장은 그에게 그 책을 선물로 주었습니다. 다름 아닌 '킹제임스 성경'이었습니다. 나중에 알고 보니 이는 매우 소중한 '킹제임스 성경 초판본(1611년)'이었고 조선과 서양의 첫 교역품이 되었습니다. 아울러 맥스웰 선장이 조대복 일행에게 건넨 아홉 마디는 우리나라에 소개된 '최초의 영어 문장'이 되었습니다. 조선왕조실록 중에서 순조실록 19권(순조 16년)에 이런 역사적 사실이 기록되어 있습니다.

귀국하는 길에 맥스웰이 이끈 알세스트호는 좌초되었지만 바실홀이 이끈 리라호는 1817년 8월 11일 나폴레옹이 유배된 세인트 헬레나 섬에 잠시 기항하였습니다(약 2주간). 바실 홀은 자신의 부친과 나폴레옹이 지인 관계라는 점을 이용해 간신히 나폴레옹을 만났습니다. 그는 대화중 '조선 수장(首長)과 그의 서기(書記)'라는 제목의 데생을 나폴레옹에게 보여주자 나폴레옹은 커다란 갓을 쓰고 흰 수염을 기른 노인과 긴 담뱃대, 의상 등에 지대한 관심을 보였다고 합니다. 그림을 통해 나폴레옹과 우리나라(조선)가 연결되었다는 사실이 대단히 흥미롭지 않습니까? 바실 홀 함장은 이듬해(1818년), '조선 서해안과 유구(오키나와) 항해기'라는 책을 출간하여 조선을 온 세상에 알리는데 커다란 공헌을 하였습니다(자료 6 참조).

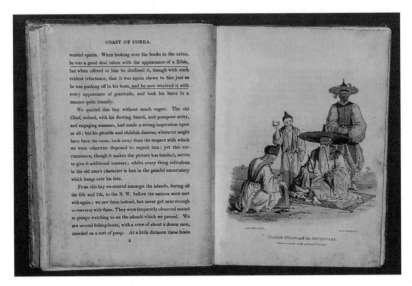

〈자료 6. 바실홀 함장이 쓴 책 중에서 '조선 수장(首長)과 그의 서기(書記)' 데생〉

충남 서천군 서면 마량진에 1816년에 일어난 이런 역사적 사건을 기념하는 집이 지어졌습니다. 200년이 지난 2016년에 오픈한 '한국 최초 성경전래기념관'이 그것입니다. 기념관 안에는 1611년판 킹제임스 성경(그 당시 300권 가량을 출판)을 경매가 약 3억 원이라는 거금을 주고 구입하여 전시해 놓고 있습니다. 전시물 중에 단연 백미(白眉)로 꼽힙니다.

두 번째 에피소드의 주인공은 전남 곡성 옥과 출신의 이수정(李樹廷) 선생님입니다. 과거시험에 장원으로 급제하신 이분은 조선 구식 군대가 임오군란을 일으킬 때 명성황후를 충주까지 피신시켰습니다. 고종의 신임을 얻게 되었지요. 그 공로로 수행원 자격을 얻어 일본으로 소위 '유학'을 가셨습니다. 지인의 소개로 일본 대표적 농학자이자 기독교인이었던 츠다센(津田仙)을 만났습니다. 자연스럽게 그의 영향을 받아 복음을 받아들여 한국인 최초로 개신교 세례교인이 되었답니다. 나중에는 한문 성경을 한글로 옮겨 '신약젼 마가복음셔언해'도 출간하였습니다.

그런데 이수정 선생님이 사용한 한문 성경도 킹제임스 성경에서 번역된 것으로 최근 밝혀졌지요(전주 소망침례교회 김재근 목사님이 발품을 팔아 이 사실을 입증함). 여기에 그치지 않고 그는 미국 선교잡지에 글을 기고하여 한국으로 선교사를 파송하도록 간곡하게 부탁하였습니다. 그의 간절함이 결실을 맺어 언더우드와 아펜젤러 선교사가 파송되었습니다. 이 두 선교사는 먼저 일본에서 이수정 선생님을 만나 한글을 배운 다음 그가 번역한 마가복음을 들고 제물포 땅을 밟으셨지요. 사도 바울이 제2차 전도여행 할 때 마케도니아 인(人)의 환상을 보고 아시아 대신 유럽으로 복음의 깃발을 돌린 것처럼 그를 통해 조선 땅에 복음이 들어오게 되었습니다. 이수정 선생님은 자랑스러운 '한국의 마케도니아인'이었습니다.

그뿐만 아니라 1643년 5월부터 1649년 2월까지 약 5년 6개월 동안 영국 웨스트민스터에서 총회가 무려 1,163차례나 열렸습니다. 이 총회에서 결정된 것이 바로 그 유명한 '웨스트민스터 신앙고백(The Westminster Confession of Faith)' 입니다. 완벽한 신앙고백으로 인정받으며 장로교회의 헌법으로 통할 정도였습니다. 이 신앙고백도 모두 킹제임스 성경을 인용했습니다. 단지 대다수 장로교회 교인들은 이 사실을 모르고 있을 뿐입니다.

왕의 말씀이 있는 곳에 권능이 있나니 누가 **왕**에게 이르기를 **왕**께서 무엇을 하시나이까? 할 수 있으랴? (전 8:4)

하나님의 **모든 말씀은 순수**하며 그분은 자신을 신뢰하는 자들에게 방패가 되시느니라. 너는 **그분의 말씀들에 더하지 말라**. 그분께서 너를 책망하실 터인즉 네가 **거짓말쟁이**로 드러날까 염려하노라 (잠 30:5-6)

필자는 틈나는 대로 흠정역 성경과 변개된 성경을 한 문장씩 꼼꼼하게 비교하여 정리하였습니다. 1년 이상 시간이 걸렸지만 한눈에 두 성경을 쉽게 비교할 수 있습니다. 정리하면서 변개된 곳이 셀 수 없을 정도로 많아 마음이 무척 괴로웠던 점은 사실입니다. 그럼 온전히 보존된 성경과 변개된 성경 사이에 어떤 차이가 있는 지 실례를 들어보겠습니다. 사실은 5,000~36,000 군데나 차이가 있지만 지면 관계상 일부만 열거합니다.

먼저 사탄의 이름에 관한 것입니다. 사탄은 은밀하게 활동하기 위해 성경에서 딱 한 번 기록한 자신의 이름 '루시퍼'를 지웠습니다. 그 대신 속임수를 써서 예수님의 또 다른 이름인 '새벽별' 즉 '계명성(啓明星)'으로 대치시켰습니다. 아래에 소개한 성경 말씀(사 14:12, 계 22:16)을 비교해보면 그 사실을 쉽게 알 수 있습니다.

- 오 아침의 아들 **루시퍼**(Lucifer)야, 네가 어찌 하늘에서 떨어졌는가! 민족들을 약하게 만든 자야, 네가 어찌 끊어져 땅으로 떨어졌는가! (사 14:12, 흠정역)
- 너 아침의 아들 **계명성**이여 어찌 그리 하늘에서 떨어졌으며 너 열국을 엎은 자여 어찌 그리 땅에 찍혔는고 (사 14:12, 개역개정 성경)
- 나 예수는 내 천사를 보내어 교회들 안에서 이것들을 너희에게 증언하게 하였노라. **나(=예수)는** 다윗의 뿌리요 후손이요 빛나는 **새벽별(=계명성)**이라, 하시더라 (계 22:16, 흠정역)

다음 각 항목에 소개한 두 가지 말씀 중에서 어느 것이 여러분의 양심과 신앙에 비추어 합당한 말씀으로 보입니까?

① 마가복음 10장 24절

/예수께서 다시 대답하여 이르시되 얘들아 <u>하나님의 나라에 들어가기가 얼마나 어려운지</u>

/예수님께서 다시 그들에게 응답하여 이르시되, 얘들아, <u>재물을 신뢰하는 자들이 하나님의 왕국에 들어가는 것은 심히 어렵도다!</u>

② 잠언 18장 8절

/남의 말하기를 좋아하는 자의 말은 <u>별식</u>과 같아서 뱃속 깊은 데로 내려가느니라

/소문을 퍼뜨리는 자의 말들은 <u>상처들</u>과 같아서 배 속의 가장 깊은 데로 내려가느니라

③ 디모데전서 2장 5절

/하나님은 <u>한 분</u>이시요 (God is one person)

/<u>한 하나님</u>이 계시느니라 (There is one God)

④ 요한일서 5장 7절, 8절

/<u>증언하는 이가 셋이니</u> 성령과 물과 피라 또한 이 셋은 합하여 하나
이니라

/<u>하늘에 증언하는 세 분이 계시니 곧 아버지와 말씀과 성령님이시
라. 또 이 세 분은 하나이시니라.</u> 땅에 증언하는 셋이 있으니 영과
물과 피라. 또 이 셋이 하나로 일치하느니라

⑤ 누가복음 2장 33절

/<u>그(=예수님)의 부모가</u> 그에 대한 말들을 놀랍게 여기더라

/<u>요셉과 아이(=예수님)의 어머니는</u> 그가 아이에 관하여 말한 그것들
로 인해 놀라워하더라

⑥ 마태복음 9장 13절

/나는 의인을 부르러 온 것이 아니요 <u>죄인을 부르러 왔노라</u>

/나는 의로운 자들을 부르러 오지 아니하고 <u>죄인들을 불러 회개하게
하려고 왔노라</u>

⑦ 아모스 4장 4절

/<u>삼일마다</u> 너희 십일조를 드리며

/삼년 뒤에 너희 십일조를 가져오고

⑧ 열왕기상 3장 4절

/솔로몬이 그 제단에 일천 번제를 드렸더니

/솔로몬이 그 제단 위에 번제 허물 천 개를 드리니라

⑨ 고린도전서 9장 27절

/내가 내 몸을 쳐 복종하게 함은

/오직 내가 내 몸을 억제하여 복종시킴은

⑩ 야고보서 5장 16절

/너희 죄를 서로 고백하며

/너희 잘못들을 서로 고백하고

⑪ 로마서 14장 10절, 12절

/ … 우리가 다 하나님의 심판대 앞에 서리라 … 우리 각 사람이 하나님께 직고하리라

/ … 우리가 다 그리스도의 심판석 앞에 서리라 … 모든 혀가 하나님께 자백하리라

⑫ 베드로전서 2장 2절

/갓난아기들 같이 순전하고 신령한 젖을 사모하라 이는 그로 말미암아 너희로 구원에 이르도록 자라게 하려 함이라

/새로 태어난 아기들로서 말씀의 순수한 젖을 사모하라. 이것은 너희가 그 젖으로 말미암아 성장하게 하려 함이라

⑬ 요한복음 3장 36절

/아들을 믿는 자에게는 영생이 있고 아들에게 순종하지 아니하는 자는 …

/아들을 믿는 자에게는 영존하는 생명이 있고 아들을 믿지 아니하는 자는 …

⑭ 마태복음 5장 22절

/형제에게 노하는 자마다 심판을 받게 되고 …

/누구든지 아무 까닭 없이 자기 형제에게 화를 내는 자는 심판의 위험에 처하게 되고 …

⑮ 고린도전서 10장 20절

/무릇 이방인이 제사하는 것은 귀신에게 하는 것이요

/이방인들은 자기들의 희생물로 드리는 것들을 … 마귀들에게 드리나니

⑯ 누가복음 11장 50, 51절

/창세 이후로 흘린 모든 선지자의 피를 이 세대가 담당하되 곧 아벨의 피로부터 제단과 성전 사이에서 죽임을 당한 사가랴의 피까지 하리라

/이로써 창세로부터 흘린 모든 <u>대언자들</u>의 피를 이 세대에게 요구하리니 곧 아벨의 피로부터 제단과 성전 사이에서 죽은 사가랴의 피까지라

⑰ 마태복음 17장 19, 20절
/그 때에 제자들이 조용히 예수께 나아와 이르되 우리는 어찌하여 쫓아내지 못하였나이까 이르시되 <u>너희 믿음이 작은 까닭이니라</u>…
너희에게 믿음이 겨자씨 한 알 만큼만 있어도 …
/그 때에 제자들이 따로 예수님께 나아와 이르되, 어찌하여 우리는 그를 내쫓지 못하였나이까? 하매 예수님께서 그들에게 이르시되, <u>너희가 믿지 아니하기 때문이로다</u> …

⑱ 야고보서 4장 4절
/<u>간음한 여인들아</u> 세상과 벗된 것이 하나님과 원수 됨을 알지 못하느냐
/너희 <u>간음하는 남자들과 간음하는 여자들아</u>, 세상과 친구가 되는 것이 하나님과 원수 …

⑲ 잠언 15장 11절
/<u>스올</u>과 <u>아바돈</u>도 여호와의 앞에 드러나거든 하물며 사람의 마음이리요
/<u>지옥</u>과 <u>멸망</u>도 주 앞에 있거늘 하물며 사람들의 자녀들의 마음은 얼마나 더 그러하리요?

⑳ 출애굽기 20장 6절

/나를 사랑하고 내 계명을 지키는 자에게는 <u>천 대까지</u> 은혜를 베푸느니라

/나를 사랑하고 내 명령들을 지키는 <u>수천의 사람들에게는</u> 긍휼을 베푸느니라

㉑ 디모데전서 5장 23절

/이제부터는 물만 마시지 말고 네 위장과 자주 나는 병을 위하여는 <u>포도주</u>를 조금씩 쓰라

/더 이상 물만 마시지 말고 네 위장과 자주 있는 병을 위하여 <u>포도즙</u>을 조금 쓰라

㉒ 창세기 6장 6절

/땅 위에 사람 지으셨음을 <u>한탄하사</u> 마음에 근심하시고

/주께서 땅 위에 사람을 만드신 것으로 인해 <u>슬퍼하시며</u> …

㉓ 창세기 4장 1절

/아담이 그의 아내 하와와 <u>동침하매</u> 하와가 임신하여 가인을 낳고

/아담이 자기 아내 이브를 <u>알매</u> 그녀가 수태하여 가인을 낳고

㉔ 창세기 31장 35절

/라헬이 그의 아버지에게 이르되 마침 <u>생리</u>가 있어 일어나서 영접할 수 없사오니

/라헬이 자기 아버지에게 이르되, 내게 <u>여인들의 관례</u>가 임하여 내가 내 주 앞에서 …

/Rachel said to her father, "Dont be angry, … Im having <u>my period</u> … (NIV)

/she said to her father, Let it not …for <u>the custom of women</u> is upon … (KJV)

㉕ 요한복음 19장 30절

/<u>예수</u>께서 <u>신 포도주</u>를 받으신 후에 이르시되 다 이루었다 하시고 …

/<u>예수님</u>께서 <u>식초</u>를 받으신 뒤에 이르시되, 다 이루었다, 하시고 …

㉖ 신명기 10장 18절

/<u>고아</u>와 과부를 위하여 정의를 행하시며 나그네를 사랑하여 그에게 떡과 옷을 주시나니

/<u>아버지 없는 자</u>와 과부를 위해 재판을 집행하시며 나그네를 사랑하사 그에게 음식과 …

㉗ 요한계시록 21장 24절

/<u>만국</u>이 그 빛 가운데로 다니고 땅의 왕들이 자기 영광을 가지고 그리로 들어가리라

/<u>구원받은 자들의 민족들</u>이 그 도시의 빛 가운데서 다니겠고 땅의 왕들이 …

㉘ 시편 12편 6절

/여호와의 말씀은 순결함이여 흙 도가니에 일곱 번 단련한 은 같도다

/주의 말씀들은 순수한 말씀들이니 흙 도가니에서 정제하여 일곱 번
순수하게 만든 …

㉙ 욥기 35장 15절

/그러나 지금은 그가 진노하심으로 벌을 주지 아니하셨고

/그러나 이제 그렇지 못하므로 그분께서 친히 분노하사 벌을 주셨느
니라

㉚ 디모데후서 3장 16절

/모든 성경은 하나님의 감동으로 된 것으로 교훈과 책망과 바르게
함과 …

/모든 성경 기록은 하나님의 영감으로 주신 것으로 교리와 책망과
바로잡음과 …

이미 짐작하셨겠지만 첫 번째 기록한 성경은 변개된 것이고 두 번
째 기록한 것은 킹제임스(흠정역) 성경입니다. 차례대로 부연설명을 하
겠습니다.

① '재물을 신뢰한다'는 말씀이 없으면 '행위 구원'을 강조할 수밖
에 없습니다. 즉 누구든지 예수님을 믿으면 조건 없이 구원을 얻는다
는 교리와 정면으로 배치됩니다. ② 별식은 특별식으로 맛이 있습니

다. 남의 이야기를 퍼뜨리는 행위는 당사자에게 상처를 줄 뿐이지 결코 고소한 일이 아닙니다. ③ '하나님은 한 분이다' 는 이 구절은 ○○○증인이 선호하는 말씀입니다. 그들은 '여호와' 한 분만이 참 하나님이고 예수님은 '피조물(천사장)' 로, 성령님은 인격체가 아닌 '에너지' 로 생각하기 때문입니다. 변개된 성경으로는 이단의 공격을 방어하기에 힘이 들 수밖에 없습니다. ④ 성경 전체에서 '삼위일체' 를 제대로 보여주는 구절입니다. 우리는 요한복음 1장을 통해 '말씀' 은 바로 예수님이심을 알 수 있습니다. 이 구절에서처럼 성부, 성자, 성령 하나님 이렇게 세 분(인격체)이 각각 계시므로 오히려 ○○○증인이 싫어하는 말씀입니다. 대부분 사람들은 삼위일체를 설명할 때 한 사람이 여러 가지 역할을 하는 것을 인용합니다. 예컨대 직장에서는 사원이고 교회 가면 집사이며 집에서는 가장(家長)이다는 식입니다. 이런 사고는 '양태론(樣態論)' 이며 이단 사상입니다. ⑤ 요셉과 마리아가 예수님의 육신적인 부모가 되는 순간 예수님은 죄인인 인간의 피를 이어받았기 때문에 죄인이 될 수밖에 없습니다. 요셉은 예수님의 아버지가 아닙니다. 예수님은 요셉과 상관없이 성령님에 의해 마리아에게 몸을 빌어 잉태되셨습니다. 더구나 의학적으로 보면 태아는 모체(母體)에서 피를 공급받지 않고 태아 조혈모세포에서 자체적으로 피가 생성됩니다. 그리하여 예수님은 사람의 피를 통해 전해지는 원죄와 무관하게 태어나셨습니다. 구약의 율법을 다 이루시고 이와 같이 육체적으로도 흠이 없으므로 인류의 죄를 담당할 제물이 되시기에 합당하셨습니다. ⑥ 죄인을 부르기만 하고 회개가 없으면 구원을 받지 못한 것이나 마찬가지입니다. ⑦ 삼일마다 십일조를 드린다면 누구나 부담이 될 게 뻔한데 하나님은 그렇게 비합리적인 분이 아니십니다. 바른 성경이 얼마나 중요한지를 보여주고 있습니다. 더구나 십일조는 신정 국가에서 의무적으로 내는 소위 '세금'과 같은 것으로 은혜의 시대에 적용하면 율법에 얽매이는 죄를 범하게 됩니다. 우리 하나님은 자원하고 기쁜 마음으로 헌금하기를 원하십니다. ⑧ 변개된 성경을 읽으면 솔로몬이 제사를 무려 1,000번이나 드린 것으로 오해할 수 있습니다. 사실은 번제를 한 번 드리면서 헌물 개수를 1,000개 준비한 것뿐입니다. 그렇기 때문에 교회에 비치되어 있는 일천번제 헌금 봉투를 없애는 것이 성경적이라고 생각합니다. 마치 절에 다니는 사람이 소원을 이루기 위해 부처에게 치성을 드리는 것과 같은 행동을 교회에서 유도하면 안 되기 때문입니다. ⑨ 사도 바울은 변개된 성경에서처럼 결코 자신의 신체를 학대하지는 않았습니다. 본능(=육체의 정욕)을 억누르기 위해 절제를 했다는 뜻입니다. ⑩ 사람은 죄를 용서할 수 없습니다. 오직 하나님만이 죄를 용서하실 수 있을 뿐입니다. 이 구절은 로마 카톨릭 세력이 '고해성사'라는 성례를 합리화하기 위해 변개시켰음을 알 수 있습니다. ⑪ 제대로 보존된 성경은 이와 같이 예수 그리스도가 곧 하나님이심을 분명히 보여주고 있습니다. 요한일서 5장 7절 말씀과 더불어 이단의 공격을 물리칠 수 있는 귀한 말씀입니다. ⑫ 예수님을 믿고 성도가 되면 말씀을 통해 성장하게 마련이지만, 변개된 성경은 '말씀'을 삭제하여 뜻이 애매모호하게 되어버렸습니다. 게다가 '구원에 이르도록 자라게 한다'고 하여 '믿음' 대신 '행위'를 강조하는 말씀으로 바꾸었습니다. 즉 '구원은 아직 완성이 안 되었다'는 뜻이 들어 있습니다. 우리는 예수님을 믿는 순간 '구원'을 하나님의 선물로 받았기 때문에 구원은 이미 완성되었습니다. 따라서 구원을 얻기 위해 어떤 행위를 할 필요도 없고 할 수도 없습니다. 다만 어린아이에서 어른으로 성장하기 위하여 계속 말씀을 섭취하면 됩니다. ⑬ 이 말씀도 믿음 대신 '순종함으로' 구원을 받는다는 행위 구원을 조장하고 있습니다. ⑭ 예수님은 성전에서 서기관들에게 화를 내셨는데 변개된 성경에 따르면 예수님도 심판을 받아야 된다는 모순에 빠집니다. 이유가 있으면 화를 내도 됩니다. ⑮ '귀신'은 사전적 의미를 보면 첫째는 사람이 죽은 뒤에 남는다는 넋이고 둘째는 사람에게 화(禍)와 복(福)을 내려 준다는 신령(神靈)입니다. 그렇지만 죽은 사람의 넋인 귀신과 마귀는 전혀 다른 존재입니다. 변개된 성경은 소위 '귀신론'을 지지합니다만 바른 성경은 타락한 천사가 마귀들임을 잘 보여주고 있습니다. 또한 변개된 성경에서는 유교식으로 '조상귀신을 불러 제사하는 행위'를 지지해주지만 바른 성경은 제사와 전혀 다르게 '희생물을 바치는 것'이라고 분명히 기록하고 있습니다. ⑯ 예수님은 아벨을 '최초의 대언자'라고 말씀하십니다. 따라서 아벨은 가인에게 하나님 말씀을 대언(代言)하여 죽임을 받은 최초의 순교자가 되었습니다. 다시 말해 가인이 우발적으로 동생 아벨을 죽인 것이 아닙니다. 선지자(先知者)는 '남보다 먼저 깨달아 아는 자'이므로 '남의 말을 대신 전하는 자'인 대언자(代言者)와 전혀 다릅니다. ⑰ 겨자씨만한 믿음 즉 작은 믿음만 있으면 산을 옮길 수 있다고 같은 절에서 말씀하셨는데 마귀를 쫓아내지 못한 이유를 '믿음이 작은 까닭'이라고 기록하면 모순입니다. 믿음이 없어서 마귀를 내쫓지 못했습니다. 하나님은 혼란을 조성하시는 분이 아니십니다. ⑱ 이렇게 변개된 현대 역본들은 여자에게만 죄를 덮어씌우고 남자에게는 면죄부를 주고 있습니다. ⑲ 지옥을 숨기는 것이 마귀의 전략입니다. 구약에서 31번 나오는 지옥을 모두 스올로 변개시켰고 신약에도 13회를 제외하고 10번을 음부로 번역하였습니다. 게다가 음부(혹은 저승)의 사전적 의미는 '죽은 사람의 영혼이 사는 세계'로 '지옥의 고통'이란 개념이 빠진 불교 용어입니다. ⑳ 하나님의 순수한 말씀에 알렉산드리아 서기관들이 '수천 세대'를 첨가하였습니다. 소위 '조상의 은덕'으로 자손들이 천대까지 하나님의 은혜를 받는다는 것은 지극히 비성경적입니다. 예를 들어 아담으로부터 노아 대홍수까지는 불과 열 세대인데 1,600년이나 되는 기간입니다. 성경 연대로 보면 인류 역사는 지금으로부터 6,000년 정도밖에 안되므로 수천 세대는 논리적으로도 성립이 안됩니다. ㉑ 본문 '환자의 알코올 섭취가 마취에 미치는 영향' 항목에서 언급한 것처럼 영어 'wine'은 알코올이 없는 포도즙(new wine)과 알코올이 들어 있는 포도주(old wine) 모두 포함합니다. 따라서 하나님의 속성을 고려하여 앞뒤 문맥을 잘 살펴 번역해야 합니다. 포도주는 오히려 위장병을 악화시킬 뿐이므로 사도 바울은 디모데에게 알코올 성분이 없는 포도즙으로 고질적인 위장병을 치료하도록 권면하고 있습니다. ㉒ '한탄'의 사전적 의미는 '원통하거나 뉘우치는 일이 있을 때 한숨을 쉬며 탄식함'인데 완전하신 하나님의 속성을 훼손시키는 단어입니다. 어떻게 전능하신 하나님이 뉘우치는 일을 하실 수 있을까요? ○○보존학회에서 출간한 '한글 킹제임스 성경'에도 '후회하신다'라고 번역하여 역시 하나님의 속성에 먹칠을 하고 있습니다. 오직 '킹제임스 흠정역 성경'만이 올바르게 번역하였습니다. ㉓ 성경은 모든 연령층이 보는 성경이므로 하나님께서는 순화된 단어를 주셨습니다. 하지만 변개된 성경은 이를 무시하여 거칠고 조잡한 단어를 많이 사용하였습니다. 그중의 한 가지가 '동침하다' 입니다. 개역성경에 이 단어가 61회 등장하는데 흠정역을 보면 모두 '알다' '들어가다' '눕다' 등으로 합당하게 번역하였습니다. ㉔ '동침' 과 마찬가지로 변개된 성경은 직설적인 표현인 '생리' 혹은 '월경' 을 사용했지만 바른 성경은 '여인들의 관례' 처럼 순수하게 번역하였습니다. NIV와 KJV의 차이점도 마찬가지입니다. ㉕ 예수님께서는 십자가를 지시기 전에 제자들과 최후 만찬을 하셨습니다. 그러면서 '하나님 왕국(혹은 천년왕국)에서 새롭게 마시는 그날까지 다시는 포도나무 열매에서 난 것을 마시지 않겠다.' 고 선언하셨습니다. 그런데 얼마 후 십자가 위에서 다시 포도주를 드셨다면 예수님을 '거짓말쟁이' 로 만드는 것입니다(마 26:29, 막 14:25, 눅 22:18). 바른 성경은 식초(vinegar)로 바르게 번역하였지만 변개된 성경은 이렇게 모순을 일으킵니다. 참고로 바른 성경은 '예수님' 처럼 존칭어도 사용하고 있습니다. ㉖ 자비로운 하나님께서는 '아버지 없는 자' 를 불쌍히 여기시겠다고 바른 성경에 기록하셨습니다. '고아' 보다 폭넓은 개념입니다. 따라서 아버지 없이 어머니와 함께 사는 아이까지 교회에서 잘 보살펴주어야 주님의 마음에 맞는 구제라는 사실은 자명한 이치입니다. ㉗ 바른 성경을 통해 성도가 최종적으로 거할 장소인 '새 예루살렘 성' 은 오직 예수님을 믿고 구원받은 자들만 들어갈 뿐임을 분명히 하고 있습니다. 소위 '만인 구원론' 이 잘못된 사상임을 명백하게 드러내는 구절입니다. ㉘ '여호와' 는 천지를 창조하신 주님의 거룩하신 이름입니다. 그러므로 주님은 십계명을 통해 자신의 이름을 헛되이 취하지 말라고 경고를 하셨습니다

(출 20:7). 이런 주님의 명령에 따라 이스라엘 사람들은 성경에서 그분의 두려운 이름 'JHVH'(히브리어 4자음문자, 여기에 모음을 첨가해 'Jehovah(여호와)'가 파생)를 대할 때마다 눈으로 그 이름을 확인하고 정작 읽을 때는 주(主)를 의미하는 '아도나이'(Adonai)로 읽었습니다. 그렇지만 수많은 변개된 성경 가운데 유독 우리나라 개역(혹은 개역개정) 성경에서만 무려 6,400번이나 '주'를 '여호와'로 번역하였습니다. 육신의 아버지 이름도 함부로 부르면 '후레자식'이라며 질타를 받는데 하물며 주님의 거룩한 이름을 시도 때도 없이 부르고 있으니 이 얼마나 통탄할 일입니까! 이렇게 번역한 이유는 ○○○증인들이 선호하는 미국표준역(ASV, 1901년)을 근거로 하였기 때문입니다. 나중에 미국표준역도 잘못을 시인하고 바로잡았습니다. 심지어 다른 변개된 성경인 신국제역(NIV), 뉴킹제임스성경(NKJV) 등 대부분의 영어 성경과 주요 유럽어 성경조차도 모두 '여호와'를 '주'로 바르게 번역하였습니다. 참고로 일부 자유주의 신학자들은 하나님의 이름이 'JHWH'가 아니고 'YHWH'이며 여기서 파생된 것이 '야훼'이므로 '여호와'가 틀렸다고 주장합니다. 그러나 '야훼'는 고대 팔레스타인의 부족 신(god)이며 인터넷 검색 엔진 '야후 (Yahoo, 걸리버 여행기에 등장하는 괴물 이름)'와 같은 계열 즉 사촌쯤 됩니다. ㉙ 이처럼 정반대로 기록하여 전혀 뜻이 통하지 않는 구절들이 변개된 성경에 산재(散在)해 있습니다. ㉚ 교훈(敎訓)은 행동이나 생활에 도움이 될만한 것으로 경험한 사실입니다. 교훈은 성경 말고도 예컨대 이솝 우화나 그리스 철학자, 불교 승려에게서도 얼마든지 얻을 수 있습니다. 그러나 교리(敎理, doctrine)는 믿음을 지지해주는 뼈대이며 진리 체계인 동시에 신앙고백입니다. 구체적으로 말하면 성경을 이해하는데도

꼭 필요한 안내자(가이드)입니다. 따라서 기독교 교리는 반드시 알아야 하며 이것이 불분명하면 깊이 있는 신앙생활을 할 수 없고 이단에 빠지기도 쉽습니다. 교훈과 교리는 이렇게 다릅니다.

주의 말씀들은 순수한 말씀들이니 흙 도가니에서 정제하여 일곱 번 순수하게 만든 은 같도다. 오 주여, 주께서 **그것들(=말씀들)을 지키시며** 주께서 그것들을 이 세대로부터 **영원히 보존**하시리이다 (시 12:6,7)

Thou shalt keep **them**, O LORD, thou shalt preserve them from this generation forever (KJV)

역사적으로 보면 하나님의 말씀을 싫어하는 진영에서는 에덴동산에서부터 지금까지 성경을 자신의 입맛에 맞게 고치고 삭제하였습니다. 주님은 이러한 방해에도 불구하고 위의 말씀처럼 영원토록 말씀을 지키셨고 보존하셨습니다. 자세히 보면 이 성경 구절도 다음과 같이 '말씀' 을 '사람' 으로 바꾸었습니다. NIV도 마찬가지입니다. 결국 개역(개정)성경과 NIV는 같은 계열임을 보여주고 있습니다.

여호와의 말씀은 순결함이여 흙 도가니에 일곱 번 단련한 은 같도다. 여호와여 **그들을** 지키사 이 세대로부터 영원까지 보존하시리이다 (개역 개정)

O LORD, you will keep <u>us</u> safe and protect <u>us</u> from such people forever (NIV)

물론 변개된 성경을 통해 구원을 받는 데는 지장이 없지만 <u>올바른 교리를 세우기 힘듭니다</u>. 동시에 말씀의 칼이 무디어 이단을 물리치기 <u>도 어렵습니다</u>. 불신자는 이런 약점을 알고 기독교를 공격하지만 바른 성경을 접해보지 못한 성도는 속수무책으로 당할 수밖에 없습니다.

성경을 연구하는 사람 중에 사본이나 번역본보다 (자필)원본만을 중 요시하는 사람이 있습니다. 하지만 사람의 기대와는 달리 하나님은 원 본을 그리 중요하게 여기지 않으셨습니다. 예레미야서(36장, 45장~51장) 를 보면 여호야김 왕이 진노하여 예레미야서 원본을 칼로 잘라 화로에 넣어버리자 예레미야서 원본은 사라졌습니다. 하나님은 예레미야를 통해 다시 기록하게 하시고 전에 소실된 원본보다 내용을 추가시켜 제2원본을 만들게 하셨지요. 이번에는 예레미야가 스라야에게 두루마 리로 된 제2원본을 읽게 한 다음 바벨론에 있는 유프라테스 강에 던지 게 하였습니다. 결국 제2원본도 소실되었다는 사실! 그렇지만 제3원본 을 통해 지금 우리가 보는 성경에 예레미야서가 온전하게 있습니다. 거듭 강조하지만 하나님이 원본을 중요하게 여기시는 것보다 더 중요 시하면 안됩니다. 이 세상에 존재하지도 않는 원본을 우상(?)으로 섬 기는 꼴이 되기 때문입니다.

한 가지 더 기억해야 될 점은 번역본도 영감을 받았다는 사실입니 다. 구약의 경우, 이집트 총리가 된 요셉이 형제들을 만날 때 요셉은 히브리어 대신 이집트어로 이야기 했습니다(창 42장). 이집트어로 기록 한 본문은 없으며 성경 기록자 모세가 요셉이 말한 내용을 히브리어로 다시 번역하였기 때문에 번역본도 영감을 받았습니다. 신약의 경우, 사도 바울이 체포되어 백성들 앞에서 설교할 때 그는 히브리어로 말했습니다(행21장). 기록자 누가는 히브리어로 된 바울의 연설을 헬라어(=그리스어)로 번역하여 기록하였음을 알 수 있습니다. 왜냐하면 히브리어로 기록된 필사본은 존재하지 않기 때문입니다.

지금까지 성경에 관해 여러 페이지에 걸쳐 말씀드렸지만 다음과 같이 요약할 수 있습니다. 성경은 신화가 아닌 역사적인 사실을 기록한 책이라는 점. 뿐만 아니라 하나님이 각 단어마다 숨을 불어넣어 영감으로 기록한 자필원본은 사라졌지만 영어 킹제임스 성경(번역본)에 고스란히 전달되었습니다. 그 번역본을 통해 원본과 동일하게 우리 말(한글)로 번역되었다는 점이 팩트(fact)입니다.

넷째로 '인생은 한 번 죽으면 한 줌의 흙이 되어 끝난다'라는 착각입니다.

이런 사고방식에 따라 삶이 힘들면 쉽게 자포자기하고 자살로 생을 마감하는 사람들이 끊이지 않는 것 같습니다. 불명예스럽게도 OECD(경제 협력 개발 기구) 회원국 중에서 우리나라 자살률이 최고라는 통계가 있습니다. 유명인이 자살하면 이를 모방하는 소위 '베르테르 효과(Werther effect)'도 자살을 부추기기도 합니다. 사람의 목숨은 온 천하보다 귀하기 때문에 타인의 생명뿐만 아니라 자신의 생명도 소중함을 알아야 합니다. 성경은 명백하게 선언하고 있습니다. 지상에서의 삶이 끝나면 다시 천국(天國)(마지막에는 새 예루살렘)이나 지옥(地獄)(최종적으로 불호수)

에서 영원한 삶이 이어진다고 말입니다. 약 2,000년 전, 예수님이 이 땅에서 사역을 하실 때에도 천국보다 지옥 이야기를 15번이나 하셨습니다. 지옥은 실존하며 사람이 지옥에 가서는 결코 안 되기 때문에 그러셨습니다.

몸은 죽여도 혼은 능히 죽이지 못하는 자들을 두려워하지 말고 오직 혼과 몸을 능히 지옥에서 멸하시는 분(=하나님)을 두려워하라 (마 10:28)

거기서(=지옥)는 그들의 **벌레**도 죽지 아니하고 **불**도 꺼지지 아니하느니라 (막 9:44, 46, 48)

(킹제임스 성경을 제외한 다른 성경에는 44절, 46절은 '없음'으로 되어 있음)

[19] 어떤 **부자**가 있었는데 그는 자주색 옷과 고운 아마포 옷을 입고 날마다 호화롭게 지내더라. [20] 또 **나사로**라 하는 어떤 **거지**가 있었는데 그는 헌데투성이로 부자의 대문에 누워 [21] 부자의 상에서 떨어지는 부스러기로 배를 채우려 하더라. 또한 개들이 와서 그의 헌데를 핥더라. [22] 그 거지가 죽어 천사들에 의해 아브라함의 품으로 옮겨지고 그 부자도 죽어 묻히게 되었더라. [23] 그가 지옥에서 고통 중에 눈을 들어 멀리 아브라함과 그의 품에 있는 나사로를 보고 [24] 소리를 지르며 이르되, 아버지 아브라함이여, 내게 긍휼을 베푸사 나사로를 보내어 그가 그의 손가락 끝에 물을 찍어 내 혀를 서늘하게 하도록 하소서. 내가 이 불꽃 가운데서 고통을 받나이다, 하거늘 … [26] 이 모든 것 외에도 우리와 너희 사이에는 큰 구렁텅이가 놓여 있어 … (눅 16:19-26)

누가복음 16장을 보면 예수님께서 실존 인물 두 사람을 통해 천국(낙원)과 지옥을 극명하게 대비시켜 보여주십니다. 곧 이 땅에서 호화롭게 살았던 부자는 죽어서 지옥에서 고통받고, 이 땅에서 비참하게 살았던 거지 나사로는 죽어서 낙원(혹은 아브라함의 품)에서 행복을 누리고 있다는 점입니다. 대부분 사람들은 지옥이 어디 있는지도 잘 모릅니다. 성경에는 지옥이 지구(땅의 심장부, the heart of the earth(NIV, KJV))에 있다고 말씀하십니다(마 12:40, 행 2:26-27). 〈자료 7〉은 지구 내부의 모습입니다. 구체적으로 땅의 중심부는 넓은 의미의 지옥 즉 지하세계(스올(Sheol), 하데스(Hades))를 의미하며 '불꽃(좁은 의미의 지옥)', '무저갱(無底坑, 바닥없는 구덩이)', '낙원(아브라함의 품)', '타르타로스(Tartaros, 타락한 천사가 갇힌 곳, 벧후2:4)' 이렇게 네 부분으로 되어있습니다. 그중에 낙원과 불꽃 사이에 큰 구렁텅이가 있고 부자와 거지 나사로는 약 2천 년 전에 이곳 지하 세계에서 서로 대화를 하였습니다.

다음과 같은 구약 성경에서도 이 사실을 뒷받침하고 있습니다. 다윗을 좇던 사울이 블레셋 군대를 두려워하여 점을 치는 영매(마녀)를 만나기 위해 엔돌에 갔습니다. 사울은 영매에게 사무엘을 데려오라고 요청하자 사무엘이 땅속에서 올라왔습니다. 이어서 사무엘은 사울을 책망한 다음 블레셋 군대에 패하여 사울과 그의 아들들(요나단, 아비나답, 멜기수아)이 전사(戰死)하여 사무엘 자신이 있는 곳 즉 낙원(혹은 아브라함 품)으로 오게 될 것을 말해주었습니다(삼상 28장-31장). 그동안 사울의 행위를 보면 구원받지 못해 지옥에 갔을 것으로 지레짐작할 수 있겠지만 성경에는 이처럼 사울은 구원받고 지구 안에 있는 낙원으로 옮겨졌다는 점을 분명히 하고 있습니다. 신약 성경에서도 오순절 날 베드로가 설교할 때 시편 말씀(시 16:10)을 인용하면서 예수님이 십자가에서 사망하신 다음 지옥에 내려가셨다는 사실을 밝히고 있습니다(행 2:27). 다시 말해 예수님은 넓은 의미의 지옥 중에서 낙원에서 3일 밤낮을 계셨습니다. 다만 변개된 성경은 지옥을 '스올' 혹은 '음부'로 번역하여 지옥의 실체를 감추고 있습니다. 이와 같이 예수님이 부활하시기 전까지 구약 시대 성도가 죽으면 모두 지하 낙원에 머물렀습니다. 예수님과 함께 십자가에서 죽은 우편 강도도 낙원에 갔지만, 예수님이 부활하시자 우편 강도를 포함하여 낙원에 있던 성도들 모두 셋째 하늘로 옮겨졌습니다. 따라서 낙원은 현재 비어있습니다. 사도 바울도 셋째 하늘 환상을 통해 이 사실을 증명하고 있습니다. 즉 바울이 루스드라에서 복음을 전할 때 유대인들이 돌로 바울을 쳤습니다. 그 결과 바울

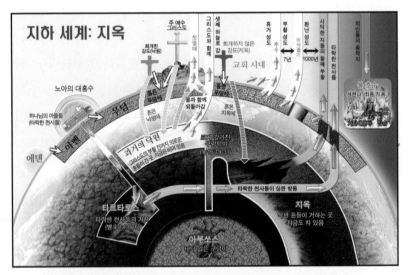

〈자료 7. 지하 세계 구성 – 낙원과 지옥, 타르타로스 무저갱(아부쏘스)〉*

은 죽어 그 혼은 낙원에 가지 않고 바로 셋째 하늘에 다녀왔던 점입니다(고후 12:1-4, 행 14:19). 마찬가지로 예수님의 부활 후에 세상을 떠난 신약 시대 모든 성도의 몸은 무덤에 있지만, 혼은 낙원에 가지 않고 셋째 하늘로 갔습니다. 참고삼아 말씀드리자면 하늘은 세 종류가 있는데 첫째 하늘은 대기권으로 새와 구름이 있는 곳, 둘째 하늘은 해와 달과 별이 있는 곳, 셋째 하늘은 하나님이 보좌가 있는 곳입니다.

필자는 예수병원 수련의 시절, 전신에 심한 화상을 입은 환자를 잊을 수 없습니다. 피부 이식을 위해 무려 스무 번이나 이 환자에게 전신마취를 시행하였습니다. 신체에 화상을 조금 입어도 상당한 통증이 있는데 이 환자는 죽고 싶을 정도로 통증이 심했습니다. 하지만 그가 겪은 고통은 실제 지옥에 비하면 오히려 천국에 가까울 것입니다. 성경은 지옥을 다른 말로 '불타는 용광로', '영원한 멸망', '바깥 어두운 곳', '무저갱'이라고 했기 때문입니다.

요즈음은 지옥에 관한 설교를 듣기 힘든 시대입니다. 교인들이 싫어하기 때문이지요. 그렇지만 하나님의 심판이 곧 이루어질 것입니다. 하나님은 공정하시고 죄를 싫어하시므로 예수님의 피로 죄를 씻지 못한 사람들과 마귀(=사탄), 적그리스도, 거짓 선지자를 모두 불호수에 던져 영원히 고통을 주시겠다고 선언하셨습니다. 불교에서 '마음이 괴로운 상태가 지옥이다.'라는 말이나 혹은 이단들이 '지옥은 단지 무덤에 불과하다.'라는 주장에 현혹되어서는 안 됩니다. **지옥과 불호수**는 분명히 실존하며 사실(fact)입니다!!

어느 날 산모에게 무통장치 시술을 하면서 복음을 전하였습니다. 그녀는 처음에 신앙생활을 하였지만 아기가 잘못된 바람에 이제는 교회 출석도 하지 않는다고 했습니다. 아마도 뱃속 태아가 유산(流産)이 되었나 봅니다. 기회를 놓칠세라 "그 아이는 지금 천국에 있고 언젠가는 만날 수 있어요."라고 분명하게 말해주자 그 산모는 내 말에 귀가 솔깃하였습니다. 성경 말씀을 통해 더욱 확신을 심어주자 언젠가 천국에서 자신의 아기를 만날 수 있다는 생각에 생기가 돋고 기쁨이 넘쳤습니다.

사산아를 포함하여 어린아이가 죽으면 천국과 지옥 중에서 어디로 가는지 혹시 알고 계시나요? 자신 있게 말을 할 수 있는 사람은 아마 드물테지요. 신학자 사이에도 여러 견해가 있지만 결론을 내리지 못합니다. '부모의 신앙에 의해 결정된다.' 혹은 '천국 대신 유아 림보(천주교에서 말하는 극심한 형벌과 감각적 고통이 없는 곳)에 갔을 것이다.' 아니면 '예수님을 모르기 때문에 지옥에 갔을 것이다.' 여러 주장이 있지만 오직 하나님이 보존해주신 킹제임스 성경을 통해서만 올바른 해답을 찾을 수 있습니다.

1) 다윗의 경우(삼하 11:1~12:23): 다윗은 자신의 부하(=우리야)의 아내(=밧세바)와 불륜을 저질렀습니다(삼하 11:4). 마침내 아기가 태어났는데 주께서 심히 앓게 하셨으므로 다윗은 금식하며 간절히 기도하였습니다. 그렇지만 일주일 만에 그 아이가 죽자 오히려 다윗은 몸을 씻은 다음 기름을 바르고 음식을 먹었습니다. 일반적으로 자식이 죽으면

슬퍼하며 금식하는 것이 상식인데 다윗은 오히려 정반대로 행동하였기 때문에 신하들은 그의 행동을 이해할 수 없었습니다. 신하들이 그 이유를 묻자 다윗은 다음과 같은 놀라운 고백을 하였습니다. 말하자면 그 아이는 지금 천국에 있다는 것 그리고 자신이 나중에 그를 만나게 되므로 이제 슬퍼할 이유가 없다는 것입니다!

지금은 그가 죽었으니 어찌하여 내가 금식하리요? 내가 그를 다시 돌아오게 할 수 있느냐? **나는 그에게로 가려니와** 그는 내게로 돌아오지 아니하리라, 하니라 (삼하 12:23)

2) 욥의 경우(욥 1:1~3, 욥 42:12~14): 욥은 흠잡을 데 없는 경건한 자였고 동쪽 모든 사람 중에 최고의 부자(자녀=아들 7명, 딸 3명, 재산=양 7,000마리, 낙타 3,000마리, 소 500겨리, 암나귀 500마리, 수많은 하인들)였습니다. 그런데 사탄의 시기심과 하나님께서 허용하시는 시험을 통해 하루아침에 십남매가 다 죽고 며칠 사이에 하인들과 그의 재산인 모든 가축도 죽거나 약탈당했습니다. 그야말로 자기 목숨을 제외하고 전부를 잃었습니다. 역사적으로 이렇게 불행한 일을 겪은 사람이 또 있었을까요? 그럼에도 하나님을 끝까지 신뢰한 욥에게 주님은 소위 '창조과학 강좌(욥 40장, 41장)'를 하신 다음, 재산을 두 배로 회복시키셨습니다. 즉 양 14,000마리, 낙타 6,000마리, 소 1,000겨리, 암나귀 1,000마리입니다. 하지만 자녀는 두 배(=20명)가 아닌 처음과 마찬가지로 10명(아들 7명, 딸 3명)만을 주셨습니다. 왜 동물과 다르게 회복시켰을까요? 이것은 처음에 죽은 10명의 자녀는 주님께서 천국으로 미리 보내셨기 때문에

나중에 주신 10명의 자녀와 만나면 20명이 되어 결국 두 배의 복을 주셨습니다! 이처럼 하나님의 계산법은 빈틈이 없고 완벽합니다(아래 표 참조). 이 모든 내용은 구약 성경 '욥기'에 있는데 이 책은 역사적으로 실존했던 욥이 기록했습니다(겔 14:14, 20).

	처 음	나 중
아들	7명	7명
딸	3명	3명
양	7,000마리	14,000마리
낙타	3,000마리	6,000마리
소	500겨리	1,000겨리
암나귀	500마리	1,000마리

〈욥의 소유〉

3) 예수님의 경우(마 2:1~18): 주님께서 탄생하셨을 때 동방 지혜자(=박사)들이 경배드리기 위해 오랜 기간 동안 별을 따라 여행을 하였습니다. 드디어 예루살렘에 이르렀을 때 그들이 "유대인의 왕으로 나신 이가 어디 계시느냐?"라고 물었습니다. 그러자 헤롯왕과 온 예루살렘이 소동하였습니다. 헤롯왕은 그들에게 '아기를 찾으면 자신도 경배하겠다.'며 아기가 있는 장소를 알려줄 것을 부탁하였습니다. 하나님께서는 꿈을 통해 지혜자들을 오히려 다른 곳으로 돌아가게 하고 요셉에게 '어린아이(=예수님)와 그의 어머니(=마리아)를 데리고 이집트로 피신하라.'고 지시하셨습니다. 나중에 헤롯은 이 사실을 알고 심히 노하

여 베들레헴과 그 주변에 사는 두 살 아래 모든 아이를 죽였습니다. 그렇다면 그 당시 죽은 아이들은 예수님을 알지 못했기 때문에 모두 지옥에 갔을까요? 예수님 때문에 억울하게 죽었는데 하나님은 그 아이들을 지옥에 보내셨을까요? 아닙니다. 사랑과 공의의 하나님께서는 그렇게 하실 리 없습니다. 헤롯 학정을 피해 모두 천국으로 옮기셨을 것입니다. 참고로 말씀드립니다. 성경(누가복음 2장)을 보면 목자들이 밖에서 양을 칠 때 예수님께서 태어나셨기 때문에 오늘날 겨울철에 지키는 성탄절(12월 25일)은 성경과 전혀 맞지 않습니다.

4) 주의 말씀을 통해(4복음서): 예수님께서는 천국은 어린아이의 것이라고 하시면서 복을 주셨습니다. 말씀을 잘 연구하면 어린아이들은 예수님을 믿지 않고도 천국에 갈 수 있다는 사실을 알 수 있습니다!

이르시되, 진실로 내가 너희에게 이르노니, 너희가 회심하여 **어린아이들과 같이 되지 아니하면** 하늘의 왕국에 들어가지 못하리라 (마 18:3)

그러므로 누구든지 **이 어린아이처럼 자기를 낮추는 자** 곧 그가 하늘의 왕국에서 가장 큰 자니라 (마 18:4)

예수님께서 이르시되, 어린아이들이 내게 오는 것을 허락하고 그들을 막지 말라, **하늘의 왕국은 그런 자들의 것**이니라, 하시고 (마 19:14, 막 10:14, 눅 18:16)

5) **침례**(세례)의 경우(행 8:26~40): 니골라당(=니코(정복하다)+라오스(백성, 성도들))은 구약 시대 제사장처럼 일반성도 위에 군림하는 자들인데 예를 들어 로마 카톨릭의 주교, 감독, 추기경, 교황과 같은 사람들입니다. 자신들은 '성직자'이며 성도들은 '평신도'라고 구분 짓는 행위가 바로 니골라당의 행위입니다. 예수님은 이런 니골라당의 행위와 교리를 미워한다고 두 번이나 말씀하셨습니다(계 2:6,15). 그렇지만 변개된 성경은 한 군데(계 2:15)에서 예수님이 '미워하노라'라는 단어를 제거하였습니다.

이와 같이 네게도 니골라당의 교리를 붙잡는 자들이 있거니와 내가 **그것을 미워하노라** (계 2:15, 흠정역)

이와 같이 네게도 니골라 당의 교훈을 지키는 자들이 있도다
(계 2:15, 개역개정)

니골라당의 행위를 일삼는 그들은 구원을 받기 위한 조건으로 반드시 7가지 성례(고해성사, 견진성사, 영세(세례)성사, 성찬성사, 혼인성사, 신품성사, 종부성사)를 행해야 한다고 가르칩니다. 그중에 영세(세례)성사 교리를 만들기 위해 그들은 성경 말씀(행8:37)을 일부러 없애버리고 유아세례 근거를 만들었지요. 여러분들이 보는 성경에서 사도행전 8장 37절 말씀을 찾아보세요. 킹제임스 성경을 제외하고는 모두 '(없음)'으로 되어 있습니다. 본래 어린아이에게 침례(세례)는 필요 없고 주님에 대해 올바른 신앙고백을 하는 사람에게 행하는 의식이며 주님의 명령입니다. 로마

카톨릭에서는 어릴 때부터 어린이를 그들의 체제에 붙들어 놓기 위해 일부러 성경에도 없는 이런 의식을 만들어 놓았습니다. 침례는 주님의 사망(死亡), 매장(埋葬), 부활(復活)을 우리 몸에 각인시키기 위해 물속에 온 몸을 담그는 것으로 지극히 성경적입니다(자료8 참조). 게다가 어린아이는 기도가 막혀 질식할 위험이 있기 때문에 더더욱 침례를 받아서는 안됩니다.

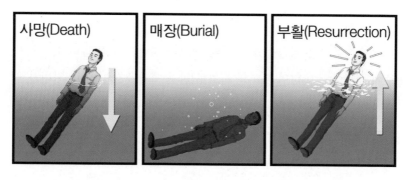

〈자료 8. 예수님도 요단강에서 이와 같이 침례를 받으셨음〉*

사도행전 8장을 보면 에티오피아 내시가 이사야 글을 읽고 있었지만 깨닫지 못하자 성령님께서 빌립을 통해 깨우치게 했습니다. 그들은 계속 길을 가다가 물이 있는 곳에 이르렀을 때 내시가 침례를 받고 싶어 했습니다. 그러자 다음과 같은 대화가 오고갔습니다.

빌립이 이르되, 만일 그대(=내시)가 마음을 다하여 믿으면 받을 수 있느니라, 하니 그(=내시)가 응답하여 이르되, **예수 그리스도께서 하나님의 아들이심을 내가 믿노라**, 하니라 (행 8:37)

내시가 예수님을 하나님의 아들로 믿는 합당한 고백을 하자 두 사람은 물속으로 들어갔습니다. 그러고 나서 빌립이 내시에게 침례를 베풀었습니다. 어린 아이에게는 이런 고백이 불필요하며 할 수도 없습니다. 아무리 뛰어난 전도왕이라도 한 살짜리 아이에게 "너는 죄인이야, 죄를 용서받고 구원을 얻기 위해서는 죄를 고백하고 예수님을 믿어야 한다."라며 수천 번을 이야기한들 그 어린아이가 그 의미를 알아들을 수 있을까요?

이처럼 올바른 성경을 통해 바른 교리를 정립할 수 있습니다. 여러분 중에 태중에서 아니면 불의의 사고로 먼저 세상을 떠난 어린 자녀가 있습니까? 그렇다면 이제는 더 이상 그 자녀로 인해 슬퍼할 이유가 없습니다. 왜냐하면 그 자녀는 이미 천국에 갔을 것이기 때문입니다. 따라서 그토록 사랑하는 자녀를 다시 만나길 원한다면 그 부모는 단지 예수님을 믿고 구원받으면 됩니다. 분명한 것은 우리 인생은 한 번 죽으면 한 줌의 흙이 되어 소멸되지 않고 영원히 사는 존재라는 것입니다.

그렇다면 영원에 대해 깊이 생각해 보신 적이 있으신지요? '영원이란 이 세상과 저 세상에서 가장 기쁘고도 가장 슬픈 단어이다.' 이 문장은 필자가 지금까지 신앙생활을 해오면서 나름대로 정의한 말입니다. 예수님을 믿어 구원(救援, salvation)받은 자에게는 주님과 함께 지상에서의 천년왕국(Millenium) 후에 천국(天國, Heaven)에서의 영원한 삶이 보장되어 기쁨이 넘칠 것입니다. 그렇지만 주님을 거부하여 구원을 받지 못한 자에게는 지옥(地獄, Hell)과 불호수에서 말로 표현할 수 없는 고통을 영원히 겪어야 하므로 최고로 슬픈 운명에 처할 것이기 때문입니다.

그렇다면 '영원'은 얼마나 긴 시간이며 과연 숫자로 표시할 수 있을까요?

1,000,000,000,000,000,000,000,000,000,000,000,000,000,000,000,000,000,000,000,000,000

이 숫자를 한 번 세어보세요. 일, 십, 백, 천, 만 ⋯ 억 ⋯ 조 ⋯ 경 ⋯ 해 ⋯ 아마 중간도 못 가서 포기하겠죠. 인간이 만든 숫자 단위를 사용하면 이보다 훨씬 큰 수를 셀 수 있는데 〈일, 십, 백, 천, 만, 억, 조, 경, 해, 자, 양, 구, 간, 정, 재, 항아사, 아승기, 나유타, 불가사의, 무량대수, ⋯ 구골, 아산키야, 센틸리온, 스큐스수 ⋯ 구골플렉스〉

이를테면 '인도 갠지스 강 모래알의 수'라는 항아사는 0이 52개, 불가사의는 64개, 무량대수는 68개, 구골(googol)은 100개, 최고 단위인 구골플렉스는 무려 0이 10억 개 붙은 단위입니다. 이 지구상에 존재하는 해변 모래 한 알을 1년으로 계산한다고 해서 영원을 표현할 수 있을까요? 아닙니다. 그래도 끝이 있을 것입니다. 모래 한 알을 일억 년으로 치면 영원을 나타낼 수 있을까요? 아닙니다. 그것도 언젠가는 끝날 것입니다. 필자는 쌀 200가마니 속에 들어 있는 쌀알 개수가 1억개라고 알고 있습니다. 그렇다면 세상에서 가장 큰 숫자 단위인 구골플렉스는 쌀 2,000가마니에 해당되는 쌀알 개수만큼 0이 붙은 숫자이니 어마어마해서 도무지 상상이 안 됩니다. 그럼에도 엄밀히 따져보면 이것도 유한한 숫자에 불과합니다. 분명한 것은 영원은 0이 무한

대이며 끝이 없이 지속되는 시간 개념입니다.

다시 강조하지만, 우리 인생은 한 번 죽으면 소멸되지 않고 천국이나 지옥에서의 삶이 끝이 없고 영원히 지속된다는 점입니다. 과연 여러분은 영원하고 영존하는 삶을 어디서 보내실 작정이십니까? 이런 놀라운 사실을 알면서도 주님을 외면하고 지옥을 선택하시겠습니까?

하나님께서 세상을 이처럼 사랑하사 자신의 독생자를 주셨으니 이것은 누구든지 그(=예수님)를 믿는 자는 멸망하지 않고 **영존하는 생명** (everlasting life)을 얻게 하려 하심이라 (요 3:16)

다섯째로 **'이 세상의 역사는 자연발생적이며 스스로 굴러간다'**는 착각입니다.

이는 두 번째에서 언급한 진화론적 세계관이 지배하기 때문입니다. 말세가 되면 여러 가지 징조가 나타날 것이라고 성경은 기록하고 있습니다. 대표적인 것으로 이스라엘의 독립(1948년), 새로운 성전 건립, 종교 통합, 자연재해 증가, 진화론 등장과 득세 등입니다, 이 중에서 말세의 증거로 진화론이 등장하여 활보할 것을 기록한 말씀은 아래와 같습니다.

³ 먼저 이것을 알라. 곧 **마지막 날들**에 비웃는 자들이 와서 자기들의 정욕을 따라 걸으며 ⁴ 이르되, **그분(=예수님)께서 오신다는 약속이 어디 있느냐? 조상들이 잠든 이래로 모든 것이 창조의 시작 이후에 있던 것 같이 그대로 계속되느니라,** 하리니 ⁵ 그들은 이 사실 즉 하나님의 말씀으로 말

미암아 하늘들이 옛적부터 있고 또 **땅이 물에서 나와 물 가운데 서 있는 것을 일부러 알려 하지 아니하느니라** (벧후 3:3-5)

이 말씀에 따르면 마지막 날 즉 말세(末世)에는 그분께서 다시 오신다는 약속(=재림)을 부정합니다. 동시에 '모든 것이 창조가 시작된 이후 그대로 계속된다.'는 '동일과정설'을 믿게 됩니다. 동일과정설(同一過程說, uniformitarianism)의 사전적인 정의를 보면 '현재 자연계에서 일어나고 있는 현상은 아주 오래전에도 똑같은 모습과 과정으로 일어났었기 때문에, 현재의 자연 현상을 이해함으로써 지구의 역사를 설명할 수 있다는 학설'입니다. 즉 현재 지구 지형을 보면 풍화와 침식, 침전, 융기가 매우 천천히 이루어지고 있으므로 과거에도 그랬을 것으로 추측하는 이론입니다. 구체적으로 진화론자는 30cm 정도의 퇴적층을 형성하는 데 약 5,000년이 걸린다고 주장합니다. 이런 동일과정설을 바탕으로 지구 생성 연대를 6,000년(창조론 연대)이 아닌 45억 년(진화론 연대)이라고 억지를 부립니다.

게다가 진화론자는 '땅이 물에서 나와 물 가운데 서 있는 것'도 부정합니다. 창세기를 통해 창조주간 첫째 날 만들어진 지구는 물속에 완전히 잠겨 있었음을 알 수 있습니다. 둘째 날은 궁창 위의 물과 궁창 아래 물로 나뉘셨고 셋째 날은 궁창 아래 물을 한 곳으로 물러가게 하셔서 육지와 바다를 만드시고 육지에는 각종 식물을 만드셨습니다. 넷째 날은 첫째 날 만든 공간에 해와 달, 별을 만드셨고 다섯째 날은 둘째 날 만든 하늘과 바다에 각종 새와 각종 물고기를 만드셨으며 마지막 여섯째 날은 셋째 날 생성된 육지에 각종 육상 동물과 사람을 만드셨습니다(창 1:1-31). 이처럼 하나님은 6일 동안 질서 있게 천지를 창조하셨습니다(자료 9 참조).

엿새 동안에 주가 하늘과 땅과 바다와 그것들 안에 있는 모든 것을 만들고 일곱째 날에 안식하였느니라. 그러므로 주가 안식일을 복되게 하여 그 날을 거룩하게 하였느니라 (출 20:11)

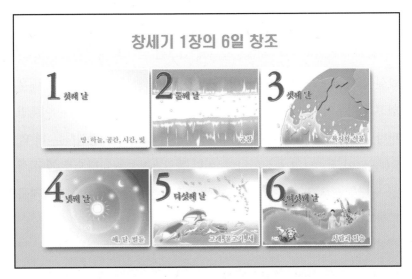

〈자료 9. 창조 주간 하루는 오늘날 하루와 동일한 24시간임〉*

천지창조 후 약 1,656년 후에 다시 노아시대 대홍수로 전 지구가 약 1년간 물에 잠겼습니다. 현재 지표면의 70~80%를 차지하는 퇴적층도 대홍수 기간에 형성된 것입니다. 노아 홍수 때 생긴 어떤 단일 퇴적층은 범위가 수천 km나 되며 두께도 수백 m입니다. 이런 지층들은 수억 년이 아니고 불과 1년 안에 만들어졌기 때문에 진화론자는 기를 쓰고 노아 대홍수를 부정합니다. 주님의 재림이 가까워질수록 진화론의 영향으로 세상 역사가 자연발생적이고 스스로 흘러가는 것처럼 왜곡될 것입니다.

그렇지만 아래와 같은 시간표대로 세상 역사는 진행되고 있습니다.

학업 성적이 우수한 학생은 선생님이 짜놓은 시간표를 잘 준수하고 집에서도 자신이 정한 스케줄에 따라 시간을 지혜롭게 활용합니다. 지구를 포함하여 온 우주와 인간을 만드신 하나님께서도 인간에게 시간표를 주셨는데 필자는 이것을 '하나님의 시간표(God's Timetable)'라고 부르겠습니다. 과거로부터 지금까지 세상의 모든 역사는 이 시간표대로 진행해 왔고 앞으로 전개될 미래도 그럴 것입니다. 보시다시피 하나님의 시간표에는 한 가지 특징이 있습니다. 직선(直線) 형태이며 멈추지 않고 계속 진행된다는 점입니다. 이 하나님의 시간표에 중요한 사건을 나타내면 다음과 같습니다(자료 10 참조).

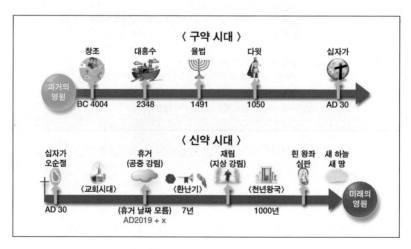

〈자료 10. 하나님의 시간표〉*

이 표를 보면 우리는 지금 어느 시점에 살고 있는지 한눈에 알 수 있습니다. 지금으로부터 약 6,000년 전에 이 세상이 창조되었고 그 후약 1,660년이 지나 대홍수 사건이 일어났습니다. 다윗은 약 3,000년전에 출생하였고 예수 그리스도는 약 2,000년 전에 사람의 몸을 입고 (성육신) 오셨습니다. 그 후 2,000년 정도 시간이 지나 오늘날(2019년)에이르렀습니다(자료 10, 11 참조).

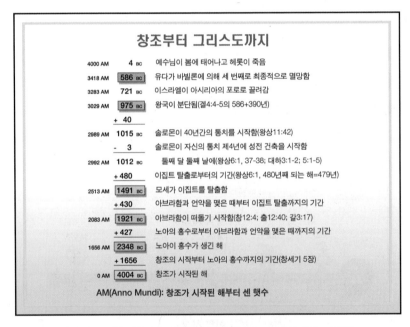

〈자료 11. 천지창조부터 예수님 탄생까지 4,000년의 기간〉*

따라서 우리는 교회 시대 끝자락에 살고 있으며 앞으로 휴거와 7년환란기, 주님의 지상재림, 천년왕국, 흰보좌심판, 영원한 삶(신자는 새 하늘과 새 땅, 새 예루살렘에서, 불신자는 불호수)이 펼쳐질 예정입니다. 이 중에서 앞으로 가장 먼저 일어날 사건은 주님의 공중강림(=휴거(携擧), rapture)입니다. 과거에 ○○선교회(이○림 목사)는 1992년 10월 28일에 자신들이 휴거된다며 흰옷을 입고 기다렸습니다. 하지만 그들이 예상했던 휴거는 없었고 잘못된 시한부 종말론자로 낙인이 찍혔습니다. 주님의 공중재림 날짜를 정한 것부터 잘못된 것으로 철저히 마귀의 전략에 이용당했습니다. 하나의 해프닝으로 막을 내렸지만, 그 여파로 지금은 교회에서 '휴거'라는 단어 사용을 꺼리고 있습니다. 비록 성경에서 '휴거(携擧)'라는 용어가 나오지는 않지만 한자(漢字)로 주님의 공중 강림 사건을 잘 나타내고 있습니다. 근래에 나온 영화들 중에 UFO가 나타나 사람(혹은 성도)들을 납치하는 장면들이 있는데 휴거 사건을 왜곡시키기 위한 사탄의 계략으로 볼 수 있습니다. 적그리스도 진영에서도 곧 휴거가 일어난다는 사실을 알고 있기 때문에 대중 매체를 통해 이처럼 사람들을 계속 현혹시킬 것입니다.

[16] 주께서 호령과 천사장의 음성과 하나님의 나팔 소리와 함께 친히 하늘로부터 내려오시리니 그리스도 안에서 죽은 자들이 먼저 일어나고 [17] 그 뒤에 살아서 남아 있는 우리가 **공중에서 주를 만나리라(=공중강림, 휴거).** 그리하여 우리가 항상 주와 함께 있으리라. [18] 그러므로 이 말씀들로 서로 위로하라 (살전 4:16-18)

이 말씀은 놀랍게도 이스라엘 전통결혼 12단계 중에서 10번째 단계에 해당됩니다. 그 12단계를 순서대로 나열하면 아래와 같습니다.

1. 신랑이 신부 될 자를 선택 (엡 1:4)

2. 신랑은 신부 될 자와 그 가족에게 지참금(bride price)을 지급 (행 20:28)

3. 신랑과 신부가 언약식으로 실제 부부가 됨 (마 1:18-20)

4. 언약식에서 공식문서인 키투바(히브리어:쉬트레 에루신)를 작성 (계 21:27)

5. 언약식에서 반드시 신부의 동의가 필요함 (롬 10:10)

6. 신랑은 신부에게 선물을 주고 두 사람은 언약의 잔을 마심 (고전 11:25)

7. 언약식을 마친 후 신부는 몸을 물에 담그는 정결 예식 '미크바'를 행함 (마 28:19)

8. 신랑이 신부의 곁을 잠시 떠남 (요 16:7)

9. 신랑은 신부와 함께 머물 처소를 예비 (요 14:2)

10. 한밤중에 신랑은 들러리들과 함께 신부를 데려감 (살전 4:16-18)

11. 처소에서 달콤한 7일간 신혼여행 (고전 3:11-15, 고후 5:10)

12. 신혼여행 마지막 날 공식 만찬 행사에 참여 (계 19장)

1단계부터 12단계까지 읽다 보면 마치 성경 일부를 정리해놓은 것과 같은 착각을 일으킵니다. 그럼 전통 결혼식 12단계를 좀 더 자세히 설명하겠습니다. 신랑은 신부와 함께 순서에 따라 몇 가지 의식을 마치면(1단계~7단계), 신부를 떠난 다음 아버지 집으로 돌아와서 나중 허니문(밀월)을 즐길 집(처소)을 마련합니다. 약 1년이 지나면 신부를 데려오기 위해 신랑은 들러리들과 함께 한밤중에 출발합니다. 신랑 들러리들은 신부가 사는 집 근처에서 큰 소리로 "신랑이 온다."라고 외칩니다(8단계~10단계). 신부도 등불을 준비한 열 명 정도의 들러리들과 함께 언제 오실지 모르는 신랑을 맞을 준비를 항상 해야 됩니다. 신랑을 맞을 준비가 안 되어 있으면 결혼식이 이루어지지 않는다고 합니다. 신랑과 신부 두 사람이 만나면 곧장 집(처소)으로 들어가 7일 동안 허니문을 갖고 8일째 공식만찬 행사에 얼굴을 드러냅니다(11, 12단계).

이와 같이 이스라엘 전통 결혼식 12단계와 동일하게 성경에도 신랑(=예수님)과 신부(=성도)가 결혼식 12단계를 치르는 것으로 기록되어 있습니다.

1. 주님께서 하늘 보좌로부터 이 땅에 내려오셔서 우리를 택하심 (요 16:28)

2. 주님은 우리 죄를 없애기 위해 십자가에서 피를 흘리심 (고전 6:20)

3. 요셉과 마리아처럼 주님은 우리의 신랑, 우리는 그분의 신부가 됨 (마 1:18-20)

4. 우리 이름이 천국 공식문서인 어린양의 생명책에서 지워지지 않고 남아 있음 (계 21:27)

5. 예수님과 결혼을 위해서는 반드시 마음으로 믿고 입으로 시인하여야 함 (롬 10:10)

6. 신랑 되신 예수님은 십자가를 지시기 전에 제자들과 잔을 나누어 마셨음 (고전 11:25)

7. 주님의 명령에 따라 신부인 우리들은 침례(세례)를 받아야 함 (마 28:19)

8. 주님이 십자가에서 죽으시고 3일 만에 부활 후 승천하신 다음 성령님을 보내심 (요 16:7)

9. 주님은 장차 신부(성도)와 함께 거할 처소를 예비하시고 계심 (요 14:2)

10. 곧 나팔을 불면 신랑은 공중 재림하셔서 우리를 데려가심(=휴거) (살전 4:16-18)

11. 예수님은 성도들에게 행위에 따른 보상을 주시며 7년간 허니문을 즐김 (고전 3:11-15)

12. 주님이 지상 재림하실 때 성도들은 주님과 함께 어린양 혼인 잔치에 참여함 (계 19장)

현시점에서 보면 주님과의 결혼식은 이미 9단계까지 끝났으므로 가까운 시일 내에 10단계 즉 공중 재림(혹은 휴거)이 곧 일어날 것입니다. 지금이야말로 예수님을 믿어 주님의 신부가 되는 마지막 시대이며 마지막 기회입니다!!!

주님과 성도 간의 결혼식과 관련하여 보충설명을 드리자면

1) 전통 결혼식 11단계에 해당하는 7일간 혼인 잔치는 성경에서 사용하는 계산 방식으로 1일을 1년으로 환산하여 7년간 천국에서 혼인 잔치(허니문)를 벌입니다. 다시 말씀드리면 예수님께서는 심판석에 앉으셔서 이 땅에 사는 동안 행했던 행위에 따라 성도에게 보상을 주는 기간입니다(자료 12 참조).

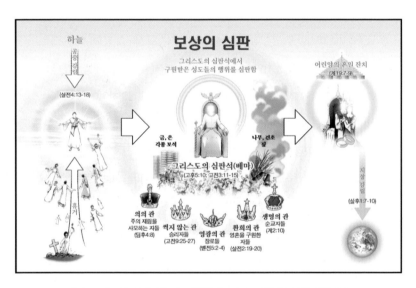

〈자료 12. 휴거된 성도는 행위에 따라 다양한 상을 받음〉*

2) 모든 성도가 휴거되어 하늘 처소에서 보상받는 동안, 땅에서는 불신자와 이스라엘 민족이 인류 역사상 최고로 힘든 7년 환란기(계시록 6장~19장 10절)를 겪게 됩니다. 이것을 잘못 이해하여 성도(=신부)도 환란을

겪어야 한다며 불안해하고 있습니다. 7년 환란은 '주님의 진노' 이므로 신랑 되신 주님이 신부에게 진노를 퍼붓는다는 것은 어불성설(語不成說)이며 아래와 같은 성경 말씀도 확증하고 있습니다.

그분께서 죽은 자들로부터 살리신 그분의 아들께서 하늘로부터 오실 것을 기다리는지 보여 주나니 **이분은 곧 다가올 진노로부터 우리를 건져 내신 예수님이시니라** (살전 1:10)

하나님께서는 **우리를 진노에 이르도록 정하지 아니하시고** 우리 주 예수 그리스도로 말미암아 구원을 받도록 정하셨느니라 (살전 5:9)

7년 환란을 기록한 요한계시록을 보면 창세(創世) 시기에 하나님께서 '여자의 씨가 뱀의 머리를 상하게 하리라' 는 약속(창 3:15)이 실현됨을 알 수 있습니다. 이 계시록에서 매우 중요한 구절은 1장 19절입니다.

네(=요한)가 **본 것들**과 **지금 있는 것들**과 **이후에 있을 것들**을 기록할지니 (계 1:19)

곧 계시록은 요한이 본 것들(과거: 제1장), 지금 있는 것들(현재: 제2-3장), 이후에 있을 것들(미래: 제4-22장)을 순서대로 기록하고 있습니다. 구체적으로 제4장부터는 하늘의 왕좌뿐만 아니라 장차 교회가 휴거가 된 이후에 이 땅에 임할 7년 환란, 천년왕국, 새 하늘과 새 땅에 관해 상세하게 설명하고 있습니다. 특히 환란기에는 일곱 봉인, 일곱 나팔,

일곱 병이 열리면서 심판이 이루어집니다. 여기서 기억해야 할 점은 일곱 봉인, 일곱 나팔, 일곱 병 이렇게 21가지 심판이 순서대로 진행되는 것이 아니고 7년 동안 진행될 심판을 봉인, 나팔, 병을 통해 세 번 반복한다는 사실입니다. 다만 갈수록 환란기 후반 쪽으로 초점을 이동하므로 그 강도(强度)가 점차 세지는 것뿐입니다. 일례로 여섯째 봉인을 열자 이미 천지에 큰 변화가 일어나 7년 환란 마지막 단계임을 알 수 있습니다. 이것은 바로 히브리 계시 문학의 특징인데 한 가지 주제를 반복해서 이야기하는 구조입니다.

　3) 마태복음 24장 15절~28절에 나오는 큰 환란도 7년 환란입니다. 이 말씀을 잘 분석해보면 교회시대 성도가 아닌 유대인이 당하는 환란임을 쉽게 알 수 있습니다. 20절에 주목합시다. '그러나 너희의 도피하는 일이 **겨울**이나 **안식일**에 일어나지 않도록 너희는 기도하라.' 북반구가 겨울이면 남반구는 여름이므로 이 말씀을 신약 시대 성도에게 적용하면 모순이 됩니다. 남반구에 사는 사람은 여름이므로 기도할 필요가 없기 때문입니다. 더구나 오늘날 안식일을 철저히 지키는 사람은 유대인이므로 은혜 시대에 사는 우리와 상관없는 말씀입니다. 참고로 이단들이 자주 인용하는 144,000명도 마찬가지입니다(계 7:4, 14:1,3). 계시록 7장과 14장에 두 번 나오는 십사만 사천 명은 이스라엘(유대인) 12지파에서 12,000명씩 뽑은 숫자로 7년 환란기 때 두 증인처럼 복음을 전하며 주님께서 맡겨주신 사명을 감당할 사람들입니다(마 24:14). 그런데 야곱의 열두 아들에서 유래한 12지파와 유전자(DNA)도 다른 사람들이 자칭 '이스라엘 열두 지파'라고 우기면 '지나가는 소도 웃을 일'입니다.

이와 같이 이단의 특징 가운데 하나는 자신들에게 유리하게끔 성경 말씀을 비유로 해석합니다. 반면에 우리 주님께서는 '~일렀으되' 라고 하시면서 말씀을 있는 그대로 인용하셨습니다.

4) 7년 환란과 관련된 마태복음 25장 31~46절도 많은 사람이 곡해하는 말씀입니다. 설교 시간에 자주 들었을텐데 우리 상식과 전혀 맞지 않는 심판 장면이 나옵니다. 곧 모든 민족을 행위에 따라 양과 염소로 나눈 다음 영생(永生)과 영벌(永罰)로 다스리십니다. 이

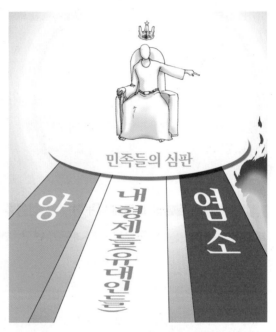

〈자료 13. 환란기에는 행위에 따라 심판을 받음〉*

말씀을 지혜롭게 분별하지 못하면 로마 카톨릭(천주교)처럼 '행위 구원'이라는 족쇄를 차게 됩니다. 이 말씀에서 중요한 점은 세 종류의 민족이 등장한다는 사실입니다. 즉 내 민족(=유대인), 양의 민족, 염소 민족입니다. 7년 환란기 때에 양의 민족은 극심한 환란으로 먹고 마시기 힘들고 병들고 옥에 갇혀 고난을 당하는 내 민족(혹은 유대인)을 잘 보살펴 준 민족입니다. 반대로 염소 민족은 유대인을 돌보지 않았습니다.

왕이신 예수님께서 7년 환란 직후 그리고 천년왕국 직전에 이렇게 민족들을 심판하십니다. 이와 같이 행위에 따른 심판은 예수님을 믿어 은혜로 구원을 받는 교회(=은혜) 시대는 이미 끝났음을 보여줍니다(자료 13 참조). 성도는 이미 공중으로 들림 받아 이 땅에 없기 때문에 이런 양과 염소로 나누는 행위 심판과는 무관합니다.

따라서 이 말씀을 분별하지 못하고 오늘날 교회시대에 그대로 적용한다면 앞에서 말씀드린 것처럼 '행위 구원' 을 조장하는 꼴이 됩니다. 그러니 사도 바울도 디모데에게 다음과 같은 말씀을 하셨을 것입니다.

너는 **진리의 말씀을 바르게 나누어** 네 자신을 하나님께 인정받은 자로, 부끄러울 것이 없는 일꾼으로 나타내도록 **연구하라** (딤후 2:15)

바울의 직업은 'Tent Maker' 곧 천막을 만드는 일이었습니다. 천막을 잘 만들기 위해서 바울은 원단을 정확하게 자로 잰 다음 적당한 크기로 자르고 천 조각을 이었을 테지요. 사랑하는 교회 지도자 디모데에게 편지를 쓰면서 자신이 천막을 만들 때와 같이 하나님 말씀도 바르게 나누고 적용하기 위해 성경을 연구하도록 권면합니다. 그래야 하나님께 인정받고 부끄럽지 않은 일꾼이 된다는 점입니다. 우리도 하나님 말씀을 볼 때, 이 말씀이 구약시대 혹은 신약시대에 적용되는지, 유대인 혹은 이방인에게 적용되는지, 환란 전 혹은 환란 후에 적용되는지 지혜롭게 분별하는 것이 중요합니다.

이와 관련하여 한 가지 더 말씀드리겠습니다. 성경은 한 마디로 예수 그리스도에 대해 기록한 책입니다. 구약은 앞으로 오실 그분에 대해, 신약은 이미 오신 그분에 대한 책입니다. 즉 구약은 예수님의 모형과 예언을, 신약은 예수님의 실체와 성취를 말씀하고 있습니다. 그렇지만 구약과 신약의 정확한 구분점을 알지 못하면 혼돈을 피할 수 없습니다. 분명한 것은 예수님이 십자가에서 인류의 죄를 짊어지시고 숨을 거두실 때 성전의 '휘장이 찢어진 사건(마 27:51)'이 신구약의 기준점입니다. 비록 신약 성경에 복음서가 포함되었지만, 마태복음 27장 51절 이전은 구약 시대입니다. 이것은 마치 어떤 사람이 자녀에게 유언을 남겼다면 그 사람이 죽은 다음에라야 그 유언이 효력을 발휘함과 같습니다. 따라서 초림으로 이 땅에 오신 예수님은 구약 시대를 사셨습니다. 흠 없는 어린 양이 되시기 위해 할례도 받으시고 율법을 다 실천하셔서 율법을 다 이루셨습니다. 동시에 유대인에게 십일조에 대한 이야기도 하셨습니다. 결국 4복음서(마태, 마가, 누가, 요한복음)에 있는 모든 말씀을 은혜의 복음 시대에 사는 우리들에게 억지로 적용시키면 심각한 교리적 문제가 발생합니다. 지금까지 각종 이단들이 서신서가 아닌 주로 4복음서와 계시록을 자신의 입맛에 맞게 해석하고 적용하다가 사회적 물의를 빚었습니다. 거듭 말씀드리지만 우리는 하나님의 말씀을 지혜롭게 나누어 바르게 적용해야 되는 시대에 살고 있습니다.

이에, 보라, 성전의 휘장이 위에서 아래까지 둘로 찢어지고 땅이 진동하며 바위들이 터지고 (마 27:51)

5) 이제 7년 혼인 잔치가 끝나면 성도는 예수님과 함께 지상으로 내려와 천년왕국에 들어갑니다. 구체적으로 예수님은 감람산(=올리브산)으로 지상 재림을 하셔서 천 년 동안 다윗의 왕좌에서 직접 다스리시고 성도는 왕의 신분으로 각 고을을 다스릴 것입니다. 적그리스도가 통치하는 혹독한 기간 동안 순교 당하거나 살아남은 자도 천년왕국에 들어갑니다. 예수님의 제자들은 이방인이 구원받는 교회 시대를 알지 못했기 때문에 이처럼 예수님이 직접 통치하는 천년왕국만을 고대하며 "주여, 주께서 이때에 **그 왕국(=천년왕국)**을 이스라엘에게 다시 회복시켜 주고자 하시나이까?(행1:6)" 라고 물었습니다(개역성경에는 '왕국'을 '나라'로 잘못 번역). 그러자 예수님은 "너희가 알 바가 아니고 오직 땅끝까지 복음을 전하라."라고 명령하셔서 오늘날까지 왔습니다.

로마 카톨릭(소위 천주교)은 자신들이 통치하는 교회 시대가 천년왕국이라며 성경에도 없는 '무천년설'을 주장하여 왔습니다. 2세기 때 어거스틴이나 오리겐과 같은 교부들이 만든 '이스라엘 대체 신학'(즉 구약 시대 이스라엘에게 준 모든 약속을 교회가 받았다고 주장)을 근거로 하였기 때문입니다. 게다가 어거스틴은 '연옥'과 '마리아 숭배'와 같은 잘못된 교리도 만든 사람입니다. 이런 잘못된 교리를 근거로 로마 교황들은 이 세상을 불법으로 다스리고 로마 대신 예루살렘에서 그 권력을 휘두르기 위해 '예루살렘 탈환을 위한 전쟁' 즉 '십자군 전쟁'을 일으켜 수많은 사람을 죽음으로 내몰았습니다. 장로교 창시자 칼빈도 마찬가지였습니다. 프랑스에서 출생한 그는 종교개혁을 주도하고 '기독교 강요'라는 뛰어난 책을 저술했지만 스위스 제네바에서 소위 '교황' 노릇을 하였습니다. 인구가 13,000명 정도인 제네바에서 4년간 통치하면서 무려 58명을 죽이고 이 중에서 35명은 화형을 시켰습니다. 구체적으로 예정론을 비판하거나 유아 세례를 거절했다고 처형했고 서로 다툰 두 뱃사공을 모두 사형시켰습니다. 고문은 차마 말씀드리기 힘들 정도로 잔혹했습니다. 일례로 창자가 튀어나오도록 꼬챙이로 쑤시거나 사람 가죽을 벗기기까지 했던 인물입니다.

칼빈은 어거스틴의 무천년설을 바탕으로 자신의 철학을 만든 다음 그 틀에 맞지 않는 사람에게 이토록 극악무도한 만행을 저질렀습니다. 이단(異端)도 칼빈의 만행을 알고 공격하지만 정작 그런 과거의 행적을 모르는 기독교인은 단순하게 '기독교에 대해 중상모략이겠지.' 라고 치부해버립니다. 그렇지만 칼빈의 만행은 조금도 보탬이 없는 역사적 진실입니다. 게다가 스코틀랜드의 장로교, 영국의 청교도에게도 영향을 주어 존 오웬, 매튜 헨리, 조나단 에드워즈, 마틴 로이드 존슨, 존 파이퍼, 폴 워셔, 마크 데버 등과 같은 유명한 청교도들도 무천년설을 받아들였습니다. 그 결과 안타깝게도 오늘날 대부분 목사도 아무런 성경적 근거가 없는 '무천년설' 을 고수하고 있습니다. 지금으로부터 약 160년 전에 등장한 다윈의 진화론이 누룩이 되어 온 세상에 퍼진 것처럼 무천년설도 마찬가지입니다. 참고로 장로교 교리의 핵심인 칼빈의 '예정론(像定論)' 에 대해서도 잠시 살펴보겠습니다. '하나님은 영원한 계획 속에서 선택(選擇)과 유기(遺棄) 말하자면 미리 천국 갈 사람, 지옥 갈 사람을 결정하셨다는 것' 인데 성경과 전혀 맞지 않는 이론입니다. 처음부터 사람의 운명이 예정되었다면 복음을 전할 아무런 이유가 없기 때문입니다. 오히려 '예지론(豫知論)'이 맞습니다. 하나님은 전지(全知)하시므로 사람의 미래를 미리(豫) 아시는 것 뿐이며 인간이 자유의지에 따라 예수님을 받아들이면 구원을 받아 영원한 천국 백성이 되고 받아들이지 않으면 멸망을 받아 지옥에서 영원한 형벌을 받게 된다는 사실입니다. 혹자는 예정론과 예지론을 같은 개념으로 생각하지만 이렇게 다릅니다. 반면에 킹제임스 성경에는 '예정(predestination)'이 4회 나오는데 사람의 운명과 상관없이 다른 의미로 사용되고 있습니다. 즉 ■ 구원받은 자를 아들(예수 그리스도)의 형상과 일치하도록 예정하셨고(롬 8:29,30) ■ 성도를 하나님의 아들로 입양(adoption)되도록 예정하셨다(엡 1:5,11)는 의미입니다.

인류 역사상 계시록 20장에 기록된 천년왕국이 지구상에 실현된 적이 없었고 앞으로 7년 환란이 끝나면 곧 시작됩니다. 7년 환란기에는 엄청난 재난으로 지형도 변하여 천년왕국 기간에는 노아 홍수 이전의 상태로 바뀔 것입니다(사 40:3,4; 슥 14:4-11, 겔 47:1-12). 그리하여 천년왕국은 마귀 사단의 활동이 전혀 없고 맹수가 초식을 하는 등 에덴동산처럼 생태계가 회복될 것으로 보입니다. 기후도 온화하고 사람 수명도 노아 대홍수 이전처럼 늘어날 것입니다. 이것이 과거에 주님의 제자들이 그토록 고대했던 왕국입니다(사 65:17-25).

6) 지금까지 재림은 두 가지가 있는 것처럼 언급했지만 사실은 두 단계(첫 단계=비밀리에 이루어지는 공중 재림, 둘째 단계=공개적으로 이루어지는 지상 재림)이며 그 기간은 7년입니다. 마치 예수님 초림도 두 단계(첫 단계=비밀리에 탄생, 둘째 단계=공개적으로 승천)이며 그 기간은 33년인 것과 같습니다(자료 14 참조).

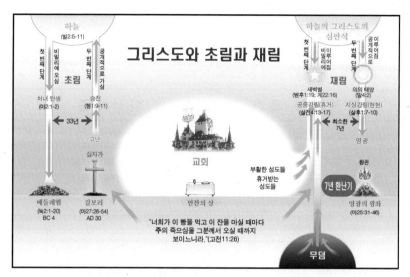

〈자료 14. 초림과 재림의 두 단계〉*

7) 전통 결혼식에서 신부 측 들러리 10명 정도가 있는데 성경에서
도 동일하게 등불을 지닌 열 처녀가 나옵니다(마 25:1-13). 그중에 다섯
은 지혜롭게 기름을 준비하였기 때문에 혼인식에 참석할 수 있지만,
나머지 다섯은 어리석게도 기름을 준비하지 못해 혼인식에 참석하지
못하고 쫓겨납니다. 이것을 비유로 삼아 "마지막 때에 지혜로운 처녀
가 기름을 준비한 것처럼 우리도 성령으로 충만해야 구원을 받는다."
라는 식으로 해석하거나 설교를 하면 곤란합니다. 이것은 신부(단수)와
들러리(복수)를 구별하지 못하기 때문에 생긴 오해입니다. 혹 결혼식장
에서 신랑은 한 명인데 신부가 여러 명인 경우를 보신 적이 있으십니
까? 앞에서도 언급한 것처럼 예수님을 구원자로 믿는 성도는 예수님
의 신부(단수)이므로 신부 옆에 등불을 들고 있는 들러리들(복수)이 될 수
없습니다. 이 들러리들은 아마도 이스라엘 민족일 것입니다.

부록1 _ 일곱 가지 착각에서 벗어나기 • **263**

성경을 자세히 연구해보면 공중재림과 지상재림 사이에는 적어도 다음과 같은 13가지 차이점이 있습니다(자료15 참조)

공 중 재 림(=휴 거)	지 상 재 림
구원받은 자들을 모으심 (살전 4:16,17)	구원받지 못한 자들을 모으심 (마 13:41,42)
'그리스도의 날'이라 불림 (빌 1:6)	'주의 날'이라 불림(욜 2:31 등)
성도가 사라짐	불신자가 사라짐
소망 중에 기다림 (딛 2:13)	모두가 애곡함 (마 24:30)
공중으로 오심 (요 14:3, 살전 4:17)	땅으로 오심 (슥 14:4, 욥 19:25)
비밀리에 이루어짐 (고전 15:51)	공개적으로 이루어짐 (계 1:7, 마 24:27)
주님이 직접 오심 (살전 4:16)	천사들을 보내 이스라엘을 모음 (마 24:31)
아무 징조도 없음	징조와 표적이 많음 (눅 21:11, 25-27)
신약 교회 성도들의 부활	환란 성도와 구약 성도의 부활
영광스런 몸으로 변화됨 (빌 3:20,21)	몸이 변화된다는 말씀이 없음
복된 소망임 (딛 2:13, 살전 4:17-18)	성도에게는 두려움, 불신자에게는 경고
하나님의 진노에서 모으심 (살전 4:16,17)	구원받지 못한 자들을 모음 (마 13:41-42)
7년 대환란의 신호탄	7년 대환란의 마무리

〈자료 15. 책 '요한계시록 바로알기(도서출판 그리스도예수안에, 김재욱 지음)' 참조〉

8) '다니엘의 70이레'는 휴거와 재림 사건과 연관이 있습니다. 지면 관계상 간략하게 언급하겠습니다. 15세쯤 바벨론 포로로 끌려와 느부갓네살 왕의 꿈도 해석해준 다니엘은 포로 생활이 68년째 접어들어 이제는 백발의 노인이 되었을 것입니다. 그는 포로 기간이 언제까

지 지속될지 하나님께 기도하자 예레미야서를 통해 그 기간이 70년이라는 사실을 깨달았습니다. 이어서 죄를 회개하며 이스라엘 민족을 위해 중보 기도를 하자 천사 가브리엘을 통해 유대인을 향한 하나님의 시간표가 70이레(Seventy Weeks)임을 알려주셨습니다.

> ²⁴ 주께서 **네 백성**과 **네 거룩한 도시**에게 칠십 이레를 정하셨나니 … ²⁵ 그러므로 알고 깨달을지니라. 즉 <u>예루살렘을 회복하고 건축하라는 명령이 나아가는 때로부터 통치자 메시아에 이르기까지 일곱 이레와 육십이 이레가 있으리니</u> 심지어 곤란할 때에 거리와 성벽이 다시 건축될 것이며 ²⁶ <u>육십이 이레 뒤에 메시야가 끊어질 터이나</u> 자기를 위한 것이 아니니라. **장차** 임할 통치자의 백성이 그 도시와 그 성소를 파괴하려니와 그것의 끝에는 홍수가 있을 것이며 … ²⁷ 그가 많은 사람과 **한 이레** 동안 언약을 확정하리니 그가 **그 이레의 한중간**에 희생물과 봉헌물을 그치게 하며 또 가증한 것들로 뒤덮기 위하여 … (단 9:24-27)

24절을 보면 70이레는 '네 백성' 즉 유대인과 '네 거룩한 도시' 즉 예루살렘을 향한 말씀이므로 교회 시대를 사는 우리와 아무 상관 없음을 알 수 있습니다. 70이레는 490(=70×7)일인데 성경의 계산법(민 14:34, 겔 4:6)에 의해 하루를 1년으로 환산하면 490년입니다. 25절 '예루살렘을 회복하고 건축하라는 명령' 곧 B.C. 445년 아닥사스왕 때 느헤미야에게 내려진 칙령(느 2:1-8)부터 '통치자 메시야' 곧 예수님이 십자가에서 죽으시기까지 '일곱 이레와 육십이 이레(=69이레)' 혹은 483(=69×7)년이 한 치의 오차도 없이 흘렀습니다. 그리고 남은 한 이레가 성취되기 전에 약 2,000년간 교회 시대가 오늘날까지 이어져왔습니다. 사실 예수님의 제자들을 포함한 모든 유대인은 예수님의 초림과 재림을 하나의 사건으로 보거나 초림하신 뒤에 공백 기간이 없이 바로 재림하신 줄 알았습니다. 다시 말해 이방인이 구원받는 교회 시대(=이방인의 충만함이 이루어지는 때)를 알지 못했습니다. 그런데 26절을 보면 놀랍게도 '장차'라는 단어에 교회 시대가 있음을 암시하고 있습니다. 주님의 시간표에 유대인을 포함한 세상 모든 사람이 구원을 받을 수 있도록 기회가 주어졌다는 사실입니다. 물론 '장차 임할 통치자'는 성도가 공중 들림 받은 후 나타날 '적그리스도'를 의미합니다. 27절을 보면 가까운 장래에 적그리스도가 이스라엘과 남은 '한 이레(즉 7년)'동안 언약을 맺고 유대인이 성전에서 하나님께 희생물을 드리도록 허락할 것입니다. 그러다가 이레의 한중간에 언약을 깨트리고 적그리스도 자신이 하나님이라며 경배를 강요하겠지요. 이렇게 후반기 3년 반 (=1260일, 마흔 두 달)은 적그리스도가 극심하게 지상에 남은 자를 괴롭히는 소위 '대환란' 기간입니다. 결국 다니엘 70이레는 교회 시대를 사는 성도와 '무관'하다는 사실을 알아야 합니다.

정리하면 이 세상의 역사는 스스로 흘러가지 않고 하나님의 시간표에 맞추어 진행해 왔고 앞으로도 그럴 것입니다. 이 시간표를 통해 우리는 지금 어느 역사적 시점에 서있고 앞으로 어떤 일이 일어날지 충분히 예측할 수 있습니다. 여러분은 지혜로운 신부처럼 신랑 되신 예수님을 맞을 준비를 끝냈습니까? 그렇다면 이 세상과 다가올 세상에서 제일 행복한 사람입니다.

여섯째로 '천사와 외계인, UFO는 상상에 불과할 뿐 존재하지 않는다' 라는 착각입니다.

이 주제는 대단히 예민할 뿐만 아니라 그동안 수많은 의혹과 논란이 있었습니다. 그렇지만 하나님의 피조물인 '타락한 천사'는 소위 '외계인'과 'UFO(미확인비행물체, 비행접시)'와도 상관이 있으며 바른 성경을 통해 그 정체를 알 수 있습니다. 더구나 주님의 재림이 가까워지면서 이들은 드러내놓고 분명히 활동할 것이기 때문에 성도는 올바르게 그 정체를 알고 분별할 필요가 있습니다.

첫 번째 착각에서 이미 말씀드린 것처럼 하나님의 창조물인 그룹(겔 28:14)이 교만해졌고 결국 하나님과 겨루다가 타락하여 사탄(혹은 마귀)이 되었습니다. 아울러 <u>하늘에 있는 천사들 1/3도 타락하여</u> 사탄을 추종하는 세력이 되었습니다. 사람과 달리 이들은 회개할 기회가 없고 단지 미래에 영원한 불호수로 던져질 심판만을 남겨두고 있습니다. 창세기 6장 4절을 보면 '하나님의 아들들'과 '사람의 딸들' 사이에서 '거인'이 탄생합니다. 여기서 하나님의 아들들은 위에서 밑줄을 그은 '타락한 천사들'입니다. 성경 주석가나 신학자는 '천사가 생식 능력을 가지고 있을 리 없다.'며 하나님의 아들들은 '불경건한 셋의 후손'이라고 주장하고 있지만 그들은 잘못 알고 있습니다. 그들의 주장대로라면 노아 대홍수로 불경건한 셋의 후손은 모두 죽었으므로 홍수 이후에는 거인이 있어서는 안 됩니다. 하지만 홍수 후에도 여전히 남아 있었습니다. 또한 인류 역사상 사람 사이에서 키가 무려 4~5m나 되는 거인이 탄생한 적은 한 번도 없었습니다.

² 하나님의 아들들이 사람들의 딸들과 또 그들이 아름다운 것을 보고 자기들이 택한 모든 자를 아내로 삼으니라. ³ 주께서 이르시되, 내 영이 항상 사람과 다투지는 아니하리니 이는 그도 **육체이기 때문이라.** 그럼에도 그의 날들은 백이십년이 되리라, 하시니라. ⁴ 당시에 땅에는 **거인들**이 있었고 그 뒤에도 있었으니 곧 **하나님의 아들들**이 **사람들의 딸들**에게로 들어와 사람들의 딸들이 그들에게 아이들을 낳았을 때더라. 바로 그들이 옛적의 강력한 자들 즉 명성 있는 자들이 되었더라. ⁵ 하나님께서 사람의 사악함이 땅에서 크고 또 그의 마음에서 생각하여 상상하는 모든 것이 **항상 악할 뿐임**을 보시고 ⁶ 주께서 땅 위에 사람을 만드신 것으로 인해 **슬퍼하시며** 또 그것으로 인해 마음에 근심하시고 ⁷ 주께서 이르시되, **내가 창조한 사람을 지면에서 멸하되** 사람과 짐승과 기는 것과 공중의 날짐승까지 **다 그리하리니** 이는 내가 그들을 만든 것으로 인해 슬퍼하기 때문이라, 하시니라. ⁸ 그러나 노아는 주의 눈에 은혜를 입었더라 (창 6:2-8)

바로 그 날에 **노아**와 노아의 아들들인 **셈**과 **함**과 **야벳**과 **노아의 아내**와 그의 아들들과 함께한 **그들의 세 아내**가 방주로 들어가되 (창 7:13)

킹제임스 성경은 이처럼 '거인'으로 잘 번역하였지만 변개된 성경에는 '네피림', '엠 족속', '수스 족속', '아낙 족속', '르바 족속', '삼숨 족속' 등으로 바꾸었습니다(창 6:4, 창 14:5, 신 2:10,11,20, 수 11:21,22). 또 3절에 '이는 그도 육체이기 때문이라'고 언급하신 것은 정상적인 육체를 지닌 존재가 아님을 나타내고 있습니다. 거듭 말씀드리지만 하나님의 아들들은 타락한 천사들이며 유다서 7절에는 '낯선 육체(strange flesh)'

라고 표현합니다. 노아가 살던 시절 유전자가 변형된 거인이 탄생하고 온통 마음이 부패하고 극도로 타락한 자로 충만하였습니다. 게다가 주님이 가장 싫어하는 남색(男色, 소위 동성애) 행위가 성행하였습니다. 마침내 하나님은 여자의 후손으로 오실 메시야 탄생을 위해 노아 식구 8명(노아와 그의 아내, 세 아들(셈, 함, 야벳)과 그들의 아내)만 남기고 나머지 모든 사람을 대홍수로 심판하셨습니다. 선박을 의미하는 한자 '船' 이란 문자를 분석해 보아도 (船=舟+八+口) 방주에 8명이 들어갔다는 사실을 알 수 있습니다!(창 7:13, 벧전 3:20)

거인이 살았던 증거가 실제로 발견되었습니다. 공룡 발자국과 거인의 발자국 화석이 같은 지층에 있었다는 사실입니다. 미국 텍사스주 글렌로즈에 있는 팔룩시 강바닥에서 나온 것으로 거인의 발자국은 길이가 무려 55cm, 너비도 28cm 정도나 되었습니다. 필리핀 가르가얀 지방에서도 5m나 되는 사람 뼈가 출토되었습니다. 다윗이 물리친 골리앗도 키가 3.3m나 되는 거인이었으며(삼상 17:4), 바산의 왕인 옥도 그의 침대 길이가 무려 4.2m나 되었습니다(신 3:11).

그럼 말씀을 통해 천사의 실체를 구체적으로 알아봅시다.

¹ 주께서 마므레의 평야에서 아브라함에게 나타나시니라. 날이 더울 때에 그가 장막 문에 앉았다가 ² 눈을 들어 바라보니, 보라 **세 남자**가 자기 곁에 서 있으므로 그가 그들을 보고 곧 장막 문에서 달려가 그들을 맞이하며 몸을 땅으로 굽히고 (창 18:1,2)

그(=아브라함)가 버터와 우유와 젊은이가 요리한 송아지를 가져다가 그들 앞에 차려 놓고 나무 밑에 있던 그들 곁에 서매 그들(=세 남자)이 **먹으니라** (창 18:8)

주님을 포함하여 <u>세 남자</u>가 아브라함에게 나타났는데 아브라함은 이들을 정중히 모셔서 식사를 대접하자 이들은 먹었습니다. 여기서 세 남자 중에 '주'라고 불리는 <u>한 남자</u>는 성육신(成肉身, Incarnation)하시기 전 '예수님(=주의 천사)'으로 여겨지는데 이분은 아브라함과 계속 대화를 하셨습니다. 나머지 <u>두 남자</u>는 다음과 같이 소돔에 사는 롯을 찾아갔습니다.

¹ 저녁때에 <u>두 천사</u>가 소돔에 이르렀는데 마침 롯이 소돔의 문에 앉았다가 그들을 보고는 일어나 그들을 맞이하고 얼굴을 땅에 대고 절하며... ³ 그가 간절히 그들에게 조르니 그들이 그에게로 돌이켜 그의 집으로 들어오매 그가 그들을 위해 잔치를 베풀고 누룩 없는 **빵**을 구우니 그들이 **먹더라** (창 19:1-3)

밑줄을 그은 두 남자(창 18장)는 두 천사(창 19장)라고 분명히 밝히고 있으며 사람처럼 빵도 먹었습니다. 당연히 생식 능력도 있기 때문에 창세기 6장에서 살펴 본 것처럼 아기를 낳을 수 있었습니다. 여자 거인이 없다는 점으로 미루어 천사의 성염색체는 'XY'가 아닌 'YY'일 것으로 추측합니다. 결론적으로 천사는 남자 모습이며 사람처럼 음식도 먹고 생식 능력이 있습니다. 성당 같은 곳에 그려진 날개가 달린 '아기 천사' 나 '여자 천사'는 비성경적이며 뉴에이지에서 나온 개념입니다. 이것은 로마 카톨릭 교회와 조로아스터교, 신비주의 등과 관련이 있습니다. 아래 사진은 필자가 유럽 성당에서 촬영한 것인데 역시 이 그림에도 날개 달린 두 여자 천사가 있습니다(※ 천사와 다른 천상의 존재인 스랍 (Seraphims)과 그룹(Cherubims)은 날개를 지니고 있음).

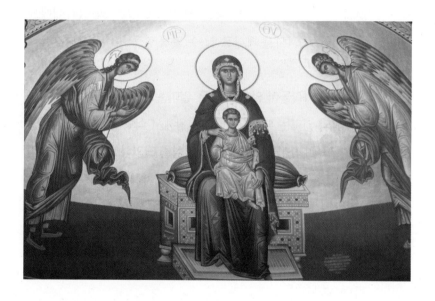

그 밖에 천사는 어느 때는 나그네 모습으로, 예수님이 부활하신 무덤에는 청년의 모습으로도 나타났습니다.

나그네 대접하기를 잊지 말라. 이로써 어떤 자들이 알지 못하는 가운데 **천사들을 대접**하였느니라 (히 13:2)

[5] 그들이 돌무덤에 들어가 긴 **흰옷을 입은 한 청년**이 오른쪽에 앉아 있

는 것을 보고 놀라매 ⁶그가 그들에게 이르되, 놀라지 말라. 너희가 십자가에 못 박히신 나사렛 예수님을 찾는구나, 그분은 일어나셨고 여기 계시지 아니하니라 (막 16:5,6)

다니엘서를 보면 말세에 다시 한번 낯선 육체와 사람과의 결합이 일어날 것이라고 말씀하십니다. 물론 킹제임스 성경 외에는 애매한 단어로 변개시켜 그 의미를 제대로 알 수 없게 만들어 버렸습니다.

⁴² 그 두 발의 발가락들이 얼마는 쇠요, 얼마는 진흙인 것 같이 그 왕국도 얼마는 강하되 얼마는 부서질 것이며 ⁴³왕께서 쇠와 진흙이 섞인 것을 보신 것 같이 그들이 **자신을 사람들의 씨와 섞을 터이나** 쇠와 진흙이 섞이지 아니함같이 그들이 서로에게 달라붙지 못하리이다 (단 2:42,43, 흠정역)

왕께서 쇠와 진흙이 섞인 것을 보셨은즉 그들이 **다른 민족과 서로 섞일 것이나** … (단 2: 43, 개역개정)

지금으로부터 약 2,600년 전에 기록한 다니엘서는 바벨론 느부갓네살왕 통치시대부터 천년왕국이 이루어질 때까지 세상 왕국들의 운명에 관한 말씀입니다. 그 중에서 2장을 보면 느부갓네살왕의 꿈에 나타난 신상을 다니엘은 다섯 세상 왕국으로 해석하였습니다. 이미 세 왕국(바벨론, 페르시아, 그리스)은 다니엘의 대언(代言)처럼 한 치의 오차도 없이 역사 속에서 흥망성쇠를 겪었고 우리는 지금 네 번째 로마 왕국 끝자락에 살고 있습니다(자료 16 참조).

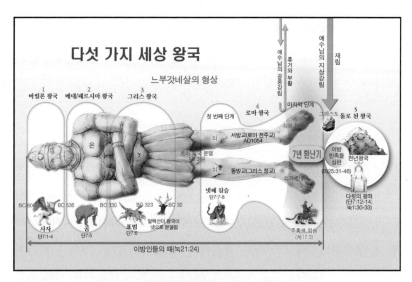

다섯 가지 세상 왕국

느부갓네살의 형상

〈자료 16. 느부갓네살왕의 꿈에 나타난 환상〉*

  앞에서 소개한 다니엘서 2장 43절은 이 시대에 사람과 사람이 아닌 존재가 결합이 되어 유전자가 변형된 하이브리드(예: 거인, 외계인(혹은 내계인), 켄타루스나 사티로스와 같은 반인반수 등) 같은 존재가 노아 시대처럼 다시 나올 것이라는 말씀입니다. 예수님께서도 재림이 가까울수록 노아와 롯의 시대처럼 될 것이라고 분명히 말씀하셨습니다(눅 17:26-37). 노아 시대의 특징은 두 가지인데, 1) 타락한 천사들이 낯선 육체로 이 땅에 사는 여자들을 아내로 삼았고(유전자 조작) 2) 남색(동성애)이 널리 유행했던 점입니다. 오늘날에도 동일하게 두 가지 현상이 나타나 이미 상당히 진행되고 있습니다. 특히 첫 번째 특징은 사람들이 잘 인식하지 못하고 있지만 과거에도 그랬던 것처럼 현재도 비밀리에 진행되고 있습니다. 천사는 능력이 막강하여 하룻밤에 한 명의 천사가 무장한 군인을 무려 185,000명을 죽이기도 하고(왕하 19:35) 지혜가 뛰어납니다(삼하

14:17). 마찬가지로 타락한 천사나 타락한 천사의 후예(천사와 사람 사이에 태어난 존재)도 능력과 지혜가 뛰어남을 짐작할 수 있는데 그 결과물 중의 하나가 바로 'UFO', '불가사의한 건축물' 등입니다.

미국에서는 매년 수백만 명씩 목격하고 외계인에게 납치당하고 있다는 사실을 나사(NASA)는 알고 있지만 공개하지 않고 있습니다. 미국 역대 대통령 중에서 지미 카터는 대통령 후보 시절 선거 유세장에서 "나는 UFO를 직접 보았으며 만일 당선되면 이에 관한 모든 비밀문서를 공개하겠다."라고 약속을 했습니다. 그렇지만 그는 약속을 지키지 않았습니다. 자신이 직접 UFO를 목격한 레이건 대통령도 UN 총회 때 176개국 대표들 앞에서 "나는 가끔씩 만일 지구가 외계인의 공격 위협을 받는다면 온 세상 사람들이 매우 신속하게 연합하여 하나가 될 수 있을 것이라고 생각한다."라는 기조연설을 하였습니다. 케네디(John F. Kennedy) 대통령도 UFO와 외계인에 관한 비밀스런 내용을 자국민에게 공표하려다 암살된 것으로 보고 있습니다.

UFO에 관해 대표적인 사건을 소개합니다. 1947년 7월 4일 뉴멕시코주 로즈웰(Roswell)에서 일어난 UFO 추락 사건입니다. 농장 주인 윌리엄 브래즐(William Brazel)은 간밤에 천둥 번개를 동반한 집중 호우가 쏟아졌기 때문에 아침 일찍 말을 타고 농장을 둘러보았습니다. 그런데 농장 여기 저기에 이상한 잔해들이 흩어져 있어서 깜짝 놀랐습니다. 브래즐은 보안관 조지 윌콕스(George Wilcox)에게 이 사실을 이야기했고 윌콕스는 다시 로즈웰 육군 비행장 당국에 보고했습니다. 그러자 비행장 당국은 1948년 7월 8일 아침 "로즈웰 육군 비행장 윌리엄 블랜차드 대령은 추락한 비행접시의 잔해를 수습했다."고 발표했습니다. 쇼킹한 이 소식은 같은 날 미국 30여개 석간지 헤드라인을 장식한 것은 말할 것도 없었습니다. 그렇지만 몇 시간이 지나지 않아 추락지점에서 600km나 떨어진 텍사스 포트워즈 육군 비행장의 로저 라메이 장군은 기자 회견을 갖고 블랜차드 대령이 발표한 내용을 모두 부정하였습니다. 그는 단지 '기상 관측용 기구였다.'는 것입니다. 하지만 블랜차드가 나중에 공군 대장까지 진급한 사실로 미루어 그의 측근들은 블랜차드가 발표한 UFO 관련 내용은 올바르다고 평가했습니다. 더구나 사건 현장을 여러 사람이 목격했는데 그중에 안데르센 가족도 포함되었습니다. 그들은 "모두 네 명이었습니다. 두 명은 이미 죽었고 한 명은 죽어가고 있었으며 나머지 한 명은 다친 것 같지 않았습니다. 키는 120cm 정도였고 머리는 몸통에 비해 상당히 컸습니다. 눈은 아몬드 형인데 전체가 시커멓게 보였습니다."라고 증언을 했습니다.

성경에도 이미 'UFO'와 '외계인(에일리언, Alien)'에 대한 기록이 있다는 점은 매우 흥미롭습니다. 특히 30년 이상 UFO를 연구한 이단 전문가이며 독실한 크리스천인 윌리엄 슈네벨린이 연구한 내용을 참고 삼아 정리하면 다음과 같습니다. 스가랴서 5장은 말세에 일어날 일을 기록하고 있는데 여기에 등장하는 '날아가는 두루마리(flying roll)'와 '날아가는 바구니 에바'가 바로 UFO라는 점입니다. 실제로 지금까지 지구상에서 목격된 여러 종류의 UFO 중에 두루마리나 바구니 형태도 있었다는 사실입니다! 하나님께서는 성경을 통해 성도들에게 UFO의 실체를 알려주셨습니다. 뿐만 아니라 에베소서 2장의 '외인(alien)'과 히브리서 11장의 '외인들의 군대들(the armies of the aliens)'(개역성경에는 '이방사람들의 진'으로 번역하여 외계인의 존재를 알 수 없게 만듦)도 외계인(E.T.)을 지칭합니다. 외인들의 군대를 물리친 사람은 사사기 4~5장을 통해 여대언자 드보라와 사사(재판관) 바락임을 알 수 있습니다. 다시 말해 시스라(하솔 왕 야빈의 군대 장관)와 바락의 싸움터에 하늘로부터 온 군대도 있었음을 알 수 있습니다. 이런 면에서 하늘에 속한 천사들과 사탄의 마귀들도 '외계인' 범주에 포함시키기도 합니다.

맹렬한 불을 끄기도 하며 칼날을 피하기도하며 연약한 가운데서 강하게 되기도 하며 싸움에서 용맹하게 되어 외인들의 군대들과 싸워 물리치기도 하며 (히 11:34)

그들이 **하늘**에서부터 싸우되 별들이 자기들의 다니는 길에서 시스라와 싸웠도다 (삿 5:20)

참고로 계시록 9장에 땅속에서 올라오는 '메뚜기'라고 부르는 존재가 등장합니다. 이것은 사람의 얼굴과 머리카락을 지니고 있으며 생김새가 '외계인'을 닮았습니다. 성도들이 휴거된 다음 이 땅에 남은 사람들에게 5개월 동안 극심한 고통을 주는 이 메뚜기도 결국 '에일리언(외계인)'이라고 불러도 큰 무리는 없을 것 같습니다.

일본에서도 하이브리드에 관한 기록들이 남아 있습니다. 일본 키타

무라 교수는 발에 물갈퀴가 있는 '카파(Kappa)'라는 종족이 있었다고 말했습니다. 필자도 이 종족을 백과사전에서 검색해보니 사람을 닮은 얼굴에다 등은 거북이처럼 생겼고 손과 발은 물갈퀴가 있으며 몸은 녹색을 띠고 있었습니다. 지역마다 여덟 가지 다른 이름을 지니고 있는데 주로 일본의 연못이나 강에서 살며 어린아이 정도의 크기였습니다. 행동을 보면 악의 없는 행동을 하기도 하지만 심하면 어린아이를 납치하거나 사람을 익사시키기도 했다는 점입니다. 일본 화가들은 이 종족을 그림으로 남겼는데 사지(四肢)가 있고 사람 얼굴을 하고 있기 때문에 한 번 보면 바로 하이브리드임을 직감할 수 있습니다.

이런 영적인 존재들의 활동 무대를 제대로 파악하기 위해 바른 성경이 얼마나 중요한지 구체적으로 알아보겠습니다.

주께서 사탄에게 이르시되, 네가 어디에서 오느냐? 하시니 이에 사탄이 주께 대답하여 이르되, 땅에서 여기저기 다니고 또 **그 안에서 위아래로 거닐다가** 오나이다, 하매 (욥 1:7 흠정역)

여호와께서 사탄에게 이르시되 네가 어디서 왔느냐 사탄이 여호와께 대답하여 이르되 땅을 두루 돌아 여기저기 다녀왔나이다 (욥 1:7 개역 개정)

두 가지 성경을 비교해보면 변개된 성경에는 중요한 사탄의 활동 장소인 지하 세계에 대한 말씀 즉 '그(=땅) 안에서 위아래로'를 없애버렸습니다. 반면에 바른 성경을 보면 지하 세계에서 사탄과 그 하수인들이 존재하며 활동하고 있다는 점을 잘 보여주고 있습니다(자료16 참조). 사람들은 외계인과 UFO는 항상 먼 우주 공간에서 온 것으로 착각하지만 지구 땅속 지하에서도 활동하므로 '외계인(E.T. Extra Terrestrial)'은 '내계인(I.T. Intra Terrestrial)'으로도 부를 수 있겠습니다. 이런 존재는 마지막 환란기에 사람들을 미혹하고 고통을 주는 역할을 할 것으로 보입니다.

덧붙여 욥기 1장 7절을 통해 한 가지 중요한 사실을 알 수 있습니다. 곧 셋째 하늘에 계신 주님과 대화를 한 사탄은 지구에서 출발해서 첫째 하늘(대기권)과 둘째 하늘(천체가 있는 공간)을 지나 셋째 하늘(하나님의 보좌가 있는 곳)까지 오는데 오랜 시간이 걸리지 않고 순식간에 도착했다는 사실입니다(자료17 참조). 둘째 하늘에 있는 원반 형태를 지닌 은하수의 길이도 10만 광년 다시 말해 1초에 30만km를 직진하는 빛이 10만년 동안이나 가야 도달할 수 있습니다. 따라서 사탄은 시간을 초월해 활동하는 존재임을 쉽게 알 수 있습니다. 사실 전문가 의견에 따르면 외계인과 UFO도 중력장을 이용하기 때문에 시간에 구애됨이 없이 이동할 수 있다고 합니다. 이처럼 사탄(마귀)과 타락한 천사, 그 후예들은 우리가 생각하는 것보다 능력이 뛰어납니다.

필자가 잘 아는 어느 저명한 창조 과학자는 외계인이나 UFO를 단호하게 부정합니다. 바른 성경을 모르는 데다 자신이 지닌 과학 상식으로 납득이 안되기 때문에 그럴 것입니다. 전공의 시절 과장님을 모시고 환자의 상태를 놓고 토론할 때가 있습니다. 전공의 사이에 의견

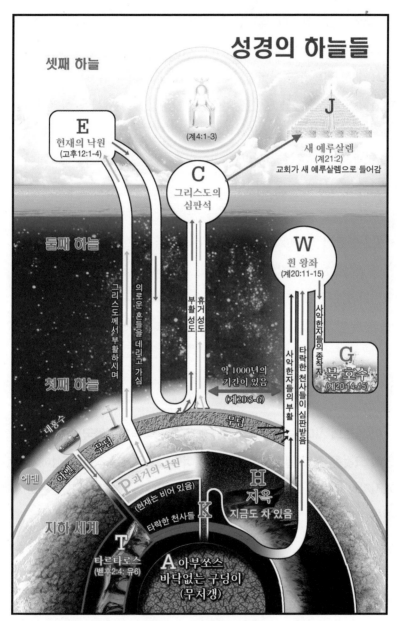

성경의 하늘들

셋째 하늘

E
현재의 낙원
(고후12:1-4)

J
새 예루살렘
(계21:2)
교회가 새 예루살렘으로 들어감

(계4:1-3)

C
그리스도의
심판석

둘째 하늘

W
흰 왕좌
(계20:11-15)

그리스도께서 부활하시며

의로운 혼들을 데리고 가심

부활 성도

휴거 성도

사악한 자들의 종착지

첫째 하늘

악 1000년의
기간이 있음
(계20:5-6)

사악한 자들의 부활

타락한 천사들이 심판받음

G
불 호수
(계20:14-15)

대홍수

무덤

무덤

에덴

아벨

P 과거의 낙원
(현재는 비어 있음)

H
지옥
지금도 차 있음

지하 세계

타락한 천사들

K

T
타르타로스
(벧후2:4; 유6)

A 아부쏘스
바닥없는 구덩이
(무저갱)

〈자료 17. 성경에서 언급하는 세 가지 하늘〉*

이 같을 수도 있지만 때로는 상충되기도 합니다. 이럴 때 누군가가 "교과서에는 이렇게 쓰여 있습니다."라고 말하면 아무도 토를 달지 못하고 교통정리가 되어버립니다. 이렇게 교과서가 중요합니다. <u>다시한번 강조하지만, 성경은 우주와 지구, 인간에 대한 사용 설명서이자 최종 권위를 지닌 교과서입니다.</u> 그러니 잘못된 내용이 섞인 참고서로 교과서를 이기려고 한다면 그야말로 계란으로 바위 치는 격이며 자신의 무지를 드러낼 뿐입니다.

7년 환란기 그중에서 후반기 삼 년 반 기간에 이러한 적그리스도 세력이 이 세상을 본격적으로 장악할 것입니다. 지금까지 지구상에서 일어나지 않았던 가장 끔찍한 고통이 임할 때입니다. 그 기간이 끝나면 다음 말씀과 같이 주님이 직접 통치하는 다섯 번째인 마지막 왕국(=천년왕국, 돌로 된 왕국)이 도래한다고 다니엘은 느부갓네살왕에게 꿈을 해석해 주었습니다(※베르디 오페라 '나부코(Nabucco)'도 느부갓네살왕을 지칭).

이 왕들의 시대에 하늘의 하나님께서 **한 왕국(=천년왕국)**을 세우실 터인데 그것은 결코 멸망하지 아니하리이다. 그 왕국은 다른 백성에게 남겨지지 아니하며 이 모든 왕국들을 산산조각내어 소멸시키고 영원히 서리이다 (단 2:44)

바른 성경은 '나라' 대신 '왕국(kingdom)'으로 잘 번역하여 예수님이 다윗 왕좌에서 직접 통치하시는 '천년왕국'을 유감없이 드러내고 있습니다. 이런 의미에서 '왕국'이란 단어를 주로 ○○○증인들의 전유물

쯤으로 생각하면 안 됩니다. 더구나 '나라'로 번역하면 성도들이 죽어서 가는 천국을 연상하기 때문에 '왕국'이란 용어를 사용해야 합니다.

종합하면 외계인이나 UFO는 상상이 아니고 타락한 천사와 그 후예들이 여전히 지구에서 활동하고 있음을 드러내는 증거입니다. 게다가 이런 세력과 사람들의 씨가 섞이는 소위 '하이브리드 시대'에 우리는 살고 있습니다. 이런 현상은 주님의 재림이 무척 가깝다는 또 다른 징조입니다.

일곱째로 '지구는 특별하지 않고 수많은 별 중의 하나에 불과하다'는 착각입니다.

성경을 통해 우리는 하나님께서 온 우주를 6일 동안 창조하시고 하루를 안식하셨음을 알 수 있습니다. 사실 하나님의 능력으로 단 6시간 아니 6초 만에도 모든 것을 창조하실 수 있지만 사람의 생체 주기에 맞추기 위해 6일 동안 일하셨을 것입니다. 더욱이 창조 주간 첫째 날에 맨 처음 지구를 만드신 다음 지구 환경을 조성하는 데만 4일 이상 걸렸습니다. 그 이유는 두말할 것도 없이 지구(earth)가 이 우주에서 '가장 중요하고도 특별한 행성'이기 때문입니다. 오히려 태양(sun), 달(moon), 별(stars)을 넷째 날에 창조하셨으므로 진화론자들은 몹시 당황할 수밖에 없습니다. 그들은 태양에서 일부가 떨어져 나와 지구가 생겨났다고 주장하지만, 각각 구성 성분을 따져보아도 사실이 아닙니다. 태양은 수소와 헬륨과 같은 가스가 태양 질량의 99%를 차지하지만, 지구는 철, 산소, 실리콘, 마그네슘, 황, 칼슘 등 갖가지 중금속 물질로 되어 있기 때문입니다. 세 살짜리 아이에게 물어보아도 분별할 수 있는 이런 사실을 소위 과학자라는 자들이 엉터리 주장을 하고 있으니 한심하기 그지없습니다.

[1] 처음에 하나님께서 **하늘과 땅을 창조**하시니라. [2] 땅은 형태가 없고 비어 있으며 어둠은 깊음의 표면 위에 있고 하나님의 영은 물들의 표면 위에서 움직이시니라. [3] 하나님께서 이르시되, 빛이 있으라, 하시매 빛이 있었고... [4] 하나님께서 빛을 낮이라 부르시며 어둠을 밤이라 부르시니라. 그 저녁과 아침이 **첫째 날**이더라 (창 1:1-5)

[18] 하나님께서 커다란 두 광체를 만드사 **큰 광체(=태양)**는 낮을 다스리게 하시고 **작은 광체(=달)**는 밤을 다스리게 하시며 또 **별들**도 만드시고 ...[19] 그 저녁과 아침이 **넷째 날**이더라 (창 1:16-19)

우리가 살고 있는 태양계를 자세히 관찰하면 지구가 얼마나 독특한 행성인지 잘 알 수 있습니다. 태양과 지구 사이의 거리, 혹은 달과 지구 사이의 거리가 10% 정도 가깝거나 멀어지면 극심한 온도 차이와 조석(潮汐)의 변화로 지구에서 동식물이 살아갈 수 없습니다. 태양은 달보다 400배나 크지만 지구에서 볼 때 태양과 달의 크기가 똑같은 이유를 혹시 아십니까? 지구에서 달까지의 거리보다 지구에서 태양까지의 거리가 역시 400배나 멀리 떨어져 있기 때문입니다. 그리하여 지구에서는 일식(日蝕, solar eclipse, 달이 태양과 지구 사이에 존재하여 태양을 가리는 현상)이나 월식(月蝕, lunar eclipse, 달이 지구의 그림자에 의해 가려지는 현상)과 같은 멋진 우주

쇼를 볼 수 있다는 사실입니다. 이런 광경이 경이롭지 않습니까? 가까운 별과 먼 곳의 별을 관찰하기에 최적의 장소도 바로 우리 지구입니다. 이 모든 것을 우연의 일치라고 볼 수 없습니다. 미국 탐험가인 피어리(1909)가 북극을 처음으로 탐험할 때 발견한 오로라(aurora)(자료18)도 마찬가지입니다. 태양풍에서 나오는 대전입자(帶電粒子, 플라즈마)가 극지방의 100km 상공의 전리층과 부딪힐 때 일어나는 현상입니다. 오묘한 빛을 내는 오로라는 해로운 우주선이 지구에 미치지 못하도록 막아주는 하나님의 섭리입니다.

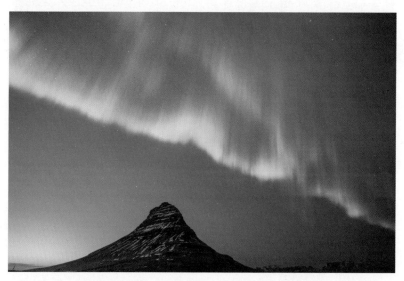

〈자료18. 필자가 아이슬란드 여행중에 만난 오로라〉

더구나 천체과학자들이 연구해보니, 우주와 그 구성단위인 원자에 이르기까지 20가지 정도의 기초 상수가 극도로 정밀하게 '미세 조정(fine tuning)'이 되어 있었습니다! 물질 상호 간에 작용하는 만유인력(萬有引力)을 예로 들겠습니다. 만유인력(F)을 공식으로 나타내면 $F=GMm/r^2$이며 중력 상수(G)에 의해 결정됩니다. 중력 상수가 10^{60}분의 1만 달라져도 별이 너무 빨리 팽창하거나 수축하여 행성이나 생명체, 물질이 존재할 수 없습니다. 10^{60}이란 숫자는 인간의 뇌로 감히 헤아릴 수도 없으므로 백번 양보하여 지구상의 모래알 개수인 10^{22}으로 낮추겠습니다. 이제 은행에 있는 금고 다이얼에 이 세상 모래알 개수만큼 많은 눈금을 새겨놓았다고 상상해보세요. 그 금고문을 열기 위해서는 얼마나 세밀하게 눈금을 잘 맞추어야 하는지 이해가 되시나요? 사실 이 다이얼 눈금보다 훨씬 더 미세하게 만유인력이 달라져도 우주가 존재할 수 없다니 창조주의 능력은 도저히 헤아릴 수도 없고 숨이 멎을 지경입니다! 어떤 상수는 이것과 비교할 수 없을 정도로 더욱더 초미세하게 조정되어 있습니다. 그 밖에도 지구에서만 액체 상태의 물이 있으며 산소가 포함된 공기도 알맞게 존재합니다. 이렇게 창조주가 완벽하고 정밀하게 지구와 우주를 만드신 이유는 한 마디로 인간을 위해서입니다. 전문 용어로 '인간 중심원리(anthropic principle)'라고 합니다. 1973년 캠브리지 물리학자 브랜든 카터(Brandon Carter)가 이 용어를 처음 사용했지요.

그렇지만 천문학자 칼 세이건(Carl Edward Sagan)은 지구가 특별하지 않고 '거대한 우주의 어둠에 둘러싸인 외로운 점'이라고 말했습니다. 그는 우주에 있는 10^{22}개의 별들 중에 수많은 별들에 생명체가 있고 우리 은하계와 같은 것도 100만개 정도나 있다는 것입니다. SETI 연구소장 프랭크 드레이크 박사도 '우주에 생명체가 있을 것이다'라는 상

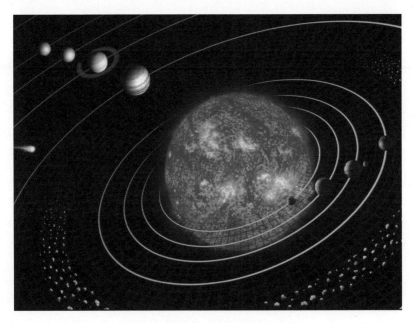

〈우리 태양계-태양과 8개 행성들〉

상력을 수학적으로 표현하였습니다. 이것을 '드레이크 방정식(Drake equation)'이라고 하며 인간과 교신이 가능한 지적인 외계생명체의 수(N)를 계산하는 공식으로 알려졌습니다. 이 공식은 다음과 같이 나타냅니다. 즉 $N=R^* \times fp \times ne \times fl \times fi \times fc \times L$(R*=우리 은하계에서 1년 동안 탄생하는 항성의 수, fp=이들 항성들이 행성을 갖고 있을 확률, ne=항성에 속한 행성들 중에서 생명체가 살 수 있는 행성의 수, fl=조건을 갖춘 행성에서 실제로 생명체가 탄생할 확률, fi=탄생한 생명체가 지적 문명체로 진화할 확률, fc=지적 문명체가 다른 별에 자신의 존재를 알릴 수 있는 통신 기술을 갖고 있을 확률, L=통신 기술을 갖고 있는 지적 문명체가 존속할 수 있는 기간(단위: 년) 등 7가지 함수로 계산). 수식으로 나타내 그럴듯하게 보이지만 지구와 환경이 같은 외계생명체를 만날 확률은 그야말로 제로(0)입니다.

과학자들은 다른 행성에서 물의 흔적을 찾으려고 혈안(血眼)이 되어 있습니다. '물이 있으면 생명체도 당연히 있을 것이다.' 라는 단순한 믿음 때문입니다. 하지만 그들의 수고는 결국 수포로 돌아갈 것입니다. 우주에서 오직 지구만을 주연(主演)으로 삼으시고 나머지는 조연(助演)으로 연출하신 분이 창조주(=하나님, God)이시기 때문입니다.

태국에서는 두 가지만 있으면 일주일 만에 야생 코끼리를 동물원이나 서커스용으로 길들일 수 있다고 합니다. 바로 큰 나무줄기와 쇠사슬입니다. 쇠사슬을 이용해 나무에 코끼리 다리를 묶어두면 처음 며칠 동안은 벗어나기 위해 안간힘을 씁니다. 그러다가 시간이 지나면 차츰 누그러지고 일주일이면 아예 자포자기(自暴自棄)에 빠진다는 점입니다. 나중에 쇠사슬을 풀어주어도 여전히 묶여있다고 생각해 도망할 시도조차 하지 않는다고 합니다. 우리 인간도 마찬가지입니다. 지금까지 일곱 가지를 말씀드렸지만 이런 잘못된 패러다임 기둥에 묶여 진리를 외면한 채 살아가는 사람들이 생각보다 많습니다. 그렇지만 진리를 알면 참 자유를 누릴 수 있습니다. 이 글을 통해 발목에 차고 있는 족쇄를 벗어던지고 '진정한 자유인'이 되셨으면 합니다.

또 너희가 진리를 알지니 진리가 너희를 자유롭게 하리라 (요 8:32)

*표시된 자료는 〈도서출판 그리스도예수안에〉에서 발간된 책에서 인용하였음

위**원장**의
마**취**
통증
생**명**이야기

부록02

저자와 함께하는
신비한 공룡 탐사선

부록 2

저자와 함께하는 신비한 공룡 탐사선

지금부터 제가 선장이 되어 여러분을 공룡의 세계로 안내합니다. 감추어진 공룡의 진짜 비밀을 알려드립니다.

선장(船長): 여러분은 이 글을 읽는 순간부터 이미 '신비한 공룡 탐사선'에 탑승하셨습니다. 승선(乘船)한 여러분을 진심으로 환영하며 모든 승객이 임무를 무사히 마칠 때까지 성심껏 안내할게요. 어린 시절에 지녔던 '동심(童心)'이란 입장권을 손에 쥐고 종착 항구까지 저와 동행한 사람에게는 '공룡 준전문가(paraprofessional)' 라는 자격증이 수여됩니다. 그럼 뱃고동을 힘차게 울리며 미스터리 세계로 출발하겠습니다. "부웅~ 부웅~"

모든 일행 : "야, 신난다." "재미있겠다!"

선장 : 우리들 머리 위로 나는 갈매기 떼도 이번 탐사 여행을 진심으로 축하해주는 것 같군요. 사실 공룡은 남녀노소 누구나 관심이 많지만, 아직도 대부분 사람들에게 베일 속에 가려져 있지요. '과연 공룡이란 동물이 지구상에 존재했으며, 있었다면 언제부터 생겨났는지' 그리고 '하나님이 창조하셨다면 성경에도 나오는지' '혹시 공룡을 본 사람이 있으며 지금도 살아 있는지'… 등등 궁금증이 끝이 없겠죠. 그렇지만 유감스럽게도 현재 공룡에 관한 영화나 책을 자세히 들여다보면 거의 상상력을 총동원한 허구(虛構, fiction)일 뿐입니다. 진실과는 너무 동떨어져 선장의 마음이 무겁습니다. 저는 오래전부터 틈날 때마다 관련 서적을 탐독하였습니다. 뿐만 아니라 직접 국내 공룡 화석지 (경남 고성군과 남해군, 전남 해남군과 화순군, 여수시 등)와 공룡박물관(고성, 해남, 광주)

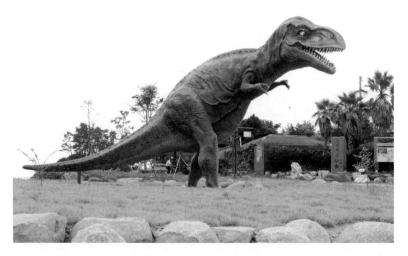

〈여수 사도 공룡 화석지-티라노사우루스 조형물〉

을 탐방하고 공룡전문가와도 만나 소중한 자료를 모았습니다. 그럼 여러분의 질문을 통해 그동안 모아놓은 '공룡의 비밀'을 하나씩 꺼내겠습니다.

승객1 : 선장님, 공룡이 언제부터 지구상에 나타났나요?

선장 : 네, 오늘 여행 목적에 잘 어울리는 질문이군요. 우리 자녀들이 배우는 교과서에는 약 2억 년 전 중생대 삼첩기(트라이아스기)에 생겨나 쥐라기 때에 번성한 다음, 백악기말 약 6,500만 년 전에 멸종되었다고 쓰여 있지요. 사람은 약 200만 년 전에 생겨났으므로 '6,300(=6,500−200)만년'이라는 사람과 공룡은 만날 수 없는 시간 간격이 있었다는 것이 진화론자의 주장입니다. 정말 그럴까요? 이를 확인하기 위해 본 탐험선은 경남 남해군 창선면 가인리 공룡 화석지에 곧 도착할 예정입니다. 내려서 직접 눈으로 확인하시길 바라며 돌이 미끄러우니 조심하세요. 참고로 말씀드리면 육지에 사는 공룡은 3가지 형태의 발자국이 있어요. 다시 말하자면 용각류(초식 공룡), 조각류(초식 공룡), 수각류(육식 공룡)입니다. 용각류는 호떡처럼 둥글게 생겼고, 조각류는 끝이 세 갈래로 나뉜 삼지창 모양입니다. 수각류도 삼지창 모양이지만 발가락이 조각류보다 더 안쪽으로 모아진 형태이고 간혹 발가락 끝에 예리한 발톱 흔적까지 남아 있기도 합니다. 물론 이곳 가인리 화석지에서 3가지 형태를 모두 관찰할 수 있어요.

(탐험 대원들은 배에서 내린 다음 세심사(洗心寺) 왼쪽 해변을 따라 100m 정도 걸었다.)

선장 : 자, 어떻습니까? 여기에 남겨진 흔적 화석을 자세히 살펴보세요. 공룡과 사람 발자국 모두 하나의 암석 위에 화석(化石, fossils)으로 존재하지 않습니까?(사진1 설명: 上 = 우하방에서 좌상방으로 걸어간 사람의 보행렬, 그리고 그 보행렬 우측에 초식공룡인 용각류 공룡 발자국(둥근 모양)이 보임. 下 = 화석 안내판) 좌측에 있는 화석 안내판 그림과 비교해 보면 더 쉽게 알 수 있습니다. 이 바위는 미세한 입자로 구성된 퇴적층이 마그마와 접촉하여 생긴 '혼펠스(hornfels) 변성암' 이며 절리가 있지요.

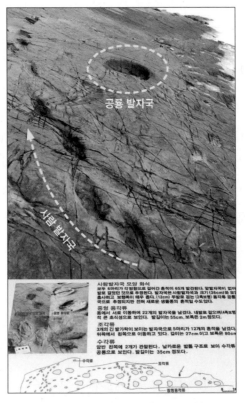

(사진 1) 공룡 발자국과 사람 발자국

이 화석은 온 인류의 '제품설명서'인 성경과 일치합니다. 여러분은 믿기 어렵겠지만 하나님께서는 우주 만물을 단 6일 만에 창조하셨다고 성경에 나와 있어요. 그중에서 익룡을 포함한 각종 날짐승과 어룡을 포함한 다양한 바다 생물은 다섯째 날에 초식, 육식공룡을 포함한 각종 육상동물과 사람은 여섯째 날에 창조하셨습니다. 다시 말하자면 익룡과 어룡은 인간보다 하루 전에, 육지에 사는 초식과 육식공룡은 인간과 같은 날에 창조되었답니다(창 1:20~31).

반대로 진화론적인 관점에서 기록한 안내판에는 '사람 발자국 크기와 모양이 흡사한 6마리의 특수 용각류가 두 발로 걸었다'라고 기록되어 있군요. 그렇지만 사람 발자국 모양의 공룡은 지구상에는 없으며 조금 전에 배 안에서 말씀드린 것처럼 육지에 사는 공룡 발자국은 오직 3가지(용각류, 조각류, 수각류)밖에 없지요.

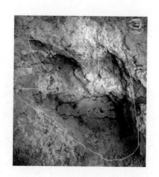
(사진 2)

미국 팔룩시 강둑에도 커다란 초식공룡 발자국 위에 여자 왼쪽 발자국 하나가 선명하게 화석이 되어 남아 있어요(사진 2 설명 = 노란색으로 표시된 공룡 발자국 안에 3시 방향으로 걸어간 여자 발자국이 있음). 이것 역시 공룡과 사람이 같은 시대에 살았다는 확실한 증거입니다. 모두 잘 이해하셨지요? 이곳 가인리 발자국 화석은 2009년 천연기념물 499호로도 지정되어있으므로 우리가 소중하게 보존해야 할 보물입니다. 한 가지 더 말씀드리자면 이곳 가인리 화석지에서 직경이 약 2cm인 육식 공룡(미니사우리푸스, Minisauripus) 발자국 화석이 발견되었습니다. 물론 세계에서 가장 작은 발자국 화석입니다. 하지만 지금은 수몰되어 볼 수 없기 때문에 개인적으로 무척 아쉽습니다.

이제 보너스로 아주 귀한 새(鳥) 발자국 화석을 보여드리겠습니다. 여기서 약 30m 떨어진 곳에 있는데 먼저 찾는 사람에게는 선물을 드릴게요.

(약 5분이 경과한 후에)

학생 1 : 선장님, 여기 희미하게 새 발자국 같은 것이 있어요!

선장 : 어디 봅시다. 네, 맞아요. 학생이 잘 찾았군요. 이것은 세계 최고(最古)로 알려진 물갈퀴 있는 새 발자국 화석인데, 학명은 이그노토르니스 양아이(Ignotornis yangi)로 한국교원대 김정률 교수팀이 발견했어요. 화석크기를 보면 길이는 약 51mm이고 폭은 약 45mm인데 어떤 것은 물갈퀴와 발가락 Ⅰ 지부터 Ⅳ 지까지 보존상태가 양호하지만 대부분 풍화작용으로 많이 손상되어 있군요.

그럼 해변을 따라 탐사선이 정박한 곳으로 되돌아가겠습니다. 이

해변에는 방금 우리가 확인한 사람과 공룡, 새 발자국 화석 외에도 물결 흔적(연흔)과 빗방울 흔적(우흔), 나무 화석도 있으니 걸으면서 주변을 잘 둘러보시길 바랍니다.

(몇 분이 지난 다음)

선장 : 자, 모두 배에 오르셨나요? 이제 본 탐사선은 고성 공룡 화석지로 출발합니다. 그곳에 도착할 때까지 계속해서 신비한 공룡에 대한 질문을 받겠습니다.

승객 2 : 그렇다면 성경에도 공룡이 등장하나요?

선장 : 네, 물론입니다. 구약 성경 욥기 40장에 다음과 같이 기록되어 있어요.

¹⁵ 이제 내(=하나님)가 너(=욥)를 만들 때 함께 만든 **베헤못**을 보라. 그가 소처럼 풀을 먹느니라. ¹⁶ 이제 보라, 그의 기력은 그의 허리에 있고 그의 힘은 그의 배의 배꼽에 있느니라. ¹⁷ 그가 자기 꼬리를 **백향목**같이 움직이며 그의 고환의 힘줄은 서로 얽혀 있고 ¹⁸ 그의 뼈들은 강한 놋덩이 같으며 그의 뼈들은 쇠막대기 같으니라. ¹⁹ 그는 하나님의 길들 중에서 으뜸이거니와 그를 만든 이가 자신의 칼을 그에게 가까이 댈 수 있느니라. (욥 40:15-19)

이 말씀에서 '베헤못'은 공룡을 뜻합니다. 1840년 영국 국립자연사박물관 설립자인 리처드 오언(Richard Owen)이 '무서운 도마뱀'이란 뜻을 지닌 '공룡(Dinosaur)'이란 단어를 처음 사용했지요. 그런데 영어 성경(킹제임스성경, 1611년)은 그 보다 약 230년 전에 번역되었기 때문에 성경에는 '공룡'이란 단어는 없었고 과거에는 '하마'나 '코끼리' 등으로 생각했어요. 그렇지만 어떻게 50cm 정도밖에 안 되는 하마의 꼬리를 30m나 되는 백향목에 비유할 수 있겠어요? 이 말씀은 하나님께서 지금 풀을 뜯어 먹고 있는 브론토사우루스 같은 거대한 초식공룡(베헤못)의 모습을 직접 지켜보는 욥에게 말씀하고 계십니다. 앞에서 언급한 것처럼 창세기 1장을 보면 초식과 육식 공룡이 사람과 같은 날 창조하셨는데 여기에 소개한 욥기 40장에도 분명하게 '내가 너를 만들 때 함께 만든 베헤못'이라고 분명히 기록하고 있어요. 덧붙여 말씀드리면 욥은 성경(겔 14:14, 약 5:11)에서 아브라함과 같은 족장시대의 실존 인물임을 밝히고 있답니다.

이번에는 욥기 41장 전체(1~34절)에 걸쳐 '리워야단'이라는 동물에 대해 창조주(=주님)께서 욥에게 시청각교육을 하고 계십니다.

[1] 네(=욥)가 낚싯바늘로 **리워야단**을 끌어낼 수 있겠느냐? 혹은 네가 늘어뜨리는 줄로 그의 혀를 끌어낼 수 있겠느냐? [2] 네가 그의 코에 낚싯바늘을 걸 수 있겠느냐? 혹은 가시로 그의 턱을 꿸 수 있겠느냐? ⋯ [19] 그의 입에서는 타는 **등불**이 나오고 **불꽃들**이 튀어나오며 [20] 그의 콧구멍에서는 끓는 솥이나 가마솥에서 나오는 것 같이 **연기**가 나오는도다 ⋯ [25] 그가 스스로 일어설 때는 강력한 자들이 무서워하며 ⋯ [27] 그는 쇠를 지푸라기같이, 놋을 썩은 나무같이 여기나니 (욥 41:1-27)

주님께서 '리워야단은 입에서 불이 나오며 사람이 잡을 수도, 가까이 접근하여 죽일 수도 없는 무시무시한 동물'이라고 말씀하십니다. 성경 각주(脚註, footnote)에 '리워야단을 악어로 볼 수도 있음'이라고 적혀있지만 여러분 중에 악어가 불을 뿜는 것을 본 적이 있나요? 악어가 일어나면 용사라도 무서워 도망가던가요? 이 동물은 우리가 상상하는 것보다 훨씬 거대하고 사람이 제어할 수 없을 정도로 힘이 막강하고 불을 뿜는 공룡과 같은 동물임이 틀림없어요.

초식공룡을 분류하면 크게 뿔 공룡(예: 트리케라톱스), 지붕 달린 공룡(예: 스테고사우루스), 갑옷 공룡(예: 안킬로사우루스), 오리 주둥이 공룡(예: 람베오사우루스, 코리토사우루스) 등 여러 종류가 있지요. 그중에서 오리 주둥이 공룡(duck-billed dinosaurs, hadrosaur)은 머리 위에 코와 연결된 큰 볏이 있는데 진화론 학자들은 소리를 내거나 상대방을 위협하는 무기라고 주장합니다. 반면에 창조과학자들은 어떤 화학물질이 입에서 나오면 공기 중의 산소와 만나 발화되어 실제 불이 나오는 부속기관으로 추정하고 있어요. 따라서 여러 나라 전설에 자주 등장하는 '불을 뿜은 용'도 사실은 오리 주둥이 공룡이었을 것으로 추정하는데 그 중 대표적인 것이 람베오사우루스(Lambeosaurus)입니다. 이 공룡은 최초의 화석 발견자 캐나다 출신 로렌스 람베(Lawrence Lambe)의 이름을 따서 지었지요. 신기하게도 현재 살아 있는 벌레 중에 1~2cm 정도 크기의 폭탄 딱정벌레(bombardier beetle)(사진 3)도 적을 공격하는 무기로 매우 뜨거운 가스를 발사합니다. 몸 뒤쪽에 두 개의 저장낭(collecting vesicle) 각각에 하이드로퀴논(hydroquinone)과 과산화수소(H_2O_2, hydrogen peroxide)가 들어 있고 그 뒤에 좁은 관으로 연결된 연소방(explosion chamber)과 밸브가 있지요. 평소에는 카탈라아제(catalase)와 페록시다아제(peroxydase)라는 두 가지 효소가 반응을 억제하고 있어서 두 물질(하이드로퀴논, 과산화수소)이 만나도 폭발하지 않습니다. 그렇지만 적의 공격을 받으면 이 두 가지 물질이 효소의 도움으로 화학반응이 일어나 물이 펄펄 끓는 100℃ 이상 되는 뜨거운 가스가 폭발음과 함께 밸브에서 순간적으로 분출됩니다. 구체적으로 카탈라아제에 의해 과산화수소가 물과 산소로 분해되고 이어서 페록시다아제와 산소에 의해 하이드로퀴논이 독성을 지닌 퀴논으로 분해가 되어 뜨거운 독가스가 된다는 사실입니다. 우리나라에서도 많은 종류가 살고 있지요. 처음 미국 곤충학자인 토마스 아이스너와 다니엘 애니 샌슬리가 연구했다고 전해지는 이 벌레는 야행성이며 잡식성입니다. 생물의 잔해도 처리하고 해충을 잡아먹는 익충(益蟲)으로도 알려져 있습니다. 피부 멜라닌 색소를 없애고 사진현상에도 쓰이는 하이드로퀴논과 소독에 사용하는 과산화수소를 신비롭게 조합하여 어떻게 이처럼 경이롭게 만들어졌는지 진화의 개념으로는 도저히 설명할 수 없는 생명체입니다! 한편 아이러니하게도 진화론자인 찰스 다윈은 이 벌레에 쏘여 혀에 화상을 입었다고 전해집니다. 하 하 하 ~

이처럼 성경에 브론토사우루스 같은 초식공룡(베헤못)과 람베오사우루스 같은 불 뿜는 공룡(리워야단)이 기록되어 있다는 사실이 흥미롭지 않습니까?

승객 3 : (얼굴이 상기되어) **선장님, 성경에도 공룡이 기록되었다**

니 놀랍군요. 성경이 이렇게 중요한 책인지 몰랐습니다.

선장 : 그럼요. 성경을 처음부터 끝까지 한 번 읽어보세요. 자, 승객 여러분 얼굴 표정을 보니 공룡에 관한 호기심으로 가득 차 있군요!

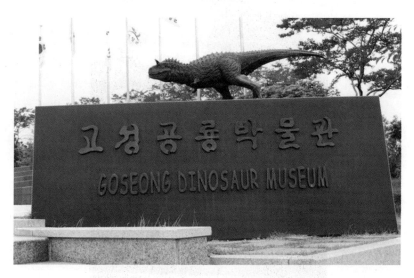

〈공룡박물관 입구 조형물〉

선장 : 이야기를 나누는 동안 벌써 고성 군립 공원에 도착했어요. 내려서 공룡박물관과 공룡 공원 안에 있는 다양한 공룡 모형을 관람 하세요. 저는 저쪽에 있는 람베오사우루스 모형이 있는 곳으로 가서 아내와 함께 기념 촬영을 하겠습니다. 공룡만 찍으면 나중 공룡의 크 기를 비교하기 힘들므로 표지가 될 만한 보조물과 같이 촬영하면 좋 아요(사진 3 설명: 上 = 경남 고성 공룡공원에서 촬영한 람베오사우루스 모형과 필자 아내, 下 = 뜨거운 가스를 발사하는 폭탄 딱정벌레).

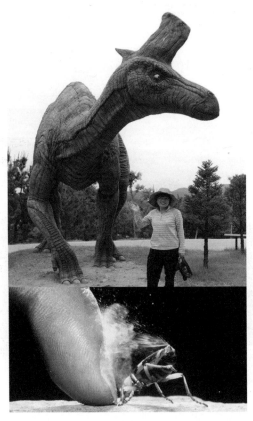

(사진 3)

　관람하시기 전에 잊지 말아야 할 점이 있습니다. 여기 고성공룡박물관뿐만 아니라 거의 모든 자연사 박물관의 진열물은 진화론 관점으로만 설명되어 있어요. 그렇지만 하나님께서 공룡을 그 종류에 합당하게 얼마나 정교하게 창조하셨는지 골격을 자세히 관찰하세요. 진화의 중간체도 혹시 있는지 객관적인 시각으로 잘 살펴도 보시고요. 지금부터 두 시간 정도 관람 시간을 드립니다.

참고로 관람에 도움이 되도록 공룡 박물관 전시실과 전시물에 대해 간략하게 설명할게요. 박물관 입구에 들어서면 제1전시실인데 이곳에는 진품 4점을 포함하여 다양한 공룡 복제품과 두개골, 시조새가 진열되어 있어요. 제2전시실에는 3D 입체 영상실, 고성에 존재하는 다양한 공룡 발자국 화석, 지층구조 등을 보여줍니다. 중앙 홀에는 중국에서 발견된 클라멜리사우루스(초식 공룡)와 모놀로포사우루스(육식 공룡), 익룡 3종류(쫑가리테루스, 케찰코아툴루스, 프테라노돈)가 위풍당당하게 서 있지요. 제3전시실에는 어두운 조명 속에 트리케라톱스(초식 공룡)와 드로미오사우루스(육식 공룡), 박치기 공룡인 파키켈팔로사우루스 조형물이 울음소리를 내고 움직이기도 하여 흥미롭게 관람할 수 있습니다. 마지막으로 화석을 보고 듣고 만져볼 수 있는 체험관으로 꾸며진 제4전시실과 다양한 화석이 전시된 제5전시실로 구성되어 있습니다. 야외에도 각종 공룡 모형과 산책로가 있으니 시간 분배를 잘하시고 관람하시길 바랍니다.

(약 2시간이 지난 후에)

선장 : 박물관 내부를 구석구석 관람하시고 공원에 있는 공룡 모형물도 잘 살펴보셨나요?

일동 : 네~

선장 : 박물관 입구에서부터 성경에 기록된 젊은 지구가 아닌 오랜 연대의 지구를 설명해 놓아 머리가 좀 혼란스럽지 않으셨나요? 비록 진화론적인 관점에서 세워진 박물관이지만 미리 창조과학적 지식과 비평적인 사고를 지니고 관람하면 창조론을 믿는 사람에게도 유익한 배움의 장소가 됩니다. 그러고 보니 벌써 점심시간이 되었군요. 지금

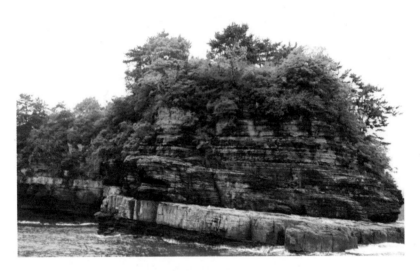

〈배에서 촬영한 고성 화석지 퇴적층〉

까지 박물관 여러 층을 둘러보시고 공원 여기저기 다니시느라 시장하셨을 텐데 점심 식사 맛있게 하세요.

(약 1시간 동안 탐사 대원들은 가족 단위로 흩어져 점심을 먹으며 담소를 나누었다)

선장 : 점심 식사 맛있게 드셨지요? 오늘처럼 청명한 날씨에 주님이 창조하신 공룡 흔적을 체험하는 일이야말로 여러분 뇌리속에 오랫동안 기억될 것 같아요. 그럼 이곳 공룡 박물관에서 제전 마을 근처 해변까지 10분간 걸어가면서 공룡 이야기를 이어가겠습니다.

승객 4 : 선장님, 저에게도 궁금한 점이 있어요. 현재 우리 주변에서 공룡 흔적을 발견할 수 있을까요?

선장 : 물론입니다. 여러분은 중국 하(夏)왕조나 우리나라 통일신라 시대부터 유래했다는 십이지(十二支) 띠에 대해 부모나 주변 사람들에게서 자주 들어보셨을 것입니다.

'자축인묘진사오미신유술해' 즉 자(子)는 쥐, 축(丑)은 소, 인(寅)은 호랑이, 묘(卯)는 토끼, 진(辰)은 용, 사(巳)는 뱀, 오(午)는 말, 미(未)는 양, 신(申)은 원숭이, 유(酉)는 닭, 술(戌)은 개 마지막으로 해(亥)는 돼지를 말하지요(사진 4 참조). 아마 여러분도 자신이 해당하는 띠를 잘 알고 있을 거예요.

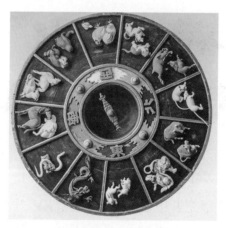

(사진4) 중국 황도 12궁

그런데 곰곰이 생각해보면 다른 11가지 동물은 현재 살아있지만, 오직 진(辰)에 해당하는 용은 그렇지 않습니다. 왜 그럴까요? 십이지를 만든 그 당시 사람들이 무슨 이유로 용(龍)을 제외하고 모두 우리 주변에서 흔히 볼 수 있는 동물을 선택해 띠를 만들었을까요? "그래, 맞아! 그 당시 용은 다름 아닌 '공룡' 이며 주변에서 흔히 볼 수 있었지만 지금은 어떤 원인으로 멸종되었을 뿐" 약 6~7년 전 공룡에 관한 자료를 정리하던 어느 날, 주님께서는 선장 머릿속에 문득 '십이지 띠'가 떠오르게 하시고 이렇게 명쾌하게 개념을 정리해 주셨답니다. 그 순간 마음속으로 얼마나 기뻤는지 몰라요!

'용(龍)'이라는 한자를 살펴보면 더욱 확실해집니다. '龍'의 오른쪽 부수에서 3개 가로획은 스테고사우루스의 등에 있는 골판을 표현한 것으로 보입니다(사진5 참조).

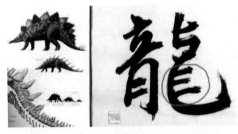

(사진 5)

더구나 우리나라를 비롯한 세계 도처에서 발견되는 각종 공룡 화석뿐만 아니라 '용'에 관한 전설, 그림, 조각품, 점토 인형 등으로도 전해져 내려옵니다. 그중 몇 가지를 소개해 볼게요. 우선 중국에서는 '용'을 잡아 그 새끼를 길렀고 특별행사 때에 황실 전차를 끌게 했다는 기록이 있어요. 중국인이 오래전부터 한약재로 사용해온 소위 '용골(龍骨)'도 고비사막에서 채취한 공룡의 뼈로 밝혀졌습니다. 멕시코 아캄바로 지역에서는 츄피쿠아로(Chupicuaro) 문명(B.C. 800~A.D. 200) 사람들이 만든 32,000여점의 각종 점토 공룡 형상이 발굴되어 박물관에 전시되고 있지요. 공룡의 모습을 보지 않고는 도저히 상상만으로 만들 수 없는 인형입니다. 프랑스 '네를룩(Nerluc)' 이란 지명은 '용'을 죽인 장소를 기념해 붙여진 도시인데 이 동물은 황소보다 크고 머리에 길고 날카로운 뿔이 있었다고 합니다. 아마도 머리에 뿔이 세 개 달린 트리케라톱스와 같은 초식공룡으로 추측됩니다. 그 외에도 율리시스 알드로반더스(Ulysses Aldro-vandus)라는 과학자는 이탈리아 북부의 농장 길을 따라가다가 목격된 작은 용(dragon)에 대해 세밀하게 묘사하여 놓았답니다(1572년 5월 13일). 즉 한 농부가 지팡이로 희귀한 동물의 머리를 때려 즉사하자 그 과학자는 그 죽은 시체를 가져와서 사이즈를 재고 세밀하게 그림을 그려 박물관에 전시하기까지 하였답니다.

캄보디아 앙코르와트 유적지에서도 공룡의 흔적이 발견되었어요. 호주 고고학자인 데미안 에반스가 '라이다(LiDAR=Light Detection And Ranging)기법' 다시 말하자면 '레이저를 이용한 레이더' 를 이용하여 오랫동안 정글 속에 묻힌 타 프롬(Ta Prohm)사원을 찾아냈습니다. 이 유적은 앙코르 와트에서 불과 약 5km밖에 떨어지지 않고 지금으로부터 약 830년 전에 건축되었지요. 그런데 이곳에 진화론 연대로 약 1억 년 전에 살았고 6,500만 년 전에 멸종되었다는 '스테고사우루스' 가 현재 살아있는 다른 동물들(백조, 앵무새, 물소, 원숭이, 사슴 등)과 함께 생생하게 부조로 조각되어 있지요(사진 6). 오래전 아내와 앙코르와트와 이곳을 다녀왔지만 이런 소중한 정보를 나중에 알게 되어 못내 아쉬웠답니다. 그 외에도 선장의 고향 주변 마을 예를 들어 '용두리' '두룡리' '용반리' 등 '용' 자가 들어간 이름은 과거에 공룡과 관련이 있을 것입니다. 아마 여러분이 사는 동네도 마찬가지일 거예요(사진 6 설명: 上 = 큰 나무뿌리가 휘감고 있는 타 프롬(Ta Prohm) 사원. 下 = 사원 코너에 조각된 초식공룡 스테고사우루스 형상).

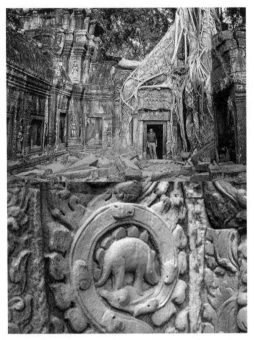

(사진6)

선장 : 저기 왼쪽에 노란 밀짚모자를 쓰고 계신 어르신께서는 혹시 '용(龍)'자가 들어간 마을 이름을 알고 계신가요?

승객 5 : 글쎄요. 아, 맞아요. 우리 마을 근처에 '용머리'라는 지명이 있어요.

선장 : 그렇군요. 좋습니다. 현재 제가 타고 다니는 차는 쌍용자동차 회사에서 만들었습니다. 이 회사는 원래 석회석이 많이 나는 강원도 영월 쌍용리에서 시멘트 공장을 운영하였습니다. 지금은 폐허로 변했지만, 이 마을의 이름인 '쌍용리'는 두 마리 용이 승천했다는 전

설이 있어 이렇게 지어졌다고 하네요. 아마 날아다니는 공룡인 '익룡'
이 아니었을까 생각합니다. 사실 19C 남북전쟁 때 병사 7명이 '프테
로닥틸(pterodactyls)' 이라는 익룡을 사냥했다는 증거도 있었으니까요(사
진 7). 그런데 요즈음 이 사진이 조작되었다고 주장하는 사람도 있지만
사실이 아닙니다. 구체적으로 사진 7 위아래를 자세히 보면 색상과 사
람 위치가 약간 다른 두 가지 사진이 있음을 알 수 있답니다. 위에 있
는 것이 진짜 원본이고 아래는 나중에 조작된 것입니다. 제2차 세계대
전 기간 동안 윈스턴 처칠(Winston Churchill)이 암살 위협으로부터 벗어
나기 위해 그와 외모가 비슷한 '도플갱어*(doppelganger)'를 고용한 것
처럼, 진화론을 옹호하는 거대한 힘을 지닌 기득권 세력이 이런 가짜

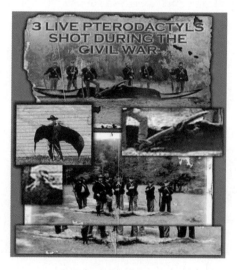

(사진 7)

---

* 도플갱어(doppleganger) : 누군가와 꼭 닮은 사람이나 동물 등을 비유적으로 표현한 단어

사진을 유포하여 사람들이 진실을 알 수 없도록 만들어 버렸어요. 그러나 이 선장은 확신해요. 진실이 항상 승리한다는 사실을요!

선장 : 이번 여행에 학생들도 많이 참여했군요. 학생들 중에서 혹시 공룡에 대해 궁금한 점이 있으면 질문해주세요.

학생 2 : 선장님, 영화 '쥐라기 공원'에 등장하는 티라노사우루스는 정말 사람을 공격했을까요?

선장 : 오, 무척 흥미로운 질문이군요. 현재 여러 학문 분야 중에서 지질학(지구과학)과 생물학은 진화론 영향으로 많이 왜곡되어 있습니다. 여러분이 조금 전에 박물관에서 보셨듯이 전시 자료를 보면 우주와 지구탄생뿐만 아니라 지구상의 모든 동식물 출현에 관해 온통 진화론자의 허황된 이론으로 도배되어 있고요. 공룡에 관해서도 마찬가지입니다. 진화론적 사고와 상상력이 총동원되어 만든 영화나 책도 모두 공룡의 특징을 실제와 다르게 묘사하고 있지요.

공룡 중에서 우리에게 너무나 잘 알려진 '티라노사우루스(T. Rex)'는 1933년 〈킹콩〉을 필두로 1993년 제작된 영화 〈쥐라기 공원〉에서 주인공으로 등장합니다. 제1편에서는 호박 속에 갇힌 모기 화석에서 모기 피를 이용해 공룡을 복원하는 것으로 이 영화는 시작합니다. 저도 육식공룡 T. Rex가 잔인하게 인간을 공격하는 흥미진진한 장면들이 지금도 기억에 남아있어요. 그렇지만 실제 티라노사우루스 화석을 보면 앞다리가 짧아 다른 초식공룡을 힘 있게 움켜쥐고 공격할 수도, 큰 먹잇감을 입으로 가져갈 수도 없는 구조로 되어있지요. 그 대신 튼튼한 뒷다리로 오리처럼 뒤우뚱거리고 다니면서 식물이나 죽은 고기를 먹었을 것으로 추정합니다. 몇 년 전, 선장이 여수 사도(沙島)에서 찍은 모형을 보면 방금 설명한 것처럼 티라노사우루스의 앞다리가 실물처럼 잘 만들었군요(사진 8).

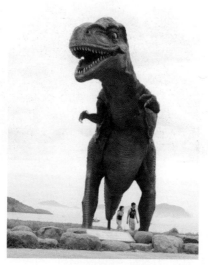

(사진 8)

더구나 치아는 턱뼈에 깊게 박혀있지 않고 약해서 초식공룡을 쉽게 공격할 수도 없었을 거예요. 현재 대부분 동물의 날카로운 치아는 진화론자의 주장처럼 육식을 위해 진화된 것이 아니고 각종 단단한 열매껍질을 벗기거나 식물을 자르는 데 사용하고 있지요. 일례로 팬더곰은 날카로운 치아로 대나무 잎사귀를 먹는 데 이용하며(사진 9) 사슴벌레의 긴 뿔도 싸우기 위한 무기라기보다는 나무를 자르거나 옮기는 데 주로 사용합니다.

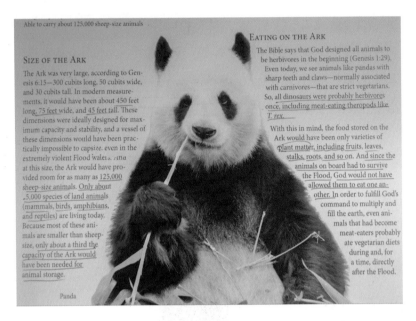

(사진 9)

따라서 영화에서처럼 티라노사우루스가 사람을 잔인하게 공격하지는 않았을 것으로 쉽게 짐작할 수 있습니다. 성경에서도 이런 사실을 확인할 수 있어요. 창세기 9장 2절을 보면 노아의 대홍수 이후에 동물이 사람을 두려워하도록 하나님께서 만드셨기 때문입니다. 동물이 사람을 두려워하지 않았다면 사람들이 쉽게 포획하였을 테고 진즉 멸종되었을 게 뻔하지 않았을까요?

땅의 모든 짐승과 공중의 모든 새와 땅에 기는 모든 것과 바다의 모든 물고기가 **너희**(=노아와 그의 후손들)**를 두려워하며 너희를 무서워하리니** 이것들은 너희의 손에 붙였음이니라 (창 9:2)

학생 3 : 저도 질문 하나 할게요. 그럼 모든 공룡은 몸집이 거대했을까요?

선장 : 학생3 질문도 재미있군요. 무슨 조직이나 회사가 필요 이상으로 방만하게 커졌을 때 흔히들 '공룡처럼 비대해졌다.'고 표현합니다. '공룡'이란 단어를 들으면 본능적으로 커다란 몸집이 연상됩니다만 그렇지 않습니다. 세이스모사우루스('지진 도마뱀' 이란 뜻)처럼 길이 50m, 무게는 무려 100t이나 되는 거대한 공룡에서부터 콤프소그나투스(Compsognathus, '우아한 턱' 이란 뜻)처럼 칠면조 크기의 작은 공룡까지 크기가 다양합니다. 공룡 발자국 화석의 크기를 보아도 직경이 1m 넘는 것부터 1.3cm까지 다양하므로 공룡은 모두 거대하다는 생각은 잘못입니다.

학생 4 : 선장님, 책에 묘사되는 것처럼 실제로 공룡이 그렇게 생겼을까요?

선장 : 질문하는 학생도 교과서에서 '유인원' 그림을 자주 보셨지요? 인류의 진화증거로 내세우는 유인원은 진화론자가 화가를 동원해 상상해서 그린 그림에 불과합니다. 어떤 것은 단지 뼛조각 하나만 가지고 마치 전체 모습을 관찰한 후에 그린 것처럼 복원해 놓았답니다. 예컨대 네브라스카인은 멧돼지 어금니 하나를 취한 다음 모두 상상하여 그렸습니다. 화가의 주관으로 그린 공룡도 마찬가지여서 책에 인쇄된 공룡 모습은 실제와 다를 수밖에 없겠지요. 가령 선생님이 학생들에게 어떤 동물 머리뼈 일부를 보여주고 그 동물의 얼굴을 그려보는 숙제를 냈다고 가정해봅시다. 아마 상상을 초월한 기발한 그림으로 가득 찰 거예요.

학생 5: 고성에 있는 공란층(恐亂層)은 정말 공룡이 춤을 춘 장소인가요?

선장: 네, 아주 중요한 질문입니다. 이제 제전마을에서 상족암까지 약 700m를 걸으면서 공란층이 있는 곳까지 이동한 다음 거기서 설명할게요. 여기서부터는 각종 공룡 발자국 화석과 지층구조를 볼 수 있습니다. 특히 퇴적암과 화성암, 변성암 등 암석 종류와 빗방울 흔적(우흔), 사층리, 물결 흔적(연흔), 건열, 단층, 암맥, 암상과 같은 초중고 교과서에 실린 지층 구조를 볼 수 있어요.

(일행은 데크 로드를 10분 정도 걷자 공란층이 있는 곳에 도착하였다)

선장 : 자, 다 왔습니다. 제가 손으로 가리키는 해변 쪽 지층은 수많은 공룡 발자국이 무질서하게 화석으로 남아있는 공란층(bioturbation)입니다(사진 10). 진화론자는 공룡 여러 마리가 '뛰어놀아'(심지어 '춤을 추어서') 파괴된 지층구조, 다시 말하면 '공룡의 무도장(dinosaur dance floor)' 이었다고 주장합니다. 과연 이런 설명이 맞을까요? 공룡이 무슨 재미

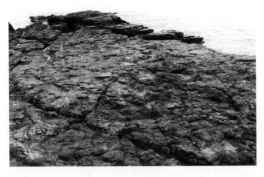

(사진 10)

있는 일이 있어 이곳에서 춤추며 놀았을까요? 이런 설명은 전혀 근거가 없습니다. 오히려 성경에 기록된 것처럼 노아시대에 발생한 대홍수를 피해 그들이 도망하다가 더 이상 갈 수 없어서 우왕좌왕 서성대는 곳으로 여겨집니다. 여기서 흥미로운 것은 꼬리 흔적이 없다는 점입니다. 아마도 공룡이 꼬리를 치켜들고 계속 서성거리다가 홍수를 만나 결국 모두 죽었을 것으로 추정합니다. 선장이 공란지층 구조를 볼 때마다 점차 불어나는 물 때문에 더 이상 도망가지 못하고 최대의 공포감을 느끼며 죽어갔을 공룡의 모습이 연상되어 마음이 괴롭습니다. 이런 사실을 뒷받침하는 공룡 발자국 화석이 중국에서 발견되었어요. 같은 지층에 공룡 한 마리는 완전한 발자국을 남기고 다른 공룡은 발끝과 발톱만으로 된 발자국을 남겼지요. 이것은 물이 갑자기 불어나 몸이 위로 떴기 때문이며 노아 대홍수를 간접적으로 증명하는 화석입니다.

이런 대격변(=노아 대홍수)을 뒷받침해주는 증거가 또 있는데 그것은 바로 세계 어디서나 모두 한쪽 방향으로 나 있는 공룡 발자국 보행렬이지요. 예컨대 중국에서 4,000여개의 보행렬이나 고성에서 발견되는 400개 이상 발자국도 마찬가지입니다. 여러분이 방금 전에 보셨던 것은 물론이고 나중에 상족암에서 보시게 될 공룡(조각류) 보행렬도 모두 한 방향으로 나 있습니다(사진 11). 진화론자는 공룡이 물을 먹기 위해 이동한 흔적이라고 설명합니다. 그렇다면 물을 먹은 다음 다시 돌아올 때 생기는 발자국은 왜 없을까요? 이족보행이든지 사족보행이든지 모두 한 방향으로만 되어있는 이유는 무엇일까요? 이런 질문에 그

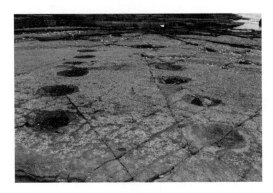

(사진 11)

들은 묵묵부답이지만 우리는 바로 노아의 대홍수를 피해 안전한 곳으로 이동하는 발자국이라고 자신 있게 말할 수 있어요. 이번 여행을 하면서 '노아의 대홍수'에 대해서도 자세히 말씀드리죠.

이제 바다 건너 제가 가리키는 쪽으로 시선을 옮기세요. 깎아지른 듯한 절벽이 보이시죠? 이것은 용암이 표면에서 갑자기 식어 형성된 '주상절리'라는 지층 구조인데 제주도에 가시면 정방폭포나 천지연 폭포도 이런 주상절리 지형을 통과하지요. 그럼 공란층을 지나가겠습니다. 오른쪽에는 식물에 의해 풍화된 암석과 단층, 단괴가 보입니다. 동시에 왼쪽 해변 바위층을 보시면 저기 연흔(連痕, ripple mark, 물결 자국)과 우흔(雨痕, 빗방울 자국)도 확인할 수 있군요. 선장의 집에도 연흔과 우흔 화석이 있습니다. 연흔과 우흔은 풍화 작용에 의해 쉽게 없어지기 때문에 노아 대홍수 때 갑자기 밀어닥치는 '저탁류*(底濁流, turbidity current)'가 아니면

* 저탁류 : 농도가 높은 해저 퇴적물이 경사면을 따라 흐르는 것

만들어질 수 없는 화석입니다. 다시 말하자면 지금은 이런 화석이 만들어질 수 없다는 사실입니다.

(일행은 오른쪽으로 경남 청소년 수련관 건물이 보이는 해변을 따라 걷고 있다)

선장 : 여기서 잠깐 세계관 이야기를 좀 해야겠어요. 제가 몇 년 전에 오랫동안 공룡탐구를 하시고 수많은 논문을 발표하여 세계적으로 유명한 공룡 박사를 그분의 연구소에서 만난 적이 있지요. 그분은 저에게 "의사가 어떻게 공룡에 관심을 갖게 되었습니까?"하고 묻자 저는 "공룡이 성경에 언급되었기 때문입니다."라고 대답했어요. 그러자 "나는 성경에는 관심이 없습니다."라고 딱 잘라 말씀하시면서 요즈음에 발굴한 공룡이 '암컷인가 수컷인가'에 대해 연구하는 중이라고 합니다. 생일 선물로 장난감을 사다 준 아빠(주님)에게는 고맙다는 말 한마디 없이 오직 장난감(공룡)에만 정신이 팔린 철없는 아이처럼 여겨지는 것은 저만의 생각일까요? 결국 이분은 저와 다른 '세계관(world view)'을 가지고 있었고 그것이 그의 마음과 행동 양식을 지배하기 때문입니다. 본래 사람은 자신이 지닌 진화론 혹은 창조론이란 색안경(=세계관)으로 사물을 보고 판단하기 때문에 전혀 다른 결론에 도달하게 마련이지요. 따라서 어릴 때부터 올바른 창조론적 세계관을 심어주는 것이 중요합니다. 하지만 우리 자녀들이 배우는 교과서는 오직 진화론만이 과학이라며 잘못된 세계관을 지닌 학생들을 양산하고 있는 현실이 야속하기만 하지요. 여러분 모두가 올바른 세계관(world view)을 지니고 행복한 삶을 영위하는 것이 이 선장의 커다란 바램입니다.

학생 6 : 올바른 세계관으로 무장하는 것이 정말 중요하군요. 그런데 선장님, 늘 궁금한 점이 있었는데요. 공룡이 멸종한 진짜 원인은 무엇인가요? 책을 보면 수십 가지가 적혀있어 혼란스럽기도 하고 머리가 아파요.

선장 : 우리 학생들이 적극적으로 질문해주시니 선장은 힘이 솟구칩니다. 이 질문에 대한 해답도 진화론자는 도저히 풀 수 없습니다. 그들은 멸종원인으로 지금까지 약 50~60여 가지나 제시하였지만 만족스런 설명은 하나도 없어요. 그 중에서 몇 가지 살펴봅시다.

1) '운석 충돌설(meteorite extinction hypothesis)' – 가장 그럴듯한 주장이지요(그림 1). 1978년 미국 캘리포니아 주립대 알바레스(Alvarez) 팀이 이탈리아 구비노 지역에서 중생대 백악기(K)와 신생대 제3기(T) 지층의

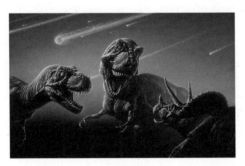

(그림 1)

경계, 소위 'K-T 경계' (K = Kreta(그리스어로 '백묵' 이란 뜻), T = Tertiary('세 번째' 라는 뜻))를 조사하였습니다. 이들은 운석에 많이 포함된 이리듐(Iridium)이란 원소가 이 지층에서 정상보다 30배나 많은 들어있음을 알았습니다. 이 사실을 바탕으로 직경 약 10km 크기의 운석이 지구에 떨어져

1cm 정도 두께의 K-T 경계층을 형성했다고 억지로 짜 맞추었지요. 구체적으로 운석이 시속 10만km로 멕시코 유카탄반도 북서쪽 해안에 떨어져 직경 180km의 분화구를 만들고 반경 400~500km 주변을 초토화 시켰다는 것입니다. 이어서 지진과 화산이 폭발하여 생긴 먼지가 지구를 약 3개월간 덮어 핵겨울을 초래했고 강한 산성비가 내려 공룡이 멸종되었다는 이론입니다. 하지만 이 이론은 다음과 같은 몇 가지 문제점을 지니고 있어요. 먼저 온도 변화에 민감한 악어나 거북이 같은 파충류는 현재까지 살아남아 있고 왜 공룡만 멸종시켰는지 설명하지 못합니다. 둘째로 K-T 경계보다 나중에 생긴 지층에서 공룡이 살아남은 분명한 증거가 있습니다. 셋째로 이리듐이란 물질은 지구 마그마 속에도 많이 포함되어 있으므로 노아 대홍수 같은 대격변에서도 이 물질이 풍부한 K-T 경계층이 만들어질 수 있습니다. 마지막으로 멕시코 유카탄반도에 운석 충돌로 생겼다는 칙쇼루브 크레이터(Chicxulub Crater)도 사실상 화산 분화구라는 증거도 나오고 있어요.

2) '곤충(bugs)에 의해 멸종설' - 비교적 최근에 제기되었습니다. 공룡의 분석(coprolite, 똥 화석)과 호박 속에 갇힌 곤충의 소화관에서 발견된 여러 가지 기생충과 병원균이 만성 전염병을 일으켜 서서히 공룡이 멸종되었다는 이론입니다. 하지만 왜 공룡만을 갑자기 멸종시켰는지를 설명 못 하지요.

3) 기타 - '화산 활동설', '초신성 폭발설', '빙하기설', '공룡의 배설물로 인한 메탄가스에 의해서', '공룡이 자살해서', '설치류 포유동

물이 공룡 알을 모두 먹어치워서', '공룡의 작은 뇌가 퇴화되어서', '과중한 체중을 견디지 못해 하체의 뼈가 탈골되어서', '공룡의 식성 변화로 인한 변비로' '공룡이 스트레스를 받아서' 등등입니다.

이와 같이 다양한 멸종 원인이 제기되었지만 하나같이 만족스럽지 못하며 오히려 전혀 모른다는 사실을 대변하는 것이 아니겠습니까? 한편 성형외과 의사이자 공룡 권위자인 송○○이란 분은 그의 책에서 "6,500만 년 전에 멸종이 일어난 원인을 찾는 것은 목격자도 없이 살인범을 찾는 것과 같다."고 자기주장을 설파했지요. 필자와도 이야기를 나누었던 그의 이런 주장은 전적으로 옳다고 여겨집니다. 다만 크리스천이면서 진화론 관점으로 책을 서술하여 선장의 마음은 무척 무거웠답니다.

결론적으로 성경에 기록된 노아의 대홍수 사건만이 멸종 이유를 합리적으로 설명해주고 있어요. 예컨대 미국 유타주 국립공룡유적지(Dinosaur National Monument, DNM)에서는 약 1,000여점의 여러 종류 공룡 뼈들이 절단된 채 화석이 되어 '공룡 무덤(dinosaur graveyard)'이라 불립니다. 이곳은 노아 대홍수에 의해 희생된 수많은 공룡이 거대한 물의 힘에 의해 다른 한 장소로 운반되어 무더기로 화석이 되었던 곳으로 추정합니다. 석탄도 마찬가지입니다. 대부분 나무껍질로 되어있는데 홍수 물에 불어 무거운 껍질은 밑으로 가라앉아 석탄이 되었지요. 홍수로 다른 곳으로 이동하면서 가지는 없어지고 몸통만 남아 엘로우스톤 공원에서처럼 거대한 규화목 숲을 만들었답니다. 여러분도 방금 전에 이곳 공원에서 커다란 규화목을 보셨지요?

공룡 멸종의 원인을 합리적으로 설명하면서 정리하자면 다음과 같습니다. 홍수 이전에 이상적인 아열대 기후에서 크게 번성했던 공룡이 노아 방주를 탔던 공룡을 제외하고는 모두 홍수로 죽고 일부는 화석이 되었을 것입니다. 홍수 후 방주에서 나온 공룡은 빙하기 때 번성하였을 것입니다. 빙하기 때 적도 지방은 지금과는 딴판으로 강수량이 풍부하여 먹이도 많아 공룡이 무척 번성하였을 것입니다. 하지만 빙하기가 끝날 즈음 변화된 기후에 적응하지 못하고 많이 죽고, 생존한 공룡 일부는 인간의 사냥에 의해서도 개체수가 많이 감소되었겠죠. 그럼에도 최근까지도 극소수가 살아남아 세계 여러 나라 호수에서는 '괴물'로, 콩고와 같은 중앙아프리카에서는 '모켈레 므벰베(Mokele Mbembe)'라는 이름으로 불리고 있답니다.

승객 6 : 저도 학창시절부터 공룡 멸종 원인이 무척 궁금했었는데 이렇게 시원스런 답을 들으니 체증이 가신 듯 속이 후련합니다. 그런데 선장님께서 여러 차례 대홍수라는 단어를 사용하셨는데 이에 대해 자세하게 설명 좀 해주세요.

선장 : 네, 지구 역사상 최대의 사건인 노아의 대홍수에 대해 지금부터 설명할 테니 피곤해도 졸지 마시고 모두 잘 들어보세요. 오늘 탐험 여행도 결국 대홍수 증거를 찾는 것이 주된 목적이라 해도 과언이 아닙니다. 이에 관한 성경 기록은 다음과 같지요. 선장이 나누어 드린 자료에도 나와 있지만, 창세기 6장을 보면 하나님이 인간을 심판하신

이유는 따로 있습니다. 곧 하나님의 아들들(타락한 천사들)과 사람의 딸들 사이에 유전자가 변형된 존재(거인)가 태어났기 때문입니다.

[11] 노아의 생애에서 육백째 해 둘째 달 곧 그달 십칠일 바로 그날에 **큰 깊음의 모든 샘들**이 터지고 **하늘의 창들**이 열리며 [12] 비가 밤낮으로 사십 일 동안 땅 위에 쏟아졌더라 (창 7:11,12)

물들이 붙어서 **십오 큐빗** 위로 오르매 산들이 덮이고 (창 7:20)
일곱째 달 곧 그달 십칠일에 방주가 **아라랏의 산들** 위에 안착하니라 (창 8:4)

노아 여덟 식구와 각종 육상 동물들이 종류대로 방주로 들어간 후 일주일 동안 폭풍의 전야처럼 고요함이 있었지요. 드디어 노아 나이 600세 되던 해 2월 17일에 두 가지 사건이 발생함으로 대홍수가 엄습해 왔습니다. 먼저 큰 깊음의 모든 샘들이 터지고 그 연쇄반응으로 하늘의 창들이 열려 40일 주야 비가 내렸습니다. 여기서 큰 깊음 즉 대양(ocean)의 모든 샘이 터졌다는 것은 해양 지각을 뚫고 엄청난 양의 지하수와 용암, 화산재가 분출되었음을 뜻합니다. 이어서 바닷물이 육지를 침범하고 거대한 해일(쓰나미)이 발생하여 방주는 남쪽 페르시아만(해안)이 아닌 북쪽 아라랏산(내륙)쪽으로 거슬러 이동하였습니다(창 8:4). 동시에 인공강우를 만들기 위해 비행기에서 응결핵을 뿌리는 것처럼 이 화산재가 상승기류를 타고 성층권 높이까지 올라가 하늘의 창들을 열어 수증기 상태의 물층을 응결시켜 오랫동안 비를 내리게 했을 것입니다.

　그럼 하늘의 창은 무엇을 말할까요? 하나님께서 천지창조 사역 둘째 날에 물 한가운데 궁창(대기권이 있는 첫째 하늘)을 두어 궁창 위의 물과 궁창 아래의 물로 나누셨습니다(창 1:6,7). 궁창 아래의 물은 현재 강이나 바다에 존재하는 물이며, 궁창 위의 물은 지구를 둘러싼 투명한 기체인 수증기층으로 생각됩니다(그림 2). 궁창 위의 물이 액체나 고체 상태로 있으면 지구 중력 때문에 존재할 수 없지만 가벼운 기체 상태이므로 지구 전체를 감싸고 있었을 것입니다. 가끔 습한 날 아내의 부탁으로 옷장이 있는 방에 제습기를 몇 시간 가동시킨 후 물탱크에 고인 물을 보면 깜짝 놀랄 때가 있지요. 비록 우리 눈에는 보이지 않지만, 공기 중에 기체 상태로 많은 물이 존재함을 간접적으로 알게 됩니다. 궁창 위의 물은 해로운 고주파 광선(자외선, X선, 감마선 등)을 막고 이로운 저주파(열선 등)를 흡수하여 지구 전체를 온아한 아열대 기후로 만드는 소위 '온실효과(greenhouse effect)' 역할을 했던 것입니다. 그 결과 전 지구가 아열대기후로 따뜻했을 것이며 그 증거들이 북극, 남극의 석탄과 시베리아 매머드 위 속의 활엽수 잎 등으로 남아 있습니다. 이런 지구 환경은 그 당시 인간 수명에도 영향을 미쳤을 것입니다. 우리 상식으로 상상이 안 가지만 홍수 이전 족장들의 평균 나이가 900세를 넘어 거의 천년을 살았으니까요.

　이렇게 깊음의 샘과 하늘의 창에서 발생한 물에 의해 모든 높은 산이 다 잠기고 15큐빗(약 7m)까지 차올랐습니다. 이는 방주의 높이가 30

큐빗이므로 방주가 반쯤 잠기게 주님은 흘수선(吃水線)을 조절하신 것 같군요(창 7:19,20). 그러고 나서 150일 동안 땅 위에 물이 넘침으로 코로 호흡하는 모든 생명을 멸절시켜 죄로 오염된 세상을 심판하신 것이지요. 물론 홍수 이후 지구는 오늘날과 같습니다. 궁창위의 물이 없으므로 해로운 광선이 지구로 마구 유입이 되어 피부암, 백내장 등 많은 부작용을 일으키고 있답니다(그림 2 우측).

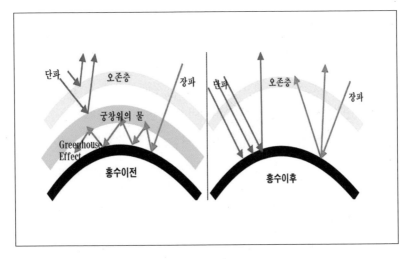

(그림 2)

그렇지만 진화론자는 '노아의 대홍수는 전 지구적인 홍수가 아니고 메소포타미아에 국한된 지역적 홍수' 라고 주장합니다. 그들이 대홍수를 인정하면 수억 년이란 오랜 기간의 지질연대를 지지하는 진화론의 뿌리가 송두리째 뽑히기 때문입니다. 그들의 주장대로 홍수가 지역적이었다면 다음과 같은 여러 문제가 발생합니다. 첫째로 노아가 120년이란 오랜 기간에 거대한 방주를 제작할 필요가 없었을 것입니다. 마치 소돔과 고모라 성을 피해 인근 성으로 도피하는 롯의 가족처럼 홍수가 없는 먼 지역으로 피신하면 되었기 때문입니다. 둘째로 창조주께서는 다시는 물로 심판하지 않으시겠다고 하시면서 그 증표로 무지개를 구름 속에 두셨습니다(창 9:13-16). 그런데 지금도 지역적 홍수가 있으므로 그분은 거짓말쟁이가 될 수밖에 없습니다. 셋째로 새들은 구태여 방주에 탈필요 없이 멀리 날아가면 그만입니다. 마지막으로 주님이 홍수로 노아식구를 제외한 모든 인류의 죄를 심판하시는 의미로 홍수를 보내셨는데 지역적인 홍수라면 다른 지역에서 사는 사람은 심판을 받지 않는 모순이 생깁니다.

결국 전 지구가 물에 잠긴 대홍수가 있었으며 그 증거가 수없이 있지요. 전 세계에 발견된 수억 개의 화석들, 200개 넘는 홍수 설화(그림 3), 여러 대륙에 흩어져있는 염호, 높은 산에 있는 조개와 암모나이트 화석, 지구 표면의 70%가 넘는 퇴적층과 습곡과 같은 지층 구조 등등입니다. 조금 있다가 탐사할 상족암에는 해식동굴과 파식대 등이 있는데 지금과 같은 파도가 침식해서 만들었다고 보기에는 너무 높은 곳에 위치해 있어요. 이것은 과거 퇴적층이 부드러울 때 대홍수에 의해 짧은 시간에 만들어진 구조로 여겨집니다.

거대한 양의 물이 대홍수 시기에 쏟아졌기 때문에 현재 지구를 평평하게 야구공처럼 만들면 물 높이가 약 2km로 지구를 덮습니다. 이 많은 물이 일부는 남극과 북극의 빙하로, 일부는 산은 높이 올리고 골짜기는 깊게 만드는 소위 조산(造山), 조륙(造陸)운동을 통해 땅에서 줄어들게 되었습니다(시 104:6-8). 그리하여 지구환경은 오늘날처럼 완전히 바뀌어 사람이 다시 거하게 되었지요(창 8:22). 다시 설명하자면 홍수 이전에는 지구가 그림 3과 같이 지구가 하나의 대륙으로 연결되고 바다보다 면적이 더 넓었습니다(육지:바다 = 6:4 정도). 반대로 대홍수 때는 모든 깊음의 샘들이 터지면서 지각이 여러 조각으로 분리되고 많은 양의 물이 흘러나와 육지 면적이 줄어(육지:바다 = 3:7) 그림4처럼 오늘날과 같은 지구 모습이 되었을 것입니다. 이 사실을 증명하듯 지도에서 이웃하는 대륙끼리 서로 모양을 맞추어보면 얼추 맞아요. 참고로 그림 4 지도에 붉은 글씨로 된 숫자는 대륙별로 전해 내려오는 홍수 설화입니다. 전 세계에서 거의 200여개의 홍수 이야기가 지금까지 전해져 내려왔다는 사실만으로도 대홍수가 있었다는 점을 증명합니다. 노아 대홍수에 대한 설명이 좀 길어졌지요?

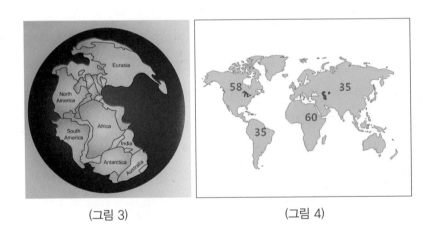

(그림 3)　　　　　　　　　(그림 4)

승객 7: 선장님, 저는 몇 년 전에 방주가 발견되었다는 기사를 본 적이 있었는데 사실인가요? 전 지구를 물로 심판할 정도로 대규모

홍수에도 배가 파산되지 않았다니 도무지 믿어지지 않아요.

선장 : 네, 그럴테지요. 사실 저도 신앙생활을 시작할 때 이런 대홍수와 방주 등 창세기 내용을 이해할 수 없었어요. 그렇지만 분명하게 하나님은 방주의 크기와 모양을 구체적으로 지시하시고 120년간 제작하게 하셨습니다. 그리하여 엄청난 홍수에도 끄떡없이 1년 이상 버티다가 현재 터키 아라랏산에 머물렀다고 기록하고 있답니다.

너는 고펠나무로 방주를 짓고 방주 안에 방들을 만들며 역청으로 그것의 안팎을 칠할지니라. 네가 만들 방주의 모양은 이러하니 방주의 길이는 삼백 큐빗이요, 너비는 오십 큐빗이며 높이는 삼십 큐빗이니라. 너는 방주에 창을 만들되 위에서부터 일 큐빗 안에 그것을 완성하고 방주의 문은 방주 옆으로 내며 그것을 아래층 둘째 층 셋째 층으로 만들지니라 (창 6:14-16)

일곱째 달 곧 그달 십칠일에 방주가 아라랏의 산들 위에 안착하니라 (창 8:4)

고펠나무는 참나무로 여겨지는데 방수성과 내구성이 뛰어나 대들보뿐만 아니라 배를 만들 때도 사용해왔습니다(중국 명, 청나라 시대). 방수목적으로 사용하는 역청은 그 당시 메소포타미아 지방에 풍성하게 존재했을 것으로 보입니다. 설령 자연에서 얻지 못했어도 고대인들은 송진(resin)을 끓이면서 숯가루를 배합하여 역청을 만들어 사용하였다는 증거가 있어요.

한편 방주의 크기는 300(가로)×50(세로)×30(높이) 큐빗으로 만들라고 주님은 명령하셨지요. 큐빗이란 단위는 성인 남자 팔꿈치에서 셋째 손가락 끝까지의 길이를 말하는데 보통 45cm 정도입니다. 따라서 큐빗으로 된 방주의 크기를 미터로 환산하면 약 135×22.5×13.5m인데 이는 축구 경기장보다 길고 농구장 20개, 화물열차 522량의 부피에 해당합니다. 실제로 1992년 우리나라 해사 기술연구소에서는 세계 최초로 과학적 방법을 동원해 방주를 실험하였습니다. 실제 방주 크기의 50분의 1로 축소 제작한 다음 다른 비율로 만든 12척의 배와 함께 대형수조에서 선박 안전 성능을 테스트하였지요. 그 결과 예상했던 것처럼 방주 모형의 선박은 30m 높이의 파도에도 뒤집히지 않아 가장 안정성이 뛰어난 배로 평가하였습니다.

또한 성경 말씀처럼 방주가 지금도 터키 아라랏산에 있을까요? 결론적으로 말씀드리자면 그렇습니다. 비록 날씨가 변덕스럽고 코스가 험난하지만 지금까지 수백명이 탐험하여 눈에 덮여 있는 방주를 직접 목격하거나 그 일부를 잘라 가지고 내려왔습니다. 그중에 몇 사람만 소개합니다. 고대 유대 역사가 요세푸스에 의하면 역청을 가져다가 부적으로 사용하였답니다. 1908년 아르메니아 양치기 소년인 조지하고 피안이 어릴 때 삼촌을 따라 아라랏산에 올라 직접 방주 위에서 걸어보기도 하였고요. 2년이 지난 1910년 다시 한번 탐험한 그는 말년에 미국에서 노년을 보내면서 자신이 보았던 방주를 그림으로 남겼지요. 하고 피안이 증언한 방주를 토대로 만든 모형은 선장이 대전에 서 촬영한 아래 사진과 같습니다(사진 12). 프랑스 페르난도 나바라는 1952년과 1953년 두 차례 아라랏산 탐험을 하였지만, 악천후로 포기 하였습니다. 하지만 1955년에 다시 도전하였지요. 아내와 세 아들을 데리고 터키에 도착한 다음 호기심이 많은 11세 된 막내아들 라파엘과 함께 아라랏산에 올랐습니다. 드디어 두 사람은 방주를 발견하고 길 이 1.5m 정도 되는 정사각형 나무 조각을 잘라 가지고 내려왔지요. 이 나무 조각을 이집트 카이로 박물관에 보내 연대를 측정해보니 약 5,000년 전 것으로 추정하여 노아 홍수 시기에 해당되었습니다.

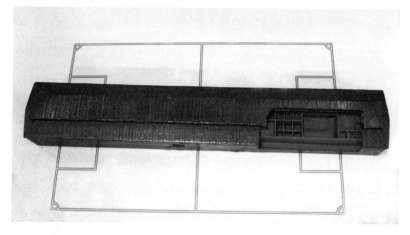

(사진 12) 대전 창조과학관에 있는 방주의 모형으로 축구장보다 길다

승객 8 : 오, 그렇군요! 정말 하나님 말씀이 틀림없군요. 하지만 현 재 이 지구상에는 수많은 동물이 살고 있는데 그 많은 종류의 동물이 방주에 다 탈 수 있었을까요?

선장 : 네, 대부분 사람들이 이해하기 힘든 내용입니다. 먼저 성경에 기록된 '종류(kind)'와 오늘날 '종(species)'은 다른 개념이라는 사실을 알아야 합니다. 창세기 1장에서도 열 번씩이나 언급된 '종류(kind)'는 오늘날 '종(species)'이 아니고 '속(genera)'이나 '과(families)'에 해당된다고 봅니다(생물분류체계: 종-속-과-목-강-문-계). 예컨데 현재 개 종류(dog kind)는 늑대, 코요테, 딩고, 애완용 강아지 등과 같은 여러 종(species)들까지 포함하며 서로 교배가 가능한 것은 물론이죠. 사실상 오늘날 수백 가지의 개 종류가 있지만, 노아 방주에서 나온 한 쌍의 개에서 분화된 것입니다. 또 다른 예로 1,000여 종의 참새와 다윈 진화론과 관련된 핀치새도 같은 종류로 보는데 결국 참새도 14종류로 좁혀지며 현재 수백 가지로 분류해놓은 공룡도 60여 종으로 좁혀집니다. 둘째로 약 7년간 1,200여개의 참고문헌과 수많은 이론(주장)들을 검토하여 우드모라페(John Woodmorappe)는 〈노아의 방주: 그 가능성 연구(Noah's Ark: A Feasibility Study)〉라는 책을 냈습니다. 선장도 이 책을 미국에서 주문하여 참고하였습니다. 우드모라페는 지구상의 대부분을 차지하는 어류를 포함한 해양 동물이나 양서류는 방주에 실을 필요가 없었기 때문에 실제 방주에 올랐던 파충류(일부), 조류, 포유류 등의 동물들(정결한 짐승 한 쌍, 새 7쌍)을 약 8,000종류, 16,000마리로 추산했지요. 이는 배수량이 약 2만 톤이며 43,200m³인 방주 부피의 1/3을 차지하는데 불과하며 나머지 공간은 사람과 동물을 위한 식량과 물을 저장하였을 것입니다.

승객 8 : 네, 잘 알았습니다. 그런데 선장님, 죄송합니다만 질문

하나 더 드려도 될까요? 노아 식구 8명이 방주에 들어간 후 1년 이상 배 안에 머무는 동안 그 많은 동물에서 나오는 배설물을 어떻게 처리했는지 궁금합니다.

선장 : 무척 예리한 질문이군요. 이에 대한 해결책으로 우선 생각해 볼 수 있는 것은 동물의 '동면(冬眠, hibernation)'입니다. 동물은 어둡거나 공기가 탁할 때 그리고 기온이 떨어지거나 과도한 스트레스를 받으면 대부분 겨울잠을 잡니다. 과거에 새(鳥)는 이런 능력이 없다고 믿었지만 최근 연구에 의하면 푸어월(poorwill) 쏙독새 같은 조류도 동면한다는 사실을 새롭게 알아냈습니다(사진 13. 전주 근교 깊은 산속에서 촬영).

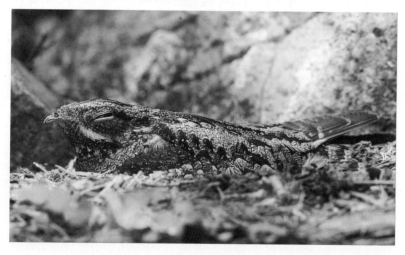

(사진 13) 쏙독새

이를테면 다람쥐가 겨울잠에 들어가면 체온은 1~2℃로, 심장 박동 수는 분당 350회에서 2~4회로 감소합니다. 더구나 북극지방의 다람

쥐는 8개월간의 긴 겨울 동안 체온이 영하 $3°C$까지 떨어져도 혈액이 얼지 않고 동면을 취한다고 합니다. 곰도 가을에 충분히 저장해놓은 피하지방이 잠을 유도하고 동시에 에너지가 되어 3개월 동안 먹거나 마시지도 않고 긴 겨울잠에 빠집니다. 이런 이유로 배 안에서 사람 8명으로도 충분히 동물을 돌볼 수 있었겠지요.

승객 9 : 그렇다면 공룡화석도 이 시기에 만들어졌나요?

선장 : 네, 맞습니다. 방금 위에서 언급한 노아의 대홍수 결과로 생겼을 것입니다. 어류와 양서류 등 몇 가지 종류를 제외하고 방주에 오르지 못한 모든 생물이 죽어서 만들어진 것이 화석(化石)입니다. 화석은 영어로 'fossil'이며 이는 라틴어 'fossilis(=땅속에서 캐낸 것)'에서 유래한 말입니다. 과거 아리스토텔레스(Aristoteles, B.C. 384-322)와 같은 그리스 철학자는 수정(水晶, crystal)이 자라는 것처럼 땅속에서 무기물이 자라서 화석이 된 것으로 생각했지요. 반면에 중세 레오나르도 다빈치는 과거에 살았던 생물이 암석화된 것이라고 자신의 책에서 밝혔습니다. 하지만 그 무렵 이런 생각은 이단 취급을 받았기 때문에 다빈치의 책은 19세기에 접어들어서야 출판되었다고 합니다. 화석은 주로 퇴적암에서 발견되는데 진화론자와 창조론자 사이에 화석에 대한 해석을 놓고 동상이몽(同床異夢)을 꾸어왔습니다. 다시 말하면 진화론자는 고생물학(古生物學, paleontology)에서 화석을 통해 그 시대와 환경을 추측하기도 하고 오랜 시간에 걸쳐 생물이 진화되었음을 설명하는 데 이용하고 있습니다. 그렇지만 성경을 믿는 창조과학자에게 화석이란 인간의 죄(罪, sin)로 인해 대홍수로 심판받은 결과로 해석합니다. 다음과 같은 몇

가지 화석의 특성을 살펴보면 여러분이 이성적으로 판단하여 어느 쪽이 옳은지 곧 알게 됩니다.

첫째 모든 화석은 진화의 흔적이 없이 오늘날 생물과 똑같은 모습을 보여주고 있어요. 둘째로 전 세계적으로 '화석무덤(fossil graveyards)' 이 많다는 것도 격렬한 물의 이동이 있었던 대홍수의 증거로 볼 수 있습니다. 몇 가지 예를 들어보면 2008년 중국 신장에서 발견된 1,800여 마리 거북화석, 산동성에서 7,600개 이상의 각종 공룡화석이지요. 셋째로 어떤 화석은 아직도 생체조직이 남아있습니다. 본래 유기물 수명은 1만년 이내이므로 이런 사실을 통해 화석을 만든 대격변(노아 대홍수)은 수억 년이 아니고 불과 수천 년 전에 일어났다는 증거가 됩니다.

화석은 생체화석(body fossils)과 생흔화석(trace fossils)으로 크게 분류합니다. 선장의 서재에는 그동안 모아놓은 경골어류와 삼엽충, 암모나이트, 호박, 조개, 새우, 규화목, 나뭇잎 등 여러 동식물에 의해 만들어진 생체화석과 절지동물이 기어가면서 생긴 생흔화석이 있지요. 그 중에 두 가지 화석을 여러분에게 소개하고자 합니다. 먼저 오른쪽은 새우 두 마리가 화석이 된 것으로 오늘날 새우와 비교해 어떻습니까? 하나도 다른 점이 없이 키틴질의 외골격 형태가 잘 보존되었고 이마뿔과 눈, 더듬이, 배의 마디와 꼬리 부채까지 아주 선명하게 잘 보이지요? 왼쪽에는 포항에서 발견된 그물맥 나뭇잎 화석인데 잎자루뿐만 아니라 잎맥까지 선명합니다. 현재 우리 주변에서 보는 나뭇잎과 똑같고 진화된 흔적을 발견할 수 없습니다(사진 14).

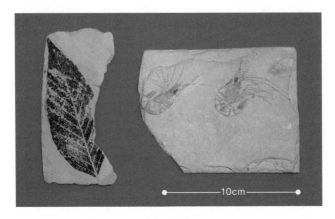

(사진 14)

　이런 화석은 진화론자가 주장하는 시간(time)보다 창조과학자가 밝혀
낸 사건(event)에 의해 만들어졌음을 말해줍니다. 마치 비행기가 추락
하면 그 원인 규명에 반드시 필요한 블랙박스처럼, 노아 대홍수 사건
을 묵묵히 증명하는 소중한 화석이 지금도 우리 곁에 있습니다. 이처
럼 우리 친구 공룡은 6,500만 년 전에 멸종된 것이 아니고 사람들과
함께 살았습니다! 모진 풍상을 이겨내어 이런 사실을 묵묵히 증명하
는 화석과 전설 속에 그리고 마을 이름으로 지금도 우리 주변을 떠나
지 않고 있답니다.

　우리가 이야기를 나누는 동안 경남 청소년 수련관 앞 해변을 지나
상족암 근처까지 벌써 왔군요. 세계 3대 공룡 화석지로는 미국 콜로
라도, 아르헨티나 서부해안 그리고 이곳 고성 상족암(床足岩=책상다리 모양
의 암석)입니다. 가까운 곳에 이렇게 세계적으로 유명한 공룡 화석지가
있다는 사실이 놀랍지 않습니까? 왼쪽 해변 쪽에는 용각류 공룡 발자

국이 보입니다, 썰물이면 해변 쪽에 있는 상족암 동굴 안으로 들어갈 수 있지만 밀물이면 위험하므로 오른쪽 계단을 이용하세요. 이곳은 공룡과 새 발자국, 사람 손가락 화석 그리고 건열과 연흔 등을 확인할 수 있는 곳입니다.

우리 모두 좀 더 가까이 가서 확인해봅시다. 저기 노두에 조각류 공룡 발자국을 한번 보세요. 보행렬이 일직선으로 되어있지요? 이 공룡 보행렬은 교과서에도 실려 유명해진 화석입니다(사진 11 참조). 다음에는 새 발자국 화석입니다. 바닥에 있는 새 발자국 화석은 희미해 찾기 힘들지만 높은 퇴적층에 있는 것은 선명하게 잘 보입니다. 지금 선장이 포인터로 가리키는 곳을 쳐다보세요. 이 새 발자국 화석(사진 15)은 학명

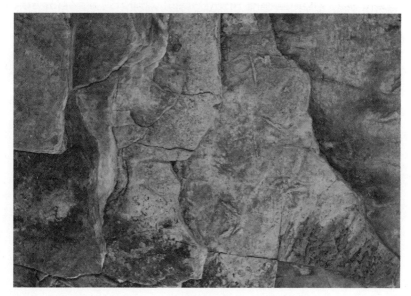

(사진 15)

으로 진동오르니페스 김아이(Jindongornipes kimi)라고 합니다. 보존 상태가 아주 좋지요?

이제 해변 쪽으로 조금 내려가 보겠습니다. 자~ 여기 손가락 흔적 화석(사진16)으로 보이는 것도 직접 만져보세요. 아직 학회에 보고되지 않은 귀중한 자료입니다. 방주 안에 들어가지 못한 사람이 남긴 흔적으로 여겨지는데, 안타깝게도 대홍수라는 끔찍한 공포를 겪으면서 남긴 몸부림이겠지요. 하지만 우리에게는 또 다른 구원의 방주(예수님) 문이 아직 닫히지 않고 열려 있다는 사실이 얼마나 감사한지요!

학생 7 : 선장님 저도 한 가지 궁금한 점이 있었는데 그동안 다른 분들이 계속 질문하는 통에 이제야 기회가 생겼어요. 책을 보면 빙하 시대 이야기가 나오는데 실제로 언제쯤 있었나요?

선장 : 질문 순서를 기다리느라 힘드셨군요. 빙하기는 사실 노아 대홍수와 관련이 있습니다. 혹시 1998년에 개봉하고 두 번이나 재개봉한 '타이타닉'이란 영화를 보셨나요? 주인공 레오나르도 디카프리오와 케이트 윈슬렛이 사랑을 나누는 대목이 잊혀지지 않는데 사실 이 영화는 실화를 바탕으로 제작되었지요. 구체적으로 타이타닉호는 영국에서 운항하는 여객선으로 1912년 4월 10일 영국의 사우샘프턴을 떠나 미국의 뉴욕으로 향하던 중 4월 15일 빙산과 충돌하였습니다. 그리하여 탑승 인원 2,224명 중의 710명만 구조되고 1,514명이나 사망하였지요. 다시 말하면 타이타닉호를 가라앉힌 것은 다름 아닌 빙하였습니다. 진화론자들은 그 기원을 알지 못해 몹시 당황하고 있습

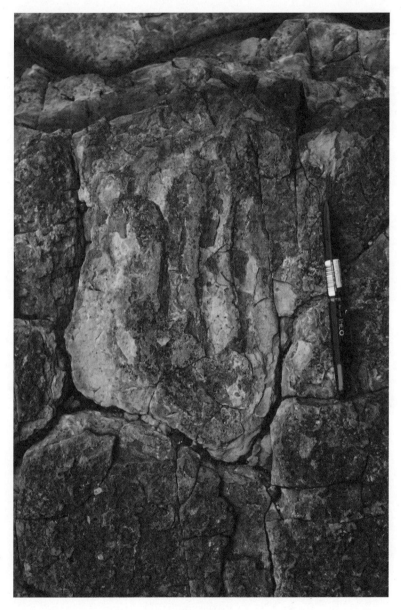

(사진 16)

니다. 하지만 창조과학자들은 성경을 통해 명쾌하게 이해할 수 있답니다.

빙하는 바다에 떠 있기 때문에 대부분 사람들은 바닷물이 얼어 생성되었을 것으로 생각하지만 그렇지 않습니다. 공기 중의 수증기가 얼어 눈이 된 다음 계속 쌓여 만들어진 얼음입니다. 빙하가 생성되기 위해서는 다음과 같은 세 가지 조건이 필요한데 [1]낮은 기온(cold temperature), [2]뜨거운 바다(hot ocean), [3]시원한 여름(cool summer)입니다. 이 중에서 두 번째와 세 번째는 서로 상반된 조건이므로 평상시에 일어날 수 없습니다. 구체적으로 설명하면 노아 홍수 사건 때 깊음의 샘들에서 뿜어져 나온 용암과 지각판이 부딪칠 때 발생한 마찰열로 바닷물의 온도가 상승하여 약 1년간 지금보다 세 배 이상 증발을 많이 하였을 것입니다. 게다가 화산 폭발할 때 분출한 화산재가 햇볕을 차단하자 증발한 수증기가 눈이 되어 극지방에 많이 내렸을 테지요. 그동안 내린 눈이 여름이 되어도 녹지 않고 계속 쌓였을 것입니다.

이와 같이 3가지 조건을 만족시키는 환경은 오직 노아 대홍수 이후에만 가능했기 때문에 당연히 빙하시대도 오직 한 번만 있었습니다. 물론 진화론자들이 주장하는 유일한 빙하 생성 조건인 '추운 날씨'는 공기 중의 습도가 낮기 때문에 오히려 눈이 적게 내려 빙하가 만들어질 수 없지요. 그들은 60여 가지 빙하 생성 이론을 주장했지만 대부분 폐기되었고 최근에 각광을 받고 있는 '천문학적 빙하시대 이론'도 두 가지 치명적인 문제점이 발견되었습니다. 대홍수 이후 극지방은 빙하기가 시작되어 점차 확대되어 지구 표면 절반을 덮었을 것이고 사람과 동물은 빙하를 피해 적도 지방으로 피신했을 것입니다. 현재 적도 지방은 사막이 많지만 빙하기 때는 강수량이 많아 식물이 잘 자라고 공룡과 매머드 같은 거대한 동물이 번식하였을 것입니다. 지금은 빙하가 생성될 수 없고 다만 녹을 뿐입니다. 선장이 아이슬란드 여행 중에 찍은 빙하 덩어리(유빙(流氷))를 보세요. 북극에 있는 빙하 일부가 떨어져 내려와 해변에서 녹고 있었습니다(사진 17).

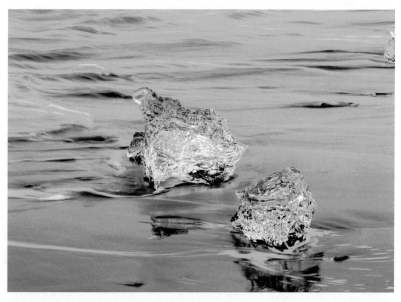

(사진 17)

흥미롭게도 성경 욥기를 보면 추위와 연관된 단어들, 예를 들어 우박, 눈, 서리, 얼음, 폭풍 등이 여러 곳에 언급되고 있습니다. 이는 욥이 빙하시대에 살았음을 강력하게 암시합니다.

남쪽에서는 회오리바람이 오고 북쪽에서는 **추위**가 오며 하나님의 숨에 의해 **서리**가 내리고 물들의 너비가 줄어드느니라 (욥 37:9,10)

내가 **녹는 물**로 내 몸을 씻고 그 어느 때보다도 내 손을 깨끗이 할지라도 (욥 9:30)

얼음은 누구의 태에서 나왔느냐? 하늘의 **흰 서리**는 누가 생기게 하였느냐? (욥 38:29)

진화론자들이 유인원으로 주장하는 네안데르탈인도 빙하기 때 오랜 동굴 생활로 인해 햇빛 노출이 부족했을 것입니다. 그 결과 비타민 D 결핍으로 구루병(rickets)이 걸려 체형이 변했을 것으로 추측합니다.

선장 : 혹시 다른 질문 없으신가요?
모든 일행 : (다 함께) 없습니다~
선장 : 오랫동안 공룡 탐사 여행을 하다 보니 어느덧 여러분과 헤어질 시간이 되었군요. 아쉽지만 이것으로 오늘 일정을 모두 마치겠습니다. 지금까지 말씀드린 공룡뿐만 아니라 젊은 지구(Young earth, 46억년이 아닌 6,000년), 방사성탄소 연대측정법(Radiocarbon(^{14}C) dating)에 관한 내용은 선장이 저술한 〈창조세계와 과학의 올바른 나침반(라온누리 출판, 2016년)〉이란 책에 자세히 나와 있으니 참고하시면 됩니다. 이렇게 공룡에 관한 여러 가지 진실을 소개했는데 잘 이해하신 것 같아 선장 마음이 무척 기쁩니다. 이제 여러분은 공룡에 대해 바른 지식을 가진 '준 공룡

전문가' 입니다. 이런 진실을 모르는 이웃에게 진리가 주는 자유함을 누릴 수 있도록 알려주시면 고맙겠습니다. 모두 수고 많으셨습니다!!

※ 이 글은 필자가 공룡에 관한 진실을 누구나 쉽게 이해할 수 있도록 스토리텔링 기법을 사용하여 쓴 글입니다. 특히 오래전부터 공룡에 관한 자료를 수집함과 동시에 여러 차례 공룡탐사팀을 이끌고 공룡 화석지를 탐방하여 얻은 경험을 바탕으로 정리하였습니다.

※ 이 글에 소개된 성경 말씀은 〈킹제임스 흠정역 성경(도서출판 그리스도예수안에)〉에서 모두 인용하였습니다.

맺는 글

　지난 해 가을 아내가 5주 동안 아프리카로 배낭여행을 떠났습니다. 혼자 무료한 시간을 어떻게 보낼까 고민하다가 별안간 기발한 생각이 떠올랐습니다. '참, 그렇지~ 글을 쓰면 되겠구나.' 동시에 '이번에 쓸 책에는 삽화를 곁들이면 그럴싸하겠다.'는 느낌도 들어 우선 김재욱 작가에게 전화를 드렸습니다. 기대반 걱정반으로 부탁했는데 기쁜 마음으로 승낙하셨습니다.

　더 이상 망설일 이유가 없었습니다. '지금부터 4주간'이라는 혹독한 데드라인을 정했습니다. 하루에 두 편씩 숙제를 하기로 마음먹었던 것입니다. 그리고는 다음 날부터 일상생활을 글쓰기 모드로 전환하였습니다. 그 동안 써놓은 글이 한 편도 없어서 막막하기도 했지만 반드시 써야 한다는 '절실함'이 글 쓰는 원동력이 되었습니다. 안방은 침실인지 서재인지 구분이 안 갈 정도로 어질러졌습니다. 아니 정돈할 생각도 없었습니다. 침대에 누워있다가도 아이디어가 떠오르면 자리에서 벌떡 일어나 메모를 하였습니다. 심지어 식사하다가도 글거리가 생각나면 숟가락을 놓고 적어놓을 때도 여러 번 있었습니다. 그나마 전공 분야여서 가능했습니다. 원고를 거의 완성하고 나서 대통령 연설문 쓰기로 유명한 강원국씨 책을 접할 기회가 있었습니다. 그 분이 글을 쓸 때 사용하는 몰입법 여섯 가지를 읽고나서 무릎을 '탁' 쳤습니다. 그 중에 '간절함' '마감 시한을 정해놓을 것' '관심 분야를 가질 것' '프로페셔널을 지향할 것' 등 4가지를 이미 알고 이용했기 때문입니다. 약속 기한을 넘기지 않고 원고를 마무리하고 나니 밀린 숙제를 끝낸 것마냥 속이 다 후련했습니다.

책상에는 모래 알갱이를 보라색으로 채색한 모래시계가 놓여 있습니다. 3분짜리인데 창조과학 강의할 때 필요해서 구입했습니다. 가끔 머리를 식힐 겸 모래시계를 뒤집어 놓습니다. 그런 다음 물끄러미 바라봅니다. "쏴아" 소리를 내지는 않지만 영락없이 미니어쳐 모래 폭포입니다. 가는 모래가 쉼 없이 밑으로 쏟아지는 광경을 보고 있노라면 상상력의 물안개가 피어오릅니다. '3분이라는 짧은 시간도 멈추는 법이 없구나.' '3분 후에 내 삶이 끝난다면 그 동안 무엇을 해야 할까?'

국가와 개인의 역사도 모래시계와 동일하겠죠. 시작이 있고 끝이 있으니까요. 연극 감독이신 주님은 모든 인간에게 시간이라는 무대에서 연기할 수 있도록 기회를 주셨다고 생각합니다. 주연이든 조연이든 아무 상관이 없습니다. 다만 세상 연극과 차이점이 있는데 막이 내리면 주님께서 필시 그 결과를 평가(혹은 심판)하신다는 사실입니다. 부디 자신에게 맡겨진 배역을 잘 소화해 내어 주님께 칭찬받는 독자가 되시길 소망하며 이 글을 마칩니다.

참고문헌

걷기는 과학이다(도서출판 한미의학, 성기홍.이동수.장지훈.이택상 지음, 2001)

경남의 화석과 생태체험 길라잡이(경상남도과학교육원, 2010)

나의 천직, 의사 아닌 마취과 의사(여문각, 신양식 저, 2014)

대한마취과학회오십년사(대한마취과학회, 2006)

마취(gasse · 가세, 김유명 지음, 2018)

마취의 과학(전파과학사, 스와 구니오 지음, 손영수 옮김, 1989)

마취의 골자와 포인트(도서출판 진명, 芦直文 지음, 최훈 역, 1989)

마취과 의사는 이름표가 없다(tbj여행정론, 이관우 지음, 2006)

마취과 의사 사냥꾼 벌(을파소, 고바야시 세이노스케 글, 최영미 옮김, 2006)

마취 상 · 하(도서출판 혜림사, 와타나베 준이치 지음, 신선희 옮김, 1999)

마취통증의학(여문각, 대한마취과학회 편저, 2007년)

물은 답을 알고 있다 1, 2 (나무심는사람, 에모토 마사루, 양억관 옮김, 2003)

불량의학(열대림, 크리스토퍼 완제크 지음, 박은영 옮김, 허정 감수, 2006)

秘書漢字辭典(목인법한자연구원, 1996)

비타민C 박사의 생명 이야기(도서출판 누가, 이왕재 지음, 2001)

새 부리 가면을 쓴 의사와 이발소 의사(시대의창, 쑤상하오 지음, 김성일 옮김, 2017)

성경의 영감과 보존(도서출판 진리의 성경, Samuel C. Gipp 원저, 이우진 편역, 2017)

食客(김영사, 허영만 글.그림, 2005)

식물에는 마음이 있다 (전남대학교 출판부, 橋本健, 부희옥 천상욱 김훈식 옮김, 2003)

수술실의 재점검 (고려의학, 野諭 지음, 김형묵, 이혜원 편저, 2002)

어강의 근육별 테이핑 해설 (도서출판 장문산, 어강 지음, 2000)

외계인 루머와 진실 (겸지사, 김찬기 저, 2010)

웨스트민스터 신앙고백 해설 (생명의말씀사, 로버트 쇼 저, 조계광 역, 2014)

웰빙 실내 공기 정화 식물 (문예마당, 월버튼, 부희옥 천상욱 김훈식 옮김, 2004)

요한계시록 바로알기 (도서출판 그리스도예수안에, 김재욱 지음, 정동수 책임감수, 2013)

임상마취, 그것이 궁금하다 (군자출판사, 김동수 편역, 2008)

임상산과마취 (계명대학교출판부, 전재규 지음, 1994)

재림과 휴거 (그리스도예수안에, 헨리 M. 모리스 외 지음, 정동수 옮김, 2015)

증보 산림경제 (지구문화사, 유중림 지음, 윤숙자 엮음, 2007)

창조설계의 비밀 (두란노, 리 스트로벨 지음, 홍종락 옮김, 김정훈 감수, 2006)

창조세계와 과학의 올바른 나침반 (라온누리, 위정복 지음, 2016)

척추마취의 임상 (학문사, 전재규 지음, 1988)

천국과 지옥 바로알기 (그리스도예수안에, 알 레이시 지음, 정동수 외 역, 2009)

천사와 UFO 바로알기 (그리스도예수안에, 알 레이시 외 지음, 정동수 편역, 2011)

최고 의사 예수의 10가지 처방 (도서출판 예향, 레오날드 스위트 저, 2001)

통증의 이해 (군자출판사, 이경석 지음, 2005)

킹제임스 성경의 역사 (그리스도예수안에, 사무엘 깁 지음, 정동수 역, 2009)

킹제임스 성경 입문서 (그리스도예수안에, 사무엘 깁 지음, 정동수 역, 2009)

킹제임스 성경의 영광 (그리스도예수안에, 토마스 홀랜드 지음, 정동수 옮김, 2006)

킹제임스 흠정역 성경전서 (그리스도예수안에, 정동수 발행, 2011)

코마 (도서출판 오늘, 로빈 쿡 지음, 홍영의 옮김, 2018)

한국의 공룡화석 (궁리, 국립문화재연구소편, 2009)

한컷만화 창조과학100 (생명의말씀사, 김재욱 글.그림, 2019)

화석, 지구 46억 년의 비밀 (시그마프레스, 송지영 지음, 2003)

10일간의 조선항해기 (한국 최초 성경 전래기념관, 바실 홀 지음, 김석중 엮음, 2016)

2009 과학연구교사제 운영 자료집 (경상남도과학교육원 편찬)

Basics Of Anesthesia (Elsevier, M.C. Parde Jr, R.D.Miller, 2018)

Clinical Anesthesia (Lippincott, P.G.Barash, B.F.Cullen, R.K.Stoelting, 1989)

Clinical Anesthesiology (Appleton & Lange, G.E.Morgan, M.S.Mikhail, 1992)

The Global Flood (ICR, John D. Morris, 2014)

The Ice Age & The Flood (ICR, Jake Hebert, 2014)

"또 너희가 진리를 알지니
진리가 너희를 자유롭게 하리라"

(요한복음 8:32)

"And ye shall know the truth
and the truth shall make you free."

(John 8:32)